教育部职业教育与成人教育司推荐教材
高等职业教育护理专业教学用书

儿科护理学

主　编：周乐山　朱念琼
副主编：王仡之　吴健珍
编　者：王自媛　王　薇　欧贤珍
　　　　蒋　志　彭月娥　张雪燕
　　　　秦　云
主　审：易著文　洪戴玲

U0248325

湖南科学技术出版社

　　随着现代医学科学技术的突飞猛进，以及我国医疗卫生体制改革的深入发展，护理专业的学科地位得到提升，专业内容得到长足发展，必然要求护理专业教材的形式和内容与之相适应，以满足学科发展和教学实践的需要。

　　2003 年、2004 年，教育部、原卫生部分别对职业教育和护理教学提出了新的要求，为了适应教学改革的需要，我们于 2005 年在以往护理专业教材的基础上编写了新的高等职业护理专业教材。该套教材共 29 本，编写时坚持了以教育部高等职业教育护理专业教学计划与教学大纲为依据，结合护士执业资格考试要求，构建知识框架，优化教学内容，贯彻"突出护理、注重整体、加强人文、强化技能"的指导思想。

　　该套教材吸收了以往中等专科和高等专科护理专业教材的经验和教训，力图突出高等职业教育护理专业教学的特色。作为高等职业教育教材，教材强调高等职业教育培养高素质技能型人才的目标，力求适应高等职业教育生源面向和毕业去向多元化，办学模式和教学形式多样化的特点；作为新时期护理专业教材，教材强调现代护理观和整体护理观，体现了护理服务对象由单纯的患者群体发展到整个社会人群，护理服务内容从单纯的医疗救治发展到包括保健、康复、健康的心理状态和行为方式的身体-心理-社会各方面的全面照顾，护理工作领域由单纯的医院扩大到整个社区，护理职业已经从医师的助手转变为与医疗、药学、防疫等共同组成社会健康保障队伍的平等一员。

　　该套教材出版后，得到了广大师生的认可，教育部职业教育与成人教育司将其纳入《教育部职业教育与成人教育司推荐教材》。实践证明，该套教材的编写是成功的，符合我国护理职业教育的需要。

　　近年来，我国护理工作又有了很大的发展，国家卫生和计划生育委员会印发了《新入职护士培训大纲（试行）》的通知、《关于进一步深化优质护理、改善护理服务的通知》、《养老机构护理站基本标准（试行）》的通知、《临床护理实践指南（2011 版）》的通知、《护理院基本标准（2011 版）的通知等若干文件，2010 年施行了新的《护士执业资格考试办法》，考试内容也有了新的变动。这一切都需要我们的教材与之相适应，以保证教学能跟上时代发展的需要。此外，教材在教学实践中也积累了一些经验，需要进一步改进。因此，我们适时启动了该套教材的修订工作。

　　参加此次修订的作者队伍在原班人马基础上增添了新的力量，广泛吸纳了来自各高等院校教学一线的骨干教师，并得到了卫生部医院管理研究所护理中心、中华护理学会、中国中医科学院、北京协和医学院、北京大学、复旦大学、华中科技大学、中南大学、四川大学、中山大学、西安交通大学、湖南大学、湖南师范大学、首都医科大学、天津医科大学、南京医科大学、南方医科大学、第三军医大学、重庆医科大学、南京中医药大学、湖南中医药大学等数十所院校专家、教授的悉心指导。修订过程中注重增加近年来医学、护理学发展的新理论、新知识、新技能，全面涵盖最新护士执业资格考试大纲，以培养新时代需要的护理人才。

　　高级护理学教材建设需要长期的磨炼和积累。本套教材的编者多是来自于护理教学和护理临床一线的骨干教师、护士长，他们在教材编写过程中付出了艰辛的劳动，参阅了大量资料，广泛听取了意见。但毕竟时间仓促，教材中难免存在缺点和不足。好在广大师生和读者与我们有着共同的愿望："不断改进教材使之更加符合教学需要。"为此，衷心地期望各位师生、读者能将宝贵的意见和建议告诉我们，帮助我们把工作做得更好。

湖南科学技术出版社

2016 年 3 月

众所周知，我国护理专业人才培养模式长期采用中等专业教育的形式。改革开放后，护理专业教育出现很大的变化，涌现出中等职业教育、高等职业教育、高等专科教育、高等本科教育乃至硕士研究生教育等多种形式。百花齐放的局面大大繁荣发展了护理教育事业，培养了大量各种层次水平、适应不同需要的护理专业人才。

2003 年，教育部、卫生部在《关于我国护理人才资源状况和加强护理紧缺人才培养培训工作的建议》中指出："积极发展初中后五年一贯制高等护理教育，促进高职护理的发展。""实践证明，初中毕业后五年一贯制的护理教育具有明显的优势。建议在多年护理教学改革的基础上，利用五年制有效教学和训练时间长、教学容量大、较早接触临床的优势，进一步加强人文知识教育，强化整体护理观念，突出实际能力培养。要优化五年制护理教育的课程结构，制定五年制护理教育教学改革方案，并提高五年制高职护理教育的质量。"

2004 年，教育部在组织制定《2004～2007 年职业教育教材开发编写计划》时，按照现代服务业技能型紧缺人才培养培训教材要求安排"五年制高等职业教育护理专业教材"开发编写任务。

实践证明，护理专业五年制高等职业教育模式在适应全国改革开放大形势和满足护理事业发展需要两方面都具有独特的优势。

本套五年制高等职业教育护理专业教学用书吸收了以往中等专科和高等专科护理专业教材的经验和教训，力图突出五年制高等职业教育护理专业教育的特色。作为五年制高等职业教育教材，它强调高等职业教育培养高素质技能型人才的目标，力求适应高等职业教育生源面向和毕业去向多元化，办学模式和教学形式多样化的特点；作为新时期护理专业教材，它强调现代护理观和整体护理观，体现了护理服务对象由单纯的患者群体发展到整个社会人群，护理服务内容从单纯的医疗救治发展到包括保健、康复、健康的心理状态和行为方式的身体-心理-社会各方面的全面照顾，护理工作领域由单纯的医院扩大到整个社区，护理职业已经从医师的助手转变为与医疗、药学、防疫等共同组成社会健康保障队伍的平等一员。

本套五年制高等职业教育护理专业教学用书共 29 本，编写时坚持了以教育部高等职业教育护理专业教学计划与教学大纲为依据，结合国家执业护士资格考试要求，构建知识框架，优化教学内容，贯彻"突出护理、注重整体、加强人文、强化技能"的指导思想。

　　诚然，教材建设需要长期的磨炼和积累。本套教材的编者多是来自于护理教学和护理临床一线的骨干教师、护士长，他们在教材编写过程中付出了艰辛的劳动，参阅了大量资料，广泛听取了意见，毕竟时间仓促，教材中难免存在缺点和不足。好在广大师生和读者与我们有着共同的愿望："不断改进教材使之更加符合教学需要。"为此，衷心地期望各位师生、读者能将宝贵的意见和建议告诉我们，帮助我们把工作做得更好。

湖南科学技术出版社

2005 年 5 月

为了适应我国"大力发展职业教育"的要求，进一步提高我国高等职业教育水平，不断完善具有高职专业特色的护理学教材体系，确保高职护理人才培养质量，由湖南科学技术出版社组织编写了这套高职护理专业教材，供五年制高等职业教育护理专业学生使用。

根据教材建设的原则和要求，本教材在编写中以高等职业教育培养目标为依据，以高职高专护理专业的教学内容为根本，以提高学生素质为核心，以坚持思想性、科学性、启发性、适用性及先进性为原则，在强调对学生基础理论和实践能力培养的同时，注重将学生综合素质的培养贯穿于整个教学过程。

本版教材在总结原版教材编写的基础上，参考最新护士执业资格考试大纲的要求，对内容进行了精选和更新，如在第六章新增了"新生儿低血钙的护理"、第十三章增加了"糖尿病患儿的护理"，删减了与其他学科交叉重复的内容，并将临床儿科新进展及操作技术融入教材，如在第六章更新了早产儿的概念，力求反映本学科教学、科研的先进成果；护理专业是一门实践性和应用性很强的学科，本次再版增加了部分内容以适应临床护理和社区护理的需求，如第八章增加了"小儿气管异物"的急救和护理等，并配有大量插图，使学生易学易懂，能更好地运用于实践中。

编写过程中以护理程序为框架，突出以人为本的整体护理精神。编写体例上首选通过【疾病概论】介绍某一疾病的病因与发病机制、临床表现、辅助检查及治疗要点等内容，使护理专业学生对该疾病有一个完整的了解，再按【护理评估】、【护理诊断/问题】、【护理目标】、【护理措施】及【护理评价】的步骤进行编写，使学生能按护理程序的要求对小儿进行整体护理。但限于篇幅的原因，每个章节仅对其中的1～2个常见疾病按完整的护理程序详细编写，其余部分只列出【护理诊断/问题】和【护理措施】，既体现"必需"和"够用"的原则，又能促进学生的自学能力和理论运用于实践能力的培养。

在教材编写过程中得到了所有主审和编者及所在学校和单位的大力支持，在此表示衷心的感谢。

随着社会的发展和进步，护理学发展非常迅速，目前护理学已升为一级学科，护理学科内涵和护理实践内容必将不断扩展，护理教材应如何编写才能更好地促进学科发展，有待于我们进一步探讨和研究。由于编者水平有限，教材中的错误和不当之处在所难免，恳请老师和同学们提出宝贵意见。

编 者

2016 年 3 月

目　录

第三章　住院患儿的护理

第四章　儿科疾病常见症状的护理

第五章　营养与营养紊乱患儿的护理

第六章　新生儿与新生儿疾病患儿的护理

第七章 消化系统疾病患儿的护理

第八章 呼吸系统疾病患儿的护理

第九章 循环系统疾病患儿的护理

第十章 泌尿系统疾病患儿的护理

附　　录

实习指导

绪　论

我国目前 15 岁以下的小儿占全国人口总数的 17% 左右，儿科护理工作任务十分重要和艰巨，其任务是：从体格、智能、行为和社会等各方面来研究和保护儿童，为儿童提供全方位的护理服务，以增强儿童体质、降低儿童疾病的发病率和死亡率，促进儿童健康，提高中华民族的整体素质。

一、儿科护理学的定义和研究范围

儿科护理学是研究小儿生长发育、健康保健、疾病防治及临床护理的一门专科护理学。服务对象是从胎儿期直至青春期的人群。

所有涉及小儿时期健康和卫生的问题都属于儿科护理学研究的范畴，包括小儿的生长发育、健康促进和临床护理等。生长发育是研究和护理与小儿生长发育有关的问题，如体格发育、心理发育及其影响因素和小儿生长发育中出现的常见偏离问题；健康促进是研究小儿的营养和喂养、疾病的预防、不同年龄阶段小儿的护理及散居和集体儿童的护理管理等；临床护理是研究常见疾病患儿的护理。

由于小儿始终都是处在不断生长发育的过程中，不但在生理和病理上具有与成人不同的特点，而且不同的年龄阶段又有不同的阶段性特征。近十几年来，随着医学模式的转变，小儿的护理已由单纯的患儿护理扩展为以儿童及家庭为中心的身心整体护理，小儿的护理工作已由医院走向社区。因此，要完成儿科护理学的任务，必须要有儿童心理学、社会学、教育学等多学科的协作。

二、小儿年龄分期

小儿时期是一个不断生长发育的动态变化时期，小儿身体随着形态与功能的逐渐完善，其心理和社会行为方面也得到一定的发展。根据小儿生长发育的特点及心理发育的特征，将小儿时期分为以下几个发展阶段（或年龄期），护理工作者应根据不同年龄阶段小儿存在的健康问题，有针对性地采取护理措施。

1. 胎儿期　从精、卵结合开始至胎儿出生为止。共 40 周，280 日，胎儿的周龄即胎龄。根据胎儿在宫内的发育情况，可分为胚胎期和胎儿期两期。头 8 周为胚胎期，是机体各器官分化的关键时期，此期受内外不良因素的影响，如孕母患某些疾病、营养缺乏等，均可影响胎儿各器官的正常分化，从而造成流产或各种先天畸形。从第 9 周开始到出生为胎儿期，是组织与器官迅速生长和功能逐渐成熟的时期。

此期护理的重点是：护理保健应从孕母开始，重视孕母的健康，如营养、工作及生活环境等，创造适合于胎儿生长发育的良好条件。

2. 新生儿期　从脐带结扎到出生后满 28 日为新生儿期。出生不满 7 日的阶段为新生儿早期。新生儿期是小儿由寄生转为独立生活，身体内外环境发生巨大变化，并进行生理功能调试以逐渐适应外界环境的阶段。此期小儿易发生窒息、出血、溶血、感染等疾病，患病率和死亡率高，占婴儿期死亡率的1/2～2/3，尤其是新生儿早期。胎龄满28周至生后7日又称围生期，此期包括胎儿晚期、分娩过程和新生儿早期，是小儿经历巨大变化和生命遭受最大危险的时期，死亡率最高。

此期护理的重点是：除加强围生期保健外，还应加强保温、喂养、清洁卫生、消毒隔离等护理措施。

3. 婴儿期 出生后到1周岁前为婴儿期（又称乳儿期）。此期是小儿生长发育最迅速的阶段，需要的营养素及热量多，但消化吸收功能尚不成熟，若喂养不当，容易发生消化紊乱和营养不良。同时从母体获得的免疫抗体逐渐消失，自身免疫力尚未成熟，易患感染性疾病和传染病。

此期护理的重点是：加强科学喂养指导、培养良好的卫生习惯、按时完成基础免疫程序，预防各种感染性疾病的发生。

4. 幼儿期 1～3周岁前为幼儿期。此期体格发育减慢，但因与外界接触增多，语言、动作及心理方面发育有明显进步，智力发育加快。由于活动范围扩大，对各种危险认识不足，容易发生意外创伤和中毒。此期机体免疫功能仍较差，感染性疾病和传染病的发病率较高。饮食也从乳类逐渐过渡为饭菜食物。

此期护理的重点是：加强智力开发、增强体质、预防各种疾病、注意安全和断乳后的营养。

5. 学龄前期 3周岁到入小学前（6～7岁）为学龄前期。此期体格发育减慢但呈稳步增长，中枢神经系统发育逐步趋向完善，求知欲强，知识范围不断扩大，智能发展迅速。初步具有相对稳定的道德情感，但又有高度的可塑性，个性开始形成。免疫功能逐渐增强，传染病及感染性疾病发病率减低，而变态反应性疾病，如风湿热、肾炎等开始增加。因活动范围日益扩大，喜欢探索模仿，又无安全防范意识，溺水、烧伤等意外事故常有发生。

此期护理的重点是：培养良好的生活习惯、个性和道德品质；预防免疫性疾病；加强安全教育。

6. 学龄期 6～7岁（入小学）到11～12岁前为学龄期（相当于小学阶段）。此期体格发育仍平稳增长，到本期结束前，除生殖系统外，其他器官系统均达到成人水平。智力方面，理解、分析、综合等能力增强，是开始接受文化教育、进行学习的时期，也是儿童心理发展上的一个重大转折时期。感染性疾病的发病率较前降低，而近视眼、龋齿的发病率增高，结膜炎和蛔虫病亦容易发生。由于学校生活日程、内容与学龄前有较大改变，小儿需要有逐渐适应的过程，在此期间易出现精神紧张、不安及一些行为问题。

此期护理的重点是：加强教育，促进德、智、体全面发展；安排有规律的生活，保证充足的营养和休息，预防精神及行为问题；预防此期常见病。

7. 青春期 女孩从11～12岁开始到17～18岁，男孩从13～14岁开始到18～20岁为青春期（相当于中学阶段）。此期体格发育突然加速，生殖系统迅速发育，第二性征逐渐明显，女孩的月经、男孩的遗精均可出现，但女孩较男孩的体格及性器官发育约早2年，且个体差异较大。此期是从童年向成人过渡的阶段，心理、行为、精神方面常不稳定，尚不能自觉控制自己的情感和支配自己的行动，易受社会、周围环境的影响，显示出半幼稚、半成熟的特点。常见疾病有结核病、痤疮、贫血等，女孩还可有月经不规则和痛经。

此期护理的重点是：供给充足的营养、加强体格锻炼、培养良好的思想品质、重视心理健康指导。

三、小儿护理的特点

小儿处在不断生长发育的过程中，他们具有与成人不同的特征及特殊要求，在护理上更具独特之处。

1. 针对小儿的生理、病理特点实施护理　由于小儿的年龄跨度大，在解剖、生理、病理、免疫、预后、预防等方面都具有与成人不同的特点，其护理要求也不相同。在解剖方面，小婴儿的髋关节附近韧带较松，臼窝较浅，容易发生髋关节脱臼，护理中应动作轻柔。在生理方面，小儿代谢旺盛，水的需要量相对较多，应供给充足的水分，以免发生脱水。在病理方面，因小儿发育不成熟，相同的致病因素可引起与成人不同的病理反应，如肺部感染，婴幼儿常发生支气管肺炎并发心力衰竭，而成人则发生大叶性肺炎并发周围循环衰竭。在免疫方面，小儿非特异性和特异性免疫能力差，防御能力不及成人，易患呼吸道及消化道感染性疾病；幼小婴儿易发生皮肤感染，护理中要特别注意皮肤的清洁。在疾病的预后方面，小儿修复能力强，患病后经及时治疗护理，易好转、恢复，后遗症也较少。在疾病的防护方面，因小儿患病时，起病急、病情变化快，又不会准确地表述病情，护理时更需密切观察病情，争取抢救机会；许多小儿疾病经合理预防，可以降低发病率和死亡率，按时进行各种疫苗的接种，可预防小儿麻疹、乙型脑炎等许多传染病的发生；进行新生儿筛查可较早地发现遗传性疾病，以便及早采取有效措施。

2. 针对小儿心理、社会特点实施整体护理　人是身心统一的整体，护理工作不仅限于满足小儿的生理需要或维持已有的发育，还应注重小儿心理、行为发育。注意心理活动状态与周围社会变化之间的相互关系，重视周围自然环境和社会环境给小儿带来的影响。护理人员必须与小儿父母、保育者、幼教工作者、学校教师等共同配合，保障和促进小儿在身、心两方面都得到健康发展。

3. 针对不同年龄阶段小儿生长发育的特点，有重点的实施护理　小儿处于连续生长发育的动态阶段，各年龄时期又有着不同的生长发育特点，照顾者应根据其特点有重点的进行抚育、训练，逐渐培养小儿自立于社会生活的能力。

4. 多学科协作为小儿提供护理　由于小儿本身的特点，要求儿科护理工作者除了以专业护理理论作指导外，还需要有广泛的有关小儿护理方面的其他知识，需要与儿童心理学、社会学、教育学等各学科多边协作，以适应实际护理工作的需要。

四、儿科护士的角色及素质要求

小儿正处在长身体、长知识的时期，他们在各方面的发展水平都与成人有很大差别。同时，不同年龄阶段的小儿在身、心诸方面的发展速度也不均衡。因此，儿科护士工作多，任务重，需要丰富的学识和良好的修养。近年来随着护理学科的发展，儿科护士的任务有了更大范围、更加明显的扩展，被赋予多元化的角色。

1. 生活的照顾者　小儿机体各系统功能较差，在生活上不能或不能完全自理。儿科护士在帮助小儿保持或恢复健康的过程中，最主要的是要满足小儿身、心两方面的需要，在生活上提供各种护理照顾。

2. 护理计划的制订者和执行者　儿科护士应能运用护理程序，全面评估小儿存在的健康问题及潜在问题，按循证护理的原则，制定并采取有效的护理措施，减轻小儿的痛苦。

3. 健康教育者　在护理小儿的过程中，护士要注意启发小儿的思维，提高小儿的技能水平。即使对住院接受治疗的小儿，也要帮助小儿巩固并发展各项技能；培养小儿良好的生活习惯；纠正小儿的不良行为；针对不同年龄小儿的特点，安排不同的活动。向家长宣传科学育儿知识和疾病预防方法。根据各年龄阶段小儿的理解能力，正确地回答小儿提出的各种问题，帮助小儿建立自我保健意识，鼓励小儿自觉接受治疗。小儿的模仿性很强，护士亦是他们的模仿、学习对象之一。护士的言谈举止可给小儿带来很大的影响。因此，护士要以身作则，自觉控制和调节自己的言行，以良好的心态和行为，教育小儿，影响小儿。

4. 合法权利的维护者　儿科护士是儿童合法权利的维护者，在小儿不会表达或表达不清自己的要求及意愿时，护士要主动代替小儿解释或针对所采取的措施提出疑问，保护小儿的合法权益不受侵犯和损害。

5. 健康照顾的协调者　要教育和照顾好小儿，必须多学科和多部门的协作，如护理学、心理学、教育学等多学科协作，儿童医疗机构、康复机构、儿童保健部门、家庭、学校、社区、民政部门、慈善机构等多部门的协作，儿科护士在照顾护理每一个儿童的全过程中，具有协调者的责任和义务。

6. 护理研究者　在当今知识爆炸的年代，科学技术不断飞速发展，新的病种不断出现，疾病谱不断变化，要求儿科护理工作者不断更新知识，学习并掌握新的技能，更深一层地探讨、研究、发现儿科护理领域中的奥妙，为儿科护理事业做出新贡献。

护士素质是从事护理工作应具备的基本条件，其要求包括：

1. 思想品德方面　热爱儿童，热爱护理事业，对儿童健康具有高度的责任感，有为儿科护理事业奋斗终生的决心。

2. 职业道德方面　对于不能诉说和表达情感的小儿，更应慎独及诚实地对待，用理解、友善、平等的态度为儿童及其家庭提供帮助。

3. 工作作风方面　具有更强的时间观和更高的工作效率，有整洁的仪表、和蔼亲切的态度，言行举止都应成为小儿的表率。

4. 专业素质方面　具有合理的知识结构和系统的专业理论知识、熟练的操作技术，具有细致敏锐的观察力和灵活敏捷的动作，具有一般的科学研究能力。

5. 身体心理素质方面　有健康的体魄、优秀的心理品质，有强烈的进取心。

6. 交往能力方面　具有广泛的知识与兴趣，具有与小儿成为好朋友、与其父母及家属建立良好的人际关系的能力。

7. 组织管理方面　具有一定的小儿保健单位的管理与组织能力，具有儿科病房及门诊的护理管理能力。

五、儿科护理学的发展和展望

中医学在小儿疾病的防治与护理方面有着丰富的经验，如唐代孙思邈（公元 581～682）在其《备急千金方》和《千金翼方》中，就比较系统地诠释了小儿的发育，提出小儿喂养及清洁等护理原则。在历代名医的传记中，经常可见到小儿保健、疾病预防等方面的论著。

19世纪下半叶，西方医学逐渐传入我国，由各国传教士成立了妇孺医院及护士学校，医院内设立了产科及儿科的病房与门诊，工作重点放在住院患者的照顾和护理上，逐渐形成了我国的护理事业及儿科护理学。新中国成立以来，党和政府对儿童的健康问题更是予以极大的重视，历届宪法都提出保护母亲和儿童的条款。儿科护理工作不断发展，从推广新法接生、实行计划免疫、建立各级儿童保健组织、提倡科学育儿，直至形成和发展了儿科监护中心等专科护理，使儿科护理范围、护理水平都有了很大的扩展和提高。

20世纪80年代初我国恢复了中断30余年的高等护理教育，90年代又发展了护理硕士研究生教育，培养出一大批高级儿科护理人才，使儿科护理队伍向多层次、高质量方向发展。

随着医学模式的转变，儿科护理模式开始由单纯的临床护理逐渐转向以小儿身体、心理、社会几方面兼顾的系统化整体护理，重视身体保健和心理健康，注意心理障碍方面的问题及社会发展中的现象对小儿的影响。大量的儿科护理工作者走出医院，服务于家庭、社区、学校及托幼机构，保证健康儿童的正常生长发育，使他们在生理、心理上保持最佳健康状态；帮助残疾儿童康复，使他们能够自理、自立，像正常儿童一样成长；继续深入普及科学育儿知识，广泛宣传儿童期护理对成人阶段生命质量的影响，儿科护士已成为儿童保健的主要力量。因此，儿科护理工作者要孜孜不倦，力克难关，结合我国国情，学习先进的科学技术及最新护理手段，开展儿科护理研究，为提高儿童的健康水平和中华民族的整体素质做出更大贡献。

〔朱念琼〕

第一章　生长发育

生长发育是小儿最基本的特点。生长（growth）是指随年龄的增长，小儿身体各系统和器官的长大，以形态变化来体现，有相应的测量值来表达，是发育的物质基础；发育（development）是指细胞、组织和器官的分化完善与功能的成熟。生长和发育两者密不可分，共同反映机体的动态变化。本章介绍生长发育的规律及其影响因素，体格生长的常用指标及测量方法，体格生长的评价，神经精神发育及其评价和青春期发育及健康问题。

第一节　生长发育的规律及影响因素

一、生长发育的规律

（一）连续性和阶段性

在整个小儿时期，生长发育是连续不断地进行的，但在不同的年龄阶段，其速度不同。例如，出生后体重和身长的增长在婴儿期最快，并且月龄愈小，速度愈快，尤其是前 3 个月增长很快，第 1 年为出生后的第一个生长高峰。以后逐渐减慢，至青春期速度又加快，出现第二个生长高峰。

（二）各系统器官发育的不平衡性

小儿各系统器官的发育有各自的特点，先后快慢不一。例如，神经系统发育较早，脑在胎儿期及出生后头 2 年发育速度最快；淋巴系统在幼儿期发育速度最快，至青春前期发育完善达高峰，以后逐渐萎缩，到青春期结束时达成人水平；生殖系统发育最晚，至青春前期速度才开始迅速加快；其他系统如心、肝、肾、肌肉的发育与体格生长相平行。（图 1-1）。

（三）生长发育的顺序性

小儿的生长发育按由上到下、由近到远、由粗到细、由低级到高级、由简单到复杂的顺序进行。例如，生后运动的发育顺序是：先抬头，后挺胸，再会坐、立、行（由上到下）；从臂到手、从腿到脚的活动（由近到远）；从全掌抓握到手

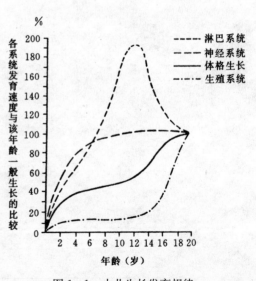

图 1-1　小儿生长发育规律

指拾取物品（由粗到细）；先会画直线，后才会画圈直至图形（由简单到复杂）。感觉认知的发育则是先会看、听、感觉事物、认识事物，发展到有记忆、思维、分析和判断，有想像力（由低级到高级）。

（四）个体差异性

由于遗传和环境的作用，每个小儿生长发育的预定"轨道"不完全相同，存在着相当大的个体差异。因此，儿童的生长发育水平有一定的正常范围，所谓的正常值不是绝对的，评价时必须考虑个体的不同影响因素，才能做出正确的判断。

二、影响生长发育的因素

（一）内在因素

1. 遗传　小儿生长发育的特征、潜力、趋向、限度等，均由父母双方的遗传基因所决定。种族和家族的遗传基因更是深远地影响着诸如皮肤毛发的颜色、相貌特征、身材的高矮胖瘦、性成熟的早晚、对营养物质的消化吸收及需要量、对传染病的易感性以及性格和气质等；遗传性疾病对小儿生长发育的不良影响则更显著。

2. 性别　性别影响小儿的生长发育，且各有其规律与特点。如女孩的平均身高和体重最终低于男孩；女孩的语言、运动和生殖系统的发育早于男孩。

（二）外在因素

1. 营养　营养是小儿生长发育的物质基础。充足而均衡的营养加良好的环境可使小儿生长发育的遗传潜力得到最好的发挥，而胎儿期、婴幼儿期和青春期的营养供给尤其重要。

2. 疾病　疾病往往干扰小儿的生长发育。其中，慢性消耗性疾病、内分泌疾病、先天性或遗传性疾病对小儿生长发育的不良影响尤其严重。

3. 环境　包括居住环境、家庭环境和社会环境。良好的居住环境包括阳光充足、空气清新、水源清洁、无噪声和住房宽敞，室内无放射线及毒物污染等；家庭环境包括父母感情、文化素养、对小孩的教育方法、经济状况以及家族的历史背景等；社会环境包括政治、经济、文化、社会风气、学校教育、社会治安、社会心理和医疗保健服务等。良好的环境是促使小儿生长发育达最佳状态的重要因素。

4. 孕母状况　孕母的年龄、营养状况、情绪、生活环境以及是否患有使胎儿缺氧的疾病、是否接触过毒物或放射线、是否使用过某些药物等都影响胎儿的生长发育，尤其在妊娠早期，上述因素对胎儿的影响更大。

5. 体格锻炼　坚持科学的体格锻炼，对小儿的生长发育起重要的促进作用。

综上所述，小儿生长发育水平是遗传与外在因素等共同作用的结果。

第二节　体格生长的常用指标

一、体格生长的常用指标

衡量体格生长的常用指标有体重、身长（高）、坐高、头围、上臂围、皮下脂肪、胸围、囟门和牙齿等。

二、体格生长的规律及其测量方法

1. **体重**　是身体各器官、系统、体液的总质量（重量），是反映小儿体格生长尤其是营养状况的灵敏指标，也是临床计算药物剂量和输液量的常用依据。

新生儿出生体重与胎次、胎龄、性别及宫内营养状况有关。我国2005年九市城区调查结果显示，男婴出生体重平均为（3.33±0.39）kg，女婴为（3.24±0.39）kg。在出生后1周内，由于摄入不足、胎粪排出和水分丢失等，婴儿体重可有小幅度的下降（3%～9%），称生理性体重下降，3～4日后开始回升，7～10日恢复到出生时体重。以后，小儿体重不断增长。

小儿体重的增长不是等速的，出生后至2岁，月龄愈小，增长速度愈快：生后3个月体重约为出生体重的2倍（6 kg）；1岁时体重约为出生时的3倍（9 kg），2岁时约为出生时的4倍（12 kg）。2岁后至青春前期平均每年增长2 kg。进入青春期后，体重的年增长量达4～5 kg，且个体差异大，因此小儿体重不再按公式计算，以实际测量值为准。在小儿体重增长的过程中，出生后前半年为体重增长的第一个高峰期，青春期为第二个高峰期。为便于临床应用，小儿体重可按以下公式粗略估算：

1～6个月　　　出生体重＋月龄×0.7

7～12个月　　6（kg）＋月龄×0.25（kg）

或：

3～12个月　　[年龄（月）＋9]/2

1～6岁　　　　年龄（岁）×2＋8

7～12岁　　　[年龄（岁）×7－5]/2

12岁青春期：年龄×2＋7或8（kg）

正常同年龄、同性别儿童的体重存在个别差异，其波动范围不超过正常值的10%左右。

2. **身长（高）**　指从头顶到足底的垂直长度，是反映骨骼尤其是长骨生长的指标。小儿身长（高）的增长规律与体重相似，出生后至2岁，月龄愈小，增长速度愈快，同样出现出生后前半年和青春期两个高峰期。正常足月的婴儿，出生时身长平均为50 cm，6个月时65 cm，1岁时75 cm，2岁时约87 cm；2岁后至青春前期，每年增长6～7 cm。2～12岁小儿的身长可按以下公式粗略估算：

$$2～12岁的身长（cm）＝年龄×7＋75$$

同年龄、同性别儿童的身长存在个体差异，其波动范围不超过正常值30%左右。

进入青春期，小儿身长增长的速度达儿童期的2倍，持续2～3年，此时小儿的身长不再按公式计算，以实际测量值为准。小儿最终的身长主要由遗传决定，短期的疾病和营养缺乏对其影响较小。

身长（高）以耻骨联合上缘为界，分为上下两部，分别称为上、下部量。由于不同年龄期小儿头、脊柱和下肢三部分的增长速度不一，婴儿期头长得最快，脊柱次之；以后，身长的增长则主要是下肢长骨的增长，故头、脊柱及下肢在不同年龄期所占身长的比例不同。出生时，上部量约占身长的60%，中点在脐上；以后，随着下肢长骨增长的加速，中点逐渐下移，2岁时在脐下，6岁时在脐与耻骨联合上缘之间，12岁时上部量等于下部量（图1-2）。某些疾病可造成上下部量比例失常，如散发性先天性甲状腺功能低下患儿上部量与下部

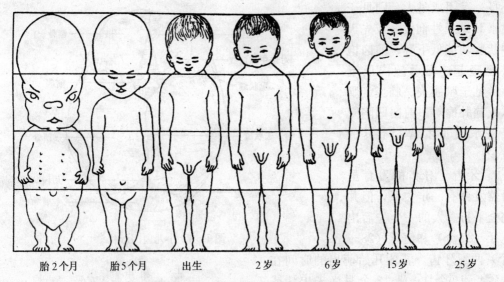

| 胎2个月 | 胎5个月 | 出生 | 2岁 | 6岁 | 15岁 | 25岁 |

图1-2 胎儿期至成人期身体各部位比例

量的比例增高。

3. 坐高 指从头顶到坐骨结节的垂直长度，反映头颅与脊柱的发育。小儿出生时坐高占身长的66%，以后随下肢增长速度的加快，坐高占身长的比例逐渐下降，4岁时为60%，14岁时为53%。坐高比上、下部量测量方便，且坐高与身长的百分比显示了身体上、下部量的比例变化，比身长绝对值更有意义。

4. 头围 头围主要反映脑的发育。胎儿期脑的发育速度最快，故小儿出生时头围相对较大，平均为34 cm。小儿出生后头围的增长，年（月）龄愈小，速度愈快：第1年的前3个月约增长6 cm，与后9个月的增长量相当，故1岁时头围为46 cm；第2年增长2 cm；5岁时为50 cm；15岁时接近成人水平，为54~58 cm。测量头围在2岁内最有价值，应连续追踪测量。头围<$\overline{X}-2SD$（平均值−2个标准差）者提示脑发育不良；反之，在短时间内头围迅速增大者，则提示脑积水；维生素D缺乏性佝偻病有方颅者，头围亦可增大。

5. 胸围 胸围主要反映肺和胸廓的发育。小儿出生时胸围平均为32 cm，出生后第1年约增长14 cm，故1岁时胸围大致与头围相等，1岁以后超过头围。1岁后至12岁，胸围超过头围的厘米数约等于小儿的岁数减1。

6. 上臂围 代表肌肉、骨骼、皮下脂肪和皮肤的生长。1岁以内上臂围增长迅速，1~5岁增长缓慢。有人认为在无条件测体重和身高的场合，可用测量上臂围来普查1~5岁小儿的营养状况：>13.5 cm为营养良好；12.5~13.5 cm为营养中等；<12.5 cm为营养不良。

7. 皮下脂肪 通过测量皮脂厚度反映皮下脂肪。常用的测量部位有：①腹壁皮下脂肪；②背部皮下脂肪。

8. 囟门 囟门分后囟门和前囟门。后囟于出生时即很小或已闭合，最迟于出生后6~8周龄时闭合。前囟是由两块额骨和两块顶骨相接所构成的一个菱形间隙（图1-3）。其大小用测量菱形对边中点连线的长度表示，出生时为1.0~2.0 cm，6个月内随着头围的增大而增大，以后随颅骨的钙化而逐渐缩小，于1~1.5岁时完全闭合。前囟早闭或过小提示脑发育不良；迟闭或过大，则见于维生素 D 缺乏性佝偻病或先天性甲状腺功能低下等；前囟饱满甚至隆起，提示颅内压增高，常见于脑膜炎、脑炎、脑积水或脑肿瘤等；前囟凹陷则见于脱水或Ⅲ度营养不良的患儿。

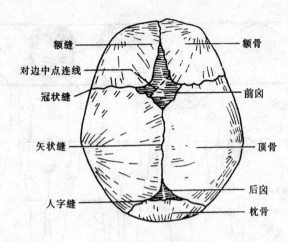

图 1-3　小儿囟门形状

9. 牙齿　牙齿的发育虽与骨骼发育有一定关系，但并不完全平行。人的一生先后出现乳牙（20 个）和恒牙（28～32 个）两副牙齿。乳牙开始萌出的时间在出生后 4～10 个月，满 12 个月尚未出牙或出牙顺序（图 1-4）改变者可被视为异常。乳牙最迟 2.5 岁出齐，2 岁以内小儿乳牙的数目为月龄减 4～6。恒牙的生长是在 6 岁左右萌出第一恒磨牙，12 岁时萌出第二恒磨牙，约 18 岁时萌出第三恒磨牙，第三恒磨牙也有终身不萌出者。6～12 岁乳牙按出牙顺序脱落并换以恒牙。恒牙一般在 20～30 岁出齐。

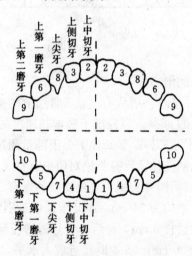

图 1-4　乳牙出牙顺序
（图中数字代表乳牙萌出顺序）

出牙为生理现象，但个别小儿在出牙过程中可有低热、唾液增多、流涎或烦躁不安等症状。牙齿发育异常可见于严重营养不良、维生素 D 缺乏性佝偻病及先天性甲状腺功能低下等。

第三节　体格生长的评价

小儿处于快速生长发育阶段，尤其是婴幼儿，身体形态及各部分比例变化很大。体格生长评价是及早发现小儿在生长发育过程中的异常情况、及早给予指导及干预、促进其健康生长的重要环节，也是儿童保健和临床护理工作中的一项重要内容。

一、评价标准

要评价小儿体格生长是否正常，就要有一个"标准"或"参数"，将被评价小儿体格生长的测量值与之进行比较，才能做出结论。不同的国家和地区，由于种族、政治、经济、科学、文化、医疗保健水平和地理环境的不同，所产生的"标准"和"参数"也不同。产生"参数"的样本没有经过选择，来源于被调查地区的整个小儿人群。因此，"参数"曲线不能完全反映健康小儿的正常生长。"标准"则是产生于预测性研究，选用营养状况好、健康、有良好的医疗保健的小儿群体作为参照人群。因此，"标准"代表的是小儿应如何生长。参照人群测量值的选择（参数或标准）决定评价的结果。WHO 将美国国家卫生统计中心汇集的测量资料推荐作为国际"标准"值。我国卫生部确定将 1985 年国内九大城市小儿体格生长的测量数据作为我国小儿"参数"值，用于制定我国小儿体格生长曲线。但与世界小儿比较，则应使用 WHO 推荐的标准参照人群测量值，即"国际标准"。

二、评价方法

常用以下方法评价小儿体格生长：

1. 离差法　这是最常用的统计学方法之一，以平均值（$\bar{X}$）加减标准差（SD）来表示。一般认为，被检小儿的测量值在平均值加减 2 个标准差（$\bar{X} \pm 2SD$，含 95.4% 的总体）范围内，则是生长正常的小儿。

2. 百分位数法　将变量值（普查所得）按从小到大的顺序排列成 100 份，每份即代表一个百分位数。被检小儿的测量数值如在第 3～第 97 百分位范围内（含 95% 的总体），则被视为正常。

3. 生长曲线图法　按离差法或百分位数法，将各项体格生长指标按不同的性别画成"标准"或"参数"坐标曲线图，对被评价小儿从出生至青春期定期连续测量其体格生长各项指标，将测量数值标记于相应的坐标图上并连成线，看是否偏离了"标准"或"参数"曲线，可及时发现问题，分析原因，予以纠正。

三、婴幼儿体格生长监测卡

根据 1985 年国内九大城市小儿的体格生长测量数据，用生长曲线图法、离差法或百分位数法，分别按照男、女不同性别小儿的体重、身长制定"婴幼儿体格生长监测卡"（图 1-5），用以跟踪评价婴幼儿体格生长情况。

第四节　神经心理发育及评价

一、感觉、运动、语言的发育

婴幼儿感觉、运动、语言的发育与以后智能的发展有着密切的关系。

（一）感觉的发育

通过感觉器官从环境中选择性地取得信息的能力的发育，对其他能力区的发育起重要的促进作用。

1. 视觉　新生儿已有视觉感应功能，但只能看清 15～20 cm 以内的物品；1 个月时可凝视光源，开始出现头眼协调；3 个月时头眼协调较好；4～5 个月时开始认识母亲和常见物

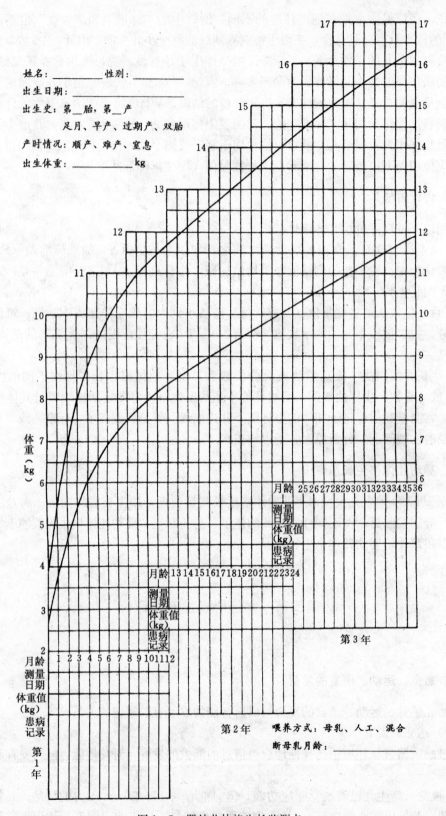

姓名：_____ 性别：_____
出生日期：_____
出生史：第__胎，第__产
　　　　足月、早产、过期产、双胎
产时情况：顺产、难产、窒息
出生体重：_____kg

月龄	25	26	27	28	29	30	31	32	33	34	35	36
测量日期												
体重值(kg)												
患病记录												

第3年

月龄	13	14	15	16	17	18	19	20	21	22	23	24
测量日期												
体重值(kg)												
患病记录												

月龄	1	2	3	4	5	6	7	8	9	10	11	12
测量日期												
体重值(kg)												
患病记录												

第1年　　第2年　　喂养方式：母乳、人工、混合
断母乳月龄：_____

图1-5　婴幼儿体格生长监测卡

品；18 个月时能区别各种形状；5 岁时能区分各种颜色，视觉发育完善。

2. 听觉　小儿出生时因鼓室无空气及外耳道有羊水潴留，听力差；出生后 3～7 日听觉良好；3～4 个月时有定向能力；7～9 个月时能确定声源；4 岁时听觉发育完善。

3. 嗅觉　出生时小儿的嗅觉中枢与神经末梢已发育成熟，嗅到乳味会寻找乳头，3～4 个月时能区别令人舒服与不舒服的气味，7～8 个月开始能逐渐辨别各种气味。

4. 味觉　出生时小儿的味觉发育已很完善，能区别酸、甜、苦、辣等不同的味道，4～5 个月时对食物味道的微小改变都能感觉。

5. 皮肤感觉　包括触觉、痛觉、温度觉和深感觉。

(1) 触觉：新生儿眼、唇、口周、手掌、足底的触觉已高度灵敏，但前臂、大腿、躯干等部位则稍迟钝。

(2) 痛觉：新生儿的痛觉较迟钝，满月以后才逐渐发育完善。

(3) 温度觉：小儿出生时温度觉已很灵敏，尤其对冷刺激很敏感，3 个月时已能区分 2 ℃的水温差。

(4) 深感觉：发育较晚，2～3 岁时才能通过接触区别物体的软、硬等属性，5 岁时才能分辨体积相同而质（量）不同的物体。

（二）运动功能的发育

运动功能的发育遵循由上到下、由近到远、由简单到复杂、由粗糙到精细、准确、灵巧的规律。运动分粗运动和细运动两种。

1. 粗运动　包括颈肌和腰肌的平衡能力及爬、站、走、跑、跳等。如 2 个月时能抬头（先仰后俯），7 个月时能独坐，8～9 个月时会爬，10～11 个月时扶栏能站，13～15 个月时可独走，1.5 岁时能爬台阶，2 岁时能双足并跳，3 岁时能跑。

2. 细运动　是指手的精细动作。小儿在手指屈肌摆脱紧张状态、眼与手的动作取得协调之后，就能有意识地运用双手。在握持反射消失之后，手开始抓取可及之物，5～6 个月时可伸一手取物，6～7 个月时可在两手之间传递物品，9～10 个月时可用拇指、示指取物，约从 18 个月时开始可叠积木，2 岁时会翻书。

（三）语言的发育

语言是在听觉和发音器官正常的前提下，以语言中枢的正常发育为基础，在良好的语言环境的刺激作用下所获得的一种与人交往的工具。语言的发育与智能密切相关。语言的发育经过发音、理解及表达 3 个阶段。新生儿会啼哭，2～3 个月时会咿呀发音，7～9 个月时会无意发出"爸爸"、"妈妈"等双音，以后可逐渐理解别人说话的内容；一般 1 岁时开始具有语言表达能力，说出常见物品的名称，接着会说简单句子，3 岁时能与成人对话交流，5～6 岁时说话流利，能讲完整的故事。

6 岁前小儿动作及语言的发育与其受到的外界刺激有关，为促进小儿动作及语言的发育，可通过父母或保育人员加强对小儿的教育获得（表 1-1）。

二、心理发育

（一）认知能力的发展

认知能力（智力）是指获取、应用和创新知识的能力。大脑发育正常是认知能力发展的先决条件。智力的发展是健全的大脑不断地与丰富多彩的外部环境相互作用的结果。

表 1-1　　　　　　　　　　　6 岁前小儿动作及语言的发育和父母对小儿的教育

年龄	粗细动作	语言	父母对小儿的教育
新生儿	动作无规律、不协调,紧握拳	发出哭声	满足其生理需求,开始培养良好的睡眠习惯
2 个月	直立、俯卧位时能抬头	用哭声表示需求	对其哭声做出应答
3 个月	能由俯卧翻成仰卧,会伸手抓可及之物	咿呀发音	多抱,多对婴儿说话,对其发音做出应答
4 个月	俯卧时可用双手支撑抬胸,手能握玩具	可笑出声	多抱,对其哭笑及时做出应答
5 个月	扶腋下能站立,可两手各握一玩具	能发出单音节	多对婴儿说话、微笑,给予抚摸
6 个月	能自由翻身、独坐一会,可用手摇玩具	能用声音表示需要	对其声音做出应答,满足其需求;给予充分的爱抚
7 个月	能独坐较久,能将玩具从一手换到另一手	能发"妈妈"等复音,但尚无意识	有意识地与婴儿对话,给予抚摸、指导并参与玩玩具
8 个月	会爬行,会自己坐起、躺下,会扶栏站起,会拍手	重复大人所发简单音节	多与婴儿说话,陪着玩,让其自坐、自爬
9 个月	试独站,能握住奶瓶并放入口中	能懂几个词句,如"再见"等	开始教礼貌用语,让其坐学步车
10 ~ 11 个月	能独站片刻,扶栏能走几步,可用拇指、示指对指拿东西	开始用单词,会运用较多儿语	多与婴儿对话,在看护下,让其独站、独走
12 个月	可独走、弯腰拾物,可双手拿积木互相敲打	能叫出常见物品的名称	开始培养其良好的生活和行为习惯
15 个月	可蹲着玩,自行用杯子喝水,叠起两块积木	能说出几个词和自己的名字	多与小儿对话,共同做游戏,玩智力玩具
18 个月	走路较稳,会掷球,会自动乱画	能认识和说出身体各部分名称	注意智力开发和个性的塑造
2 岁	会上下楼梯,用手拿茶杯喝水,会乱涂	会说出"电报式语言"	开始语言训练,注意激发其认识兴趣
3 岁	会洗手、擦手,会跑、骑脚踏车,会脱衣服	喜欢发问,能说短歌谣,数几个数	让其做力所能及之事,耐心准确地回答其所提的问题
4 岁	会单脚跳跃,会刷牙,尝试写字,会穿鞋	能说出很多词汇,能唱歌	多讲有益动听的故事,注意培养其健全的人格
5~6 岁	能扫地、擦桌,接住反弹的球,会写出自己的名字,模仿画"□"或"△"	开始认字、写字,能讲故事	纠正其不良行为,培养其学习兴趣,为正式上学打好基础

　　瑞士哲学家和心理学家皮亚杰(Piaget)把小儿认知能力的发展过程分为 4 个阶段:感觉运动期,运筹前期,具体运筹期,形式运筹期。

　　1. 感觉运动期　　出生至 2 岁的小儿,通过对周围事物的感觉运动性接触,如吸吮、抓握、触摸、敲打等行动来认识世界。初生婴儿重复利用自发运动和一些原始反射以建立经验模式,适应周围环境。例如吸吮乳汁的动作,经过反复练习,由不协调到逐渐熟练,并发展到吮手指及其他东西。8~12 个月的婴儿,开始能够协调已学会的动作,进行有目的的活动,12~18 个月的小儿,会主动追求新奇事物,如从不同的高度和角度丢掷手中的物体以观察它的下落。18～24个月的小儿，物体永存的概念发展完成，开始应用语言。

2. 运筹前期　2～7岁的小儿，开始用语言储存信息，但还不具备逻辑思维能力。2～4岁是由以自我为中心转到能有初步社交行为的过渡期。4～7岁的小儿，对事物的认识仍限于具体，尚不具有对因果关系的正确推理，如把自己摔倒归因于地面的小石子。

3. 具体运筹期　7～11岁的儿童不再以自我为中心，能站在别人的角度看问题；开始理解重量、质量、数目、时间、容积等概念；能用一个已学会的法则解决相同类型的问题，如学会10以内的加法和十进位法则，能运算多位数的相加。此期小儿的思维仍以具体形象思维为主，尚不能演绎推理。

4. 形式运筹期　11～15岁的小儿已具有抽象思维和演绎推理的能力，认知能力的发展基本成熟。此期小儿学会了综合、分析、分类、比较等思维方法，他们不仅能思考具体的（现存的），而且能思考抽象的（可能发生的）事物，因此他们能在解决问题前，先预定计划，设计出几种不同的解决方法，并推断出预期结果。

（二）个性与性格的发展

个性与性格是个人处理与环境关系的心理活动的综合模式，包括思想方法、情绪反应、行为风格、兴趣、能力、气质等。个性与性格和遗传有关，但主要是后天形成的，尤其与家庭环境和教育的关系密切。现多用爱瑞克森（Erikson）的心理社会发展理论来阐述小儿个性与性格的形成和发展。爱瑞克森把人的一生分为8个社会发展阶段（其中前5个阶段与小儿的个性与性格发展有关），并认为每个阶段都有一个必须予以解决的特殊的身心发育的问题，并在解决这些问题的过程中度过自己的一生。人生的每个阶段都潜伏着危机。成功地解决每一发展阶段所面临的危机，就会使小儿健康的个性与性格得以形成和发展。

1. 信任-不信任期（婴儿期）　对他人和社会的信任感是发展健全人格最初而且最重要的因素。人生第一年的发展任务是建立对父母的信任感。在此期，如果小儿的各种需求，包括食品和卫生、安全感和爱抚等，都能得到满足，婴儿就会感到愉快，就会建立和巩固对父母的基本信任感。反之，如果感受到的经常是痛苦、危险、饥饿和无人爱抚，婴儿就会产生不信任感甚至恐惧，并将其带入以后的发展阶段。对父母的信任感是小儿对他人和社会基本信任感的来源。

家长及护理人员在护理此期小儿时，应及时满足婴儿的各种需求，尤其在诊疗护理过程中，应尽量减轻其痛苦，在诊疗过程结束后，给予充分的抚慰。

2. 自主-羞愧或疑虑期（幼儿期）　此期小儿已能走路，智能发育速度加快，与外界接触的范围扩大，接受的信息量增多，独立性开始形成。他们想要独立完成每一件事。对小儿合理的自主行动，父母应积极支持，避免过分干涉，避免包办代替，但应以恰当的方式约束小儿，使其按社会规则行事。反之，如果父母从不允许小儿去做其想做之事，或对其独立行为缺乏耐心甚至嘲笑、否定和斥责，小儿则会产生羞愧和疑虑，怀疑自己的能力，并停止各种尝试和努力。此期顺利发展的结果是，小儿既充满自信，又能自我控制。

护理此期小儿时，应鼓励其做一些力所能及之事，如进食、穿衣、如厕等；指导启发他们对一些事情自己做决定，并对其能力加以赞赏。如诊疗护理需要约束患儿时，应向其耐心地做出解释，并给予抚慰，同时尽量缩短约束时间。

3. 主动-内疚期（学龄前期）　此期小儿活动范围进一步扩大，语言能力已较强，思维想像力增强，已能离开父母身边独立活动，并有无穷的好奇心，喜欢向成人问各种各样的问题，以求探索未知事物。他们已不是单纯地模仿他人的行为，而是自己制订计划、确定目标，并为达到目标而努力。此期小儿已有一定的创新能力。要将小儿培养成创新人才，这是一个非常关键的时期。家长或幼师给予儿童充分的自由并指导、启发小儿的自创活动，耐心通俗准确地解答小儿提出的各种问题，则小儿的自主感和创新能力得以增强。反之，如不恰当地限制孩子的自由，或斥责孩子提问，不予解答，或强迫其完成力不能及的任务，则使小儿产生内疚感。小儿长大后则胆小怕事，缺乏自信，缺乏创新能力。

护理此期小儿时，在合理的范围内，家长及护理人员应给他们以充分的自由，并给他们提供创新活动的机会，倾听他们的感受，满足他们的要求，回答他们提出的问题。

4. 勤奋-自卑期（学龄期）　这是小儿接受正规教育的时期，是小儿成长过程中的一个决定性阶段。无论是学习还是做事情，小儿都强烈地追求排在同伴的前列，已有很强的竞争意识。好孩子是夸出来的。如果在孩子完成任务或学习上有进步时，哪怕只有一点点，家长及教师能及时地给予奖励与赞扬，孩子就会充满自信，越发勤奋、努力向上。反之，如果因为一两次考试成绩差或甚至已有进步，也常受到家长及教师的嘲笑、批评甚至责骂，孩子则会产生自卑感，在学习上形成恶性循环，出现厌学情绪甚至逃学。此期儿童顺利发展的结果是学会竞争，学会与他人合作，学会遵守规则。

护理此期儿童的要点是，鼓励小儿努力学习，发现其优点与进步，及时加以表扬与赞赏，并帮助其遵守社会规则。

5. 自我认同-角色紊乱期（青春期）　此期是一个人从小孩到成人的角色转换时期。此期小儿，由于其生殖系统发育和思维的日趋成熟但又尚未完全成熟，故在他们的心理活动中存在着许多矛盾或困惑。他们开始讲究自己的仪表；开始在意别人尤其是异性对自己的看法；喜欢结交朋友；开始为将来前途而担忧。一方面，他们追求自我价值的实现，但又担心自己的能力所不及；另一方面，想扮演自己喜欢的新潮形象，但又害怕为社会观念所不容。他们尚未进入现实社会，对社会缺乏了解，故充满幻想，脱离社会，脱离现实。此期的小儿，如果家庭和学校教育方法不当，很容易被坏人所利用，误入歧途。青春期发展的任务是建立自我认同感，即个人的价值观和思想方法必须与全社会共同的价值观及思想方法相结合，否则就会导致角色紊乱，为社会所不容。

护理青少年时，要让他们多参与讨论他们所关心的问题，并及时给予解答，同时帮助他们保持自身良好的形象，尊重他们的隐私权。

（三）社会能力和生活技能的发展

儿童的心理发展是在客观环境中逐步形成的，表现在小儿社会能力和生活技能的发展上。而小儿社会能力和生活技能的发展又是通过游戏来实现的，通过游戏，小儿可以学到别人无法授予的知识，认识自己生存的世界以及如何处理周围的各种事情，也学到了如何看待自己。例如，他们能够做什么，如何建立与外界的关系，如何适应社会对他们的要求。通过游戏，儿童的感觉功能和肌肉控制能力得到发展，身体动作的复杂性越来越大，协调性越来越好。通过游戏，儿童学习识别物品的颜色、形状、大小、质地及用途，学到数字的意义及用法，练习及增进语言技巧，理解空间、时间等抽象的概念，获得解决问题的技巧。图书、影视、音乐或收集活动等可扩展他们的知识范围并培养其情趣。通过与其他儿童共同游戏，孩子可以学到如何建立社会关系以及如何解决有关的问题，从以自我为中心到学会如何关心他人，与他人共享快乐。通过游戏，他们懂得了必须遵守为社会所接纳的各种行为准则，如公平、诚信、自制、关心他人等。学龄期及青春期小儿，其社会能力及生活技能的发展，除游戏外，还通过接受正规教育而获得。

三、神经心理发育的评价

儿童神经心理发育水平，表现在感知、运动、语言、注意、记忆、思维、想象、社会能力及生活技能等各种能力及性格方面，对这些能力和特征的检查称为心理测验。心理测验即是用较精确的、量化的检测方法研究人的心理发育。测验方法是通过被试者回答问题或完成某些作业，来揭示被试者的某种心理状态。测验所用的问题或作业，是通过选择、足以反映人的一定心理特征的刺激信号。将被试者对这些刺激信号做出的反应结果与经过大量材料取样而获得的"常模"比较来确认被试者的心理特征和水平。这与学校教师命题测试学生的学习成绩相似。所不同的是，老师命题的内容是老师讲授过的，而心理测验所用的问题或作业是家长、老师、测试者从未给被测试者讲过的。心理测试只能检测出小儿在生长发育过程中神经心理发育障碍的程度，而无诊断疾病的作用，不能替代其他临床学科的检查。心理测验分能力测验与适应行为测验；能力测验又分筛查测验与诊断性测验。

筛查测验常采用丹佛智能发育筛查法（DDST）（见附录二）；诊断性测验常用方法有盖塞尔发育量表、斯坦福-比奈智能量表、韦克斯勒学龄前及初小儿童智能量表；适应性行为测试，现多采用日本"婴儿-初中学生社会生活能力量表"。

第五节　青春期发育及健康问题

一、生殖系统的发育

小儿生殖系统加速发育始自青春前期：女孩9～11岁，男孩11～13岁。进入青春期，小儿开始出现第二性征，性器官在解剖和生理功能上迅速发育成熟。生殖系统发育终止于青春后期：女孩17～21岁，男孩19～24岁。

1. 女性生殖系统的发育　女性生殖器包括卵巢、输卵管、子宫和阴道。出生时卵巢发育已较完善，但其卵泡仍处于原始状态。从青春前期开始，卵巢增大，雌激素分泌增多，性器官发育。9～10岁骨盆增宽，乳头发育，子宫逐渐增大；10～11岁，乳房发育，长出阴毛；11～13岁，阴道加宽加深，黏膜角化，分泌物由碱变酸，出现月经初潮，乳房进一步增大；15～16岁时子宫发育达成人水平，脸上生痤疮。

2. 男性生殖系统发育　男性生殖器包括睾丸、附睾、输精管、射精管、尿道球腺、精囊、前列腺、阴茎和阴囊。婴儿出生时，睾丸大多已降至阴囊，满1岁尚未降下者即为隐睾症。睾丸的生理功能是分泌雄性激素调控性器官发育和产生精子。10岁以前，男孩外阴呈幼稚状态，睾丸小（容积约2 mL），阴茎短（<5 cm）。一般从10岁开始，睾丸增大，阴茎增粗加长。待睾丸容积增大（>3 mL）时即标志青春期开始。12～13岁时长出阴毛，14～15岁出现成熟精子，长出腋毛，声音变粗；16岁后长胡须，脸上出现痤疮，喉结出现。

二、心理社会方面的发展

由于生殖系统的迅速发育，性激素分泌增多，青春期少年发生一系列巨大的生理变化；又由于其神经内分泌调节不稳定，常引起他们心理、社会行为和精神方面的不稳定。建立什么样的世界观，树立何种理想，追求何种生活目标，培养什么样的道德情操，青春期少年具有极大的可塑性，家庭、社会和学校教育对他们的影响起决定性作用。

1. **情绪和情感**　情绪是活动时的兴奋心理状态，是较原始简单的感情，持续时间较短而外显。情感则是人的某种需求是否得到满足而产生的一种内心体验，属于较高级的复杂的心理活动，持续时间较长而不甚外显。青春期少年由于其内抑制力较弱，对周围发生的事情具有强烈的感情反应，情绪易激动，对事物的认识和理解往往缺乏分析，存在着表面性和片面性。由于社会阅历短，缺乏社会知识，感情易冲动，他们容易被坏人所利用，做一些冒险甚至违法犯罪的事。同时，他们的独立感日益增强，往往听不进家长及教师的正确意见，也不愿与家长及教师进行思想交流，出现逆反心理。青少年应得到全社会的关心。

2. **性意识**　小儿进入青春期，由于生殖系统的迅速发育、性激素分泌增多，性心理随之发生。他们意识到两性的差别，开始对异性关心，渴望与异性交往，喜欢在异性面前表现自己，希望得到异性的爱。他们对自身及异性的性发育有强烈的好奇心，想了解性知识，但又羞于向成人询问，也不敢公开阅读有关性知识方面的书刊，因此，常常处于困惑之中。所以，对青春期少年进行系统的、正面的性知识教育，使他们懂得性发育是小儿生长发育的一个组成部分，是人类繁衍所必需，显得十分重要。否则，青少年容易出现早恋甚至性犯罪，严重地影响他们的身心健康和社会的安定。

三、青春期常见的健康问题

1. **月经失调及经期卫生**　月经是女性性周期的表现。青春期少女由于卵巢功能发育尚未完全成熟，内分泌功能不稳定，或由于环境的改变、剧烈的情绪波动、过度劳累等原因，常出现月经过多、过少、痛经或月经不规则等问题。此外，月经期间机体抵抗力下降，同时由于子宫内膜脱落，宫颈微张，容易发生感染。故在月经期，应注意调整情绪，避免过度劳累，每日更换内裤和清洗会阴部。

2. **遗精**　遗精是男孩进入青春期的重要标志，是正常的生理现象，不会影响身体健康。但由于缺乏生理卫生知识，有些青少年在遗精后产生焦虑不安的心理。因此，对青春期少年进行性知识教育十分必要。

3. **性自慰行为**　性自慰行为即手淫，是指在无异性参与的情况下所进行的满足性欲的活动，是青少年普遍存在的一种性行为。手淫是婚前满足性欲的一种方法，只要不过度，不会危害身体健康。只要我们在青少年中广泛地进行正面而系统的性教育，他们就不会因手淫而产生恐惧和追悔的心理。

4. **吸烟、酗酒、吸毒及滥用药物**　随着对外开放的扩大，目前在我国青少年中，吸烟、酗酒、吸毒及滥用药物的情况已相当严重，形势不容乐观。吸烟、酗酒、吸毒及滥用药物对青少年身心健康产生了严重的损害。对此，我们应加强宣传教育的广度和力度，同时配合司法机关对青少年加强法制宣传和教育，加强对毒品及有关药品的管理。

5. **意外伤害**　意外伤害在全球范围内已成为儿童青少年第一位死因，在男性青少年中较多。男性青少年因雄性激素分泌迅速增多，体格迅速增长，感情易冲动，争强好胜，不顾后果，不遵守交通规则，易发生打架斗殴和车祸等。因此，在青少年中进行法制教育和交通安全教育十分重要。

6. 心理行为异常　男性青少年容易发生社会行为异常，如破坏、偷窃、说谎、攻击等；女性青少年则易发生性格行为异常，如害羞、忧郁、社交退缩、交往不良、胆怯、过分依赖、过分敏感、嫉妒等。家长、教师、医护人员及社会对小儿从小进行正确引导和及时教育，对预防这些异常心理行为很重要。对女性者，必要时可进行心理治疗；对男性者，则要进行制止和管教。

〔欧贤珍〕

第二章　儿童保健

儿童的身心处于不断发展的过程中，由于不同年龄阶段的小儿在解剖、生理、心理方面都有不同，且所处的环境可能也不同，因此，应针对小儿的不同特点采取相应的护理措施，促进小儿身心健康。

第一节　不同年龄阶段小儿的护理特点

一、新生儿期

新生儿期是小儿出生后适应外界环境的阶段，此时，小儿开始独立生活，内外环境发生了剧烈变化，小儿需要经历一系列重要的调整和复杂变化来适应新的环境。由于新生儿各器官和组织发育不成熟，调节功能和适应能力差，容易出现窒息、出血、感染等疾病。新生儿死亡率是儿童期最高的，新生儿死亡率和婴儿死亡率是衡量一个国家或地区妇幼卫生工作的一个重要指标，也是衡量一个国家经济文化和卫生状况的重要指标之一。因此，要加强新生儿期护理。

1. 出生时护理　产房室内温度保持在 25 ℃～28 ℃；新生儿娩出后迅速清除口腔内黏液，保证呼吸道通畅；严格消毒、结扎脐带；记录出生时评分、体温、呼吸、体重与身长；设立新生儿观察室，出生后观察 6 小时，正常者进入母婴同室，尽早喂母乳；高危儿送入新生儿重症监护室。新生儿出院回家前应根据要求进行先天性遗传代谢病筛查（先天性甲状腺功能低下、苯丙酮尿症）和听力筛查。

2. 新生儿居家保健　新生儿居室的温度应随气候温度变化调节，有条件的家庭在冬季应使室内温度保持在 20 ℃～22 ℃，湿度以 55％为宜，无条件时可用热水袋保暖，预防体温不升；夏季应避免室内温度过高。指导母亲正确的哺乳方法以维持良好的乳汁分泌，满足新生儿生长所需；母乳确实不足或无法进行母乳喂养时，应指导母亲使用科学的人工喂养，新生儿皮肤娇嫩，应每日洗澡保持皮肤清洁，根据室温选择合适的衣服与尿布。父母应多与婴儿说话，多抚摸、拥抱婴儿以交流感情。

3. 新生儿访视　新生儿自医院回家后，医护人员要及时进行家庭访视，一般应在新生儿出院后 24 小时内进行访视，一般不得超过 72 小时。对生活力好和吸吮力强的婴儿每周访视 1 次，满月后每 2 周访视 1 次，至 2 个月为止。出生体重不足 2500 g 的早产儿或小样儿出院后更应提早访视，并根据小儿的具体情况和家庭的需求随时访视，增加访视次数。

访视内容包括：了解新生儿出生情况，观察小儿面色、呼吸、哭声、吸吮力和大、小便等情况，测量身长、体重和体温，检查皮肤、黏膜，尤其是脐部、臀部及皮肤皱褶处，检查有无先天畸形，如先天性髋关节脱臼、先天性心脏病、唇裂或腭裂等；及时发现异常情况，早期诊断，早期治疗。

二、婴儿期

婴儿期是小儿出生后生长发育最迅速的阶段，对营养和能量的需要量相对较大，但由于其消化吸收功能不完善，若喂养不当，易发生营养与消化系统疾病。婴儿半岁后从母体获得的被动免疫力逐渐消失，故易患感染性疾病。因此，婴儿期护理重点是：①科学喂养，提倡母乳喂养，及时添加辅食，使其得到合理的营养。②有计划地接受预防接种，按程序完成基础免疫，减少各种感染的发生。③定期进行健康检查和体格测量，进行生长发育监测。④预防维生素 D 缺乏性佝偻病、营养不良、肥胖症和营养性缺铁性贫血等疾病的发生。⑤对婴儿期常见的健康问题，如腹泻、腹痛、湿疹、尿布疹等，应根据具体情况给予健康指导。⑥防止发生意外，包括异物吸入、窒息、中毒、烧伤、溺水等。

三、幼儿期

幼儿期体格生长速度较婴儿期稍减慢，而活动范围增大，接触周围事物增多，智能发育较快，语言思维和交往能力增强，但对各种危险的识别能力不足，且自身免疫力仍不健全。因此要防止意外创伤和中毒，预防传染病；注意智力开发，加强早期教育；幼儿期膳食从乳汁转换到饭菜，并逐步向成人饮食过渡，应加强营养，预防营养不良和消化紊乱；加强预防接种，定期为幼儿做健康检查，进行生长发育监测；指导家长履行监护义务，防止意外发生；指导家长培养幼儿良好的卫生习惯和生活习惯；注意品德教育和安全意识教育。

四、学龄前期

学龄前期小儿体格增长速度相对较慢，但智能发展迅速且好奇心重，模仿性强，可塑性大，是性格形成的关键时期。学龄前小儿免疫功能逐渐增强，感染性疾病减少，而变态反应性疾病发病率开始增加，应定期进行健康检查和体格测量，继续生长发育监测，筛查与矫治近视、龋齿、缺铁性贫血、寄生虫病等常见病；养成良好的进餐习惯，保证热能和蛋白质的摄入；对学龄前儿童开展安全教育，采取相应的安全措施，以预防外伤、溺水、中毒、交通事故等意外发生；指导家长有意识地引导儿童进行较复杂的智力游戏，增强其思维能力和动手能力。

五、学龄期

学龄期小儿体格发育平稳增长，除生殖系统外的其他系统发育逐步接近成人水平，脑的发育基本完成，理解、分析、综合能力增强，是接受科学文化教育的重要时期，也是儿童心理发展上的一个重大转折时期；感染性疾病发生率较前降低，但近视、龋齿的发病率增高，易患结膜炎、蛔虫病；在对学校生活逐渐适应的过程中，易出现精神紧张、不安及一些行为问题。学校和家长应对小儿进行营养卫生宣教，纠正挑食、偏食、吃零食、暴饮暴食等不良习惯，并注意饮食卫生；注意口腔卫生，预防龋齿；注意用眼卫生，预防近视眼；注意培养儿童正确坐、立、行、走和读书、写字姿势，并指导学龄儿童进行户外活动和体格锻炼；应对儿童进行法制教育，学习交通规则和意外事故的防范知识，减少意外的发生；对学龄期儿童要加强素质教育，培养顽强的毅力和奋斗精神，培养高尚的情操。

六、青春期

青春期是体格发育的第二个高峰期，是从童年向成人过渡的时期，其心理、行为、精神方面不稳定，易受社会、周围环境的影响。青春期少年脑力劳动和体力运动消耗大，必须增加热能、蛋白质、维生素及矿物质等营养素的摄入。要指导青少年选择营养适当的食物和保持良好的饮食习惯；指导青少年进行适当的体育锻炼，监督青少年保持充足的睡眠和休息，以利生长发育的需要；培养青少年形成健康的生活方式；要对青少年进行法制和品德教育，根据其心理特点进行正确教育和引导，使之树立正确的人生观和培养优良的道德品质；对青少年进行性知识教育，正确对待一些生理现象。

第二节　一般护理措施

一、睡眠

一般年龄愈小，需要睡眠时间愈长，但有较大的个体差异。新生儿期平均每日睡眠时间需 18 小时（16～20 小时），2 个月的婴儿每日睡眠 16～18 小时，4 个月 15～16 小时，9 个月 14～15 小时，12 个月 13～14 小时。幼儿期睡眠时间随年龄的增长而减少。一般每晚 10～12 小时，白天睡 1～2 次，良好的睡眠习惯是保证婴幼儿足够睡眠的前提，要培养良好的睡眠习惯，婴儿出生后即可训练，日间除了喂奶，清洁卫生外均为睡眠时间，夜间则应任其熟睡，勿因喂奶而将其弄醒；要避免形成不良的条件反射，婴儿睡前应避免过度兴奋，保持身体清洁、干爽和舒适，保持空气新鲜，被褥合适；睡眠环境不必过分安静，光线可稍暗；睡眠姿势可采取各种卧位，通常侧卧位是最安全和舒适的，侧卧时要注意两侧经常更换，以免面部或头部变形。婴儿可利用固定乐曲催眠入睡，不拍、不摇、不可用喂哺催眠，对幼儿可用低沉声音重复讲故事帮助入眠，睡前不给幼儿讲紧张的故事，不做剧烈的游戏或活动。

二、饮食

4 个月以内婴儿提倡母乳喂养，4 个月以上婴儿要及时添加辅食，医护人员要指导家长添加辅食的顺序和原则，食物的选择和制作方法等，并指导家长根据具体情况正确断奶。

随着年龄的增长，夜间哺乳会影响婴儿白天的食欲，给添加辅食与断母乳造成困难，故在 3～4 个月龄后就应逐渐停止夜间哺乳；4～6 个月龄婴儿除果汁和维生素外可添加其他辅食，使其适应多种食物的味道，减少以后挑食、偏食的发生，7～8 个月龄后学习用杯喝奶、喝水，以促进吞咽、咀嚼及口腔协调动作的发育，9～10 个月龄的婴儿开始有主动进食的要求，可先训练其自己抓取食物的能力，尽早让小儿学习自己用勺进食，促进眼、手协调动作，并有益于手指肌肉发育。

幼儿期小儿只能适应烂、细、软、碎的食物，要注意供给足够的能量和优质蛋白，保证各种营养素充足且均衡。应了解幼儿进食的特点，指导家长掌握合理的喂养方法和技巧；注意培养良好的进食习惯，2岁左右可逐步培养小儿正确使用餐具和独立进餐的能力。养成不吃零食、不挑食、不偏食、不撒饭等良好习惯；进餐的环境要安静、舒适，要固定进餐的地点及座位，进餐前避免过度兴奋或疲劳，不吃零食，进餐过程中要使小儿情绪愉快，专心进餐，细嚼慢咽，不边吃边玩，不挑食，同时注意进餐的卫生习惯。

学龄前小儿饮食接近成人，食品制作要多样化，以增进小儿食欲，并做到粗、细、荤、素食品搭配，创造良好的就餐环境，养成良好的进餐习惯，保证热能和蛋白质的摄入。学龄前小儿喜欢参与食物的制作和餐桌的布置，家长可利用此机会进行营养知识、食品卫生和防止烫伤等健康教育。

学龄期小儿膳食要营养充分而均衡，以满足小儿体格生长发育、心理和智力发展、学习和活动的要求。小学生常因晨起食欲不佳及赶时间而进食不足，要注意保证早餐的质和量，上午课间最好补充营养食品，同时要特别重视补充强化铁食品，以减低贫血发生率，保证体格发育，保持体力充沛。学校和家长应对小儿进行营养卫生宣教，纠正挑食、偏食、吃零食、暴饮暴食等不良习惯，并注意饮食卫生。

青春期少年脑力劳动和体力运动消耗大，必须增加热能、蛋白质、维生素及矿物质等营养素的摄入。青少年易受大众传媒的鼓动和同伴间的相互影响，经常吃一些营养成分不均衡的流行快餐，有些人常不吃早餐，以致造成营养不良，要指导青少年选择营养适当的食物和保持良好的饮食习惯。

三、衣着与卫生

新生儿的衣服和尿布应选用柔软、浅色、吸水性好的棉布制作，避免使用合成制品或羊毛织物以防过敏；衣服式样应简单、宽松，易于穿脱；新生儿包裹不宜过紧，更不宜用带子捆绑，以免影响小儿正常生长发育；尿布以浅色为宜，便于观察大小便的颜色，且应勤换勤洗，以防尿布性皮炎；婴儿期衣着也应简单、宽松而少接缝，以利穿脱和便于婴儿活动；衣服上不应有纽扣，而应以带子代替，以免婴儿误食或误吸；婴儿上衣不宜有领，不宜用松紧带束腰，最好穿连衣裤或背带裤，以利胸廓正常发育；注意按季节增减衣服和被褥，以婴儿两足暖和为适宜；幼儿期小儿服饰应利于活动，穿脱方便，衣服颜色要鲜艳、明亮便于识别；鞋子要合脚、舒适，鞋底要平软，鞋子不用系带式；小儿衣服要勤洗勤换，保持整洁，在日常护理中既要注意促进孩子的独立性又要保证安全和卫生。

每日早、晚应给小儿洗脸、洗脚、清洗臀部和会阴，勤换衣裤，保持皮肤清洁；有条件者可每日沐浴，天气炎热、出汗较多时应酌情增加沐浴次数。沐浴可保持婴儿清洁，同时家长可利用沐浴观察婴儿全身情况，更多地抚摸婴儿，与婴儿交流。2～3岁幼儿逐渐用软毛牙刷在父母指导下自己刷牙，早、晚各1次，并做到饭后漱口。为保护牙齿应少吃易致龋齿的食物，如糖果等，并去除不良习惯，指导家长带幼儿定期进行口腔检查。

四、游戏

通过游戏，小儿能够学习到别人无法授予的知识，游戏是儿童必不可少的活动。了解各期儿童游戏的发展特点，可以帮助小儿及家庭选择适当的游戏活动促进其身心发展。

1. 婴儿期游戏发展特点　出生至2个月的婴儿喜欢注视照顾者的脸，听轻柔的声音，看颜色鲜明及可移动的物体；3~6个月婴儿，喜欢注视和玩弄自己的小手，能够抓小的玩具；7~9个月婴儿，喜欢抓能够滚动的颜色鲜艳的软球等玩具；10~12个月婴儿，会玩"躲猫猫"的游戏。能随意放掉手中物体的婴儿，喜欢反复不停地扔东西让大人捡起，喜欢将东西放入容器中再取出。婴儿期当看到其他小孩子出现时，会感到快乐，但不会刻意接近他们，此期游戏特点为单独性游戏。

2. 幼儿期游戏发展特点　12~15个月的幼儿仍以扔东西和捡东西为乐，走路也是令幼儿喜欢的游戏；18个月大的幼儿喜欢能推拉的玩具，2岁的幼儿开始模仿成人的活动，玩水、沙、橡皮泥，在纸上随意涂画，随音乐手舞足蹈，唱简单的歌谣、翻看故事书或看动画片等都是幼儿喜欢的游戏。幼儿期小儿愿意在其他小朋友身旁玩类似的玩具，偶尔也会交换或争夺玩具，但一般没有联合与合作活动，此期游戏特点为平行性游戏。

3. 学龄前期游戏发展特点　学龄前儿童绘画、搭积木、剪贴和做模型的技巧性明显增加，仍喜欢玩水、玩沙及做较剧烈的活动；学龄前小儿愿意共同参加同一个活动并交换意见及相互影响，但游戏团体没有严谨的组织和共同的目标，每个小儿往往依照自己的意愿去表现，此期的游戏多为联合性或合作性游戏。

4. 学龄期游戏发展特点　学龄儿童开始收集他们认为不平常的东西，如石子、各种图片等；喜欢读较简单有趣的故事书；喜欢户外活动如骑车、游泳、溜冰、踢球、跳绳等；还喜欢看电视、玩游戏机、弹奏乐器和绘画。喜欢与同伴一起玩耍，游戏方式转变为合作性游戏，他们共同讨论并制订计划，以完成某个目标，在游戏中一起制定并共同遵守游戏规则，竞争性和合作性进一步发展。

5. 青春期游戏发展特点　青少年对父母的依赖性逐渐减少，而愿意花更多的时间与朋友在一起，青少年的兴趣可因性别的不同而有较大的差异。女孩子对社交性活动发生兴趣，也学习烹饪、洗衣服、手工艺等；男孩子则通常对运动中的竞争和求胜有兴趣，并表现出对小团体的忠诚精神，男孩子还喜欢机械和电器装置等。

玩具是儿童游戏的主要内容，选择玩具时要注意：①玩具应适应孩子的年龄及生长发育需要；②玩具应有较好的安全性；③玩具应易清洁、耐用；④玩具的大小和质（重）量应适宜。

五、体格锻炼

体格锻炼是促进小儿健康成长、增强体质的重要措施。经常进行体格锻炼可促进小儿皮肤、循环系统、呼吸系统、肌肉、骨骼等各系统器官的功能，能提高小儿对疾病的抵抗力和对外界环境的适应能力，还能锻炼儿童的意志，有利开发小儿智力，促进德、智、体全面发展。

（一）体格锻炼的方法

1. 户外活动　可增加小儿对冷空气的适应能力，提高机体免疫力，接受日光照射，防止维生素D缺乏性佝偻病的发生。婴儿出生后应尽早户外活动，到人少、空气新鲜的地方，开始户外活动时间由每日1~2次，每次10~15分钟，逐渐延长到每次1~2小时；户外活动一年四季均可进行，一般冬季户外活动时仅暴露面部及手，注意身体保暖；年长儿除恶劣气候外，应多在户外玩耍。

2. 皮肤锻炼

（1）婴儿皮肤按摩（婴儿抚触）：抚触可以从新生儿期开始，一般在婴儿洗澡后进行，在婴儿面部、胸部、腹部、背部及四肢有规律的轻柔与捏握，每日早、晚进行，每次 15 分钟，可刺激皮肤，增强抵抗力，有益于循环、呼吸、消化、肢体肌肉的放松与活动，还能增进父母与婴儿之间的情感交流。

（2）温水浴：可从擦浴开始，先用毛巾浸入温水，拧半干，从手臂、脚、腿做向心性擦抹，至皮肤微红为止。擦浴时室温保持 16 ℃～18 ℃，水温从 32 ℃～33 ℃逐渐降至 26 ℃；3 岁以上小儿可淋浴，每次 20～40 秒，水不可直接冲淋头部，室温保持在 18 ℃～20 ℃，水温从 35 ℃～36 ℃开始，逐渐降至 26 ℃～28 ℃，淋浴时间一般在早餐前或午睡后进行。

（3）日光浴：气温在 22 ℃以上，无大风的天气进行；以早餐后 1～1.5 小时最佳；小儿应在树荫或凉棚下，头戴白帽，眼戴遮阳镜；先晒背部，再晒身体两侧，最后晒胸腹部，开始时每侧晒半分钟，以后逐渐增加，一般每次日光浴不超过 25～30 分钟。

（4）空气浴：先在室内进行，预先做好通风换气使室内空气新鲜，室温不低于 20 ℃，逐渐减少衣服至只穿短裤，习惯后移至户外。空气浴宜从夏季开始，随气温的降低使机体逐步适应，以后在饭后 1～1.5 小时进行，每日 1～2 次，每次由开始时 2～3 分钟，逐渐加至夏季 2～3 小时，冬季 20～30 分钟。进行空气浴时，一般 3 岁以下及体弱儿气温不宜低于 15 ℃，3～7 岁小儿不低于 12 ℃，学龄儿可降至 12 ℃～10 ℃；空气浴可结合儿童游戏或体育活动进行，空气浴时要随时观察小儿反应，如小儿有皮肤苍白、嘴唇发青等寒冷表现时要立即增加衣服。

3. 体育运动

（1）婴儿被动操：适于 2～6 个月的婴儿，每日 1～2 次，由成人为婴儿做四肢伸屈运动，逐渐过渡到主动操。

（2）婴儿主动操：适于 6～12 个月婴儿。主要是训练婴儿爬、坐、仰卧起身、扶站、扶走、双手取物等动作。

（3）12～18 个月幼儿可在成人的扶持下，帮助婴儿进行有节奏的活动；18 个月～3 岁幼儿可配合音乐做模仿操。

（4）儿童体操：学龄前儿童可进行广播体操、健美操等。

（5）田径与球类：年长儿可利用器械进行锻炼，如木马、滑梯、各种田径活动及球类、舞蹈、跳绳等。

（二）体格锻炼的注意事项

1. 每次锻炼的时间不宜太长，运动量要适度，注意劳逸结合。

2. 锻炼方式要由简单到复杂、循序渐进，严格控制超过体力负担的活动。

3. 锻炼方式要多样化，防止单一的、局部的重复锻炼，以免造成畸形发育。

4. 体格锻炼要经常化、制度化，无特殊情况不要任意中断。

5. 锻炼过程中随时观察反应，并注意安全，防止发生意外。

6. 掌握小儿性格特点，分别对待。

7. 保证各种营养物质的供给。

六、意外事故的预防

由于小儿认知能力缺乏，识别危险的能力差，更没有自身防卫能力，且好奇心重、活泼好动等，往往由于成人的一时疏忽而发生意外事故，如外伤、气管异物、中毒、溺水及交通意外等。故预防意外事故发生，保障小儿安全是儿童保健中的重要措施。

（一）防止窒息与异物吸入（详见第八章第六节小儿气管异物）

1. 原因 3个月内的婴儿常因被褥、成人的身体堵塞口鼻或吐出的奶液呛入气管而造成窒息；较大婴儿及幼儿常因进食时哭闹、嬉笑，或将异物含入口中，或当哭笑、惊恐及深吸气时，将异物如果冻、瓜子、花生等吸入呼吸道而造成窒息，消化道异物则多见于1～5岁小儿，常由于将异物如纽扣、硬币、别针等放入口内，玩耍时误吞或饮食时不慎将枣核、骨头等吞入。

2. 预防

（1）对易发生意外事故的情况应有预见性，如婴儿床上不随意堆放杂物，对婴幼儿要做到"放手不放眼，放眼不放心"。

（2）小儿进餐时成人切勿惊吓、逗乐、责骂小儿，以免小儿大笑、大哭而将食物吸入气管。

（3）注意培养小儿良好的饮食习惯，细嚼慢咽，以免将鱼刺、骨头或果核吞入。

（4）不给婴幼儿吃整粒瓜子、花生、豆子及带刺、带核的食物。

（5）不给婴幼儿玩弄体积小及锐利的玩具及物品，如小珠子、棋子、别针、硬币等。

（二）防中毒

1. 原因 小儿常因误食腐败变质食物、有毒动植物，误食药物、化学药品等而引起中毒。

2. 预防

（1）保证儿童食物的清洁和新鲜，防止食物在制作、储备、运输、出售过程中处理不当所致的细菌性食物中毒；腐败变质食物及过期的食品不能食用，生吃蔬菜、瓜果要洗净。

（2）教育小儿不要随便采集野生植物及野果，避免食用有毒的植物，如毒蘑菇、含氰果仁（苦杏仁、桃仁、李仁）、白果仁（白果二酸）等。

（3）药物应放在小儿拿不到的地方；内外用药应分开放置，防止误服外用药造成的伤害；喂药前要认真核对药瓶标签、用量及服法，对变质、标签不清的药物切勿服用。

（4）日常使用的灭虫、灭蚊、灭鼠等剧毒药品及农药更要妥善保管与使用，避免小儿接触。

（5）冬季室内使用煤炉或烤火炉应注意室内通风，并定期清扫管道，避免管道阻塞或经常检查煤气是否漏气，以免一氧化碳中毒。

（三）防外伤

1. 原因 小儿常因摔伤或撞伤而致骨折、脱位，或接触热源、电源而致灼伤、电击伤。

2. 预防

（1）婴幼儿居室的窗户、楼梯、阳台、睡床等都应有栏杆，防止小儿坠床或跌伤；家具边缘以圆角为宜，以免发生碰伤。

（2）远离厨房，避免开水、热油、热汤等烫伤；热水瓶、高压锅等应放在小儿接触不到的地方；给小儿洗脸、洗脚及洗澡时，要先倒冷水后加热水；暖气管道应加罩；指导家长正确使用热水袋或代用品保暖以免烫伤。

（3）妥善存放易燃、易爆、易损品，如鞭炮、焰火、玻璃器皿等。教育年长儿不可随意玩弄火柴、打火机、煤气等危险物品。

（4）室内电源、电器等应有防触电的安全装置；教育小儿遇雷雨时勿在大树下、电线杆旁或高层墙檐下避雨，以免触电。

（5）大型玩具如滑梯、跷跷板、攀登架等，应定期检查并及时维修；小儿玩耍时，应有成人在旁监护。

（6）户外活动场地应平整无碎石、泥沙，最好有草坪；室内地面宜用地板或铺有地毯。

（四）防溺水与交通事故

1. 原因　小儿常因失足落井或掉入水缸、粪坑，或独自下河游泳等引起溺水；交通意外则常因无成人监护、不懂交通规则而引起。

2. 预防

（1）托幼机构应远离公路、池塘等，以免发生车祸及溺水。

（2）农村房前屋后的水缸、粪池应加盖，以免小儿失足跌入。

（3）绝不能将婴儿单独留在澡盆中；要教育年长儿不可独自或结伴去无安全措施的池塘、江河玩水或游泳。

（4）教育小儿遵守交通规则，识别红绿灯；勿在马路上玩耍；对学前儿童及低年级学生做好接送工作。

（5）自救：教会孩子自救，如家中发生火灾拨打119，遭受外来人的侵犯拨打110，意外伤害急救拨打120电话。

七、预防接种

预防接种是利用免疫学的原理，将生物制剂注射到人体内，使人体产生相应抗体而预防某种传染病。预防接种又称人工免疫，是预防、控制、消灭相应传染病发生的关键措施。

（一）获得性免疫方式及制剂

1. 主动免疫及常用制剂　主动免疫是指给易感者接种特异性抗原，刺激机体产生特异性抗体，从而产生免疫力。是预防接种的主要内容。主动免疫制剂在接种后须经过一定期限才能产生抗体，抗体持续时间较久，1～5年后逐渐减少，故在完成基础免疫后，还要适时地进行加强免疫，巩固免疫效果。

（1）菌苗：用细菌菌体或多糖体制成，包括死菌苗和活菌苗。①死菌苗：如霍乱、百日咳、伤寒菌菌苗等。死菌苗性质稳定、安全，但死菌苗进入人体后不能生长繁殖，产生免疫力不高，持续时间不长，因此，接种量大，且需多次重复注射。②减毒活菌苗：如卡介苗、鼠疫、布鲁菌菌苗等，活菌苗接种到人体后，可生长繁殖而不引起疾病，产生免疫力持久且效果好，因此，接种量小，接种次数少。但活菌苗有效期短，需冷藏保存。

（2）疫苗：用病毒或立克次体接种于动物、鸡胚或组织培养，经处理后形成。灭活疫苗有乙型脑炎和狂犬病疫苗等，减毒活疫苗有脊髓灰质炎和麻疹疫苗等。活疫苗的优点与活菌苗相似，但活疫苗不可在注射丙种球蛋白或胎盘球蛋白的3周内应用，以防免疫抑制作用。

（3）类毒素：用细菌产生的外毒素加入甲醛变成无毒性而仍有抗原性的制剂，如破伤风类毒素和白喉类毒素等。

2. 被动免疫及常用制剂　被动免疫是指未接受主动免疫的易感者在接触传染源后，被给予相应的抗体，而立即获得免疫力。被动免疫的抗体在体内停留的时间较短，约3周，故主要用于紧急预防或治疗。

被动免疫制剂包括特异性免疫性血清、丙种球蛋白、胎盘球蛋白等。其中特异性免疫血清又包括抗毒素、抗菌血清和抗病毒血清以及丙种球蛋白。此类制剂来自于动物血清，对人体是一种异性蛋白，注射后易引起变态反应或血清病，应慎重使用。

（二）计划免疫

儿童计划免疫是指根据儿童的免疫特点和传染病发生的情况制定的免疫程序，有针对性地将生物制剂接种到婴幼儿体内，严格实施基础免疫（即全程足量的初种）及随后适时的"加强"免疫（即复种），以确保儿童获得可靠的免疫，达到预防、控制和消灭传染病的目的。

1. 免疫程序　为了使易感人群获得牢固的免疫力，需要科学地安排接种对象与时间，按计划接种。我国明确规定：中华人民共和国境内的任何人均应按照有关规定接受预防接种，对儿童实施预防接种证制度，使接种对象和接种项目能够准确、及时，避免发生错种、漏种和重种现象，确保儿童获得可靠的免疫，达到预防、控制和消灭相应传染病发生的目的（表2-1）。

表 2-1 我国儿童计划免疫程序

预防病名	结核病	脊髓灰质炎	麻疹	百日咳、白喉、破伤风	乙型肝炎
免疫原	卡介苗（减毒活结核菌混悬液）	脊髓灰质炎减毒活疫苗（糖丸）	麻疹减毒活疫苗	百日咳菌苗、白喉类毒素、破伤风类毒素混合制剂	乙肝疫苗
接种方法	皮内注射	口服	皮下注射	皮下注射	肌内注射
接种部位	左上臂三角肌上缘		上臂外侧	上臂外侧	上臂三角肌
初种次数	1	3	1	3	3
初种每次剂量	0.1 mL	1丸三型混合糖丸疫苗	0.2 mL	0.2~0.5 mL	5 μg
初种年龄	生后24~48小时	第2、第3、第4个月	8个月以上易感儿	第3、第4、第5个月	出生时及第1、第6个月
复种年龄	7岁、12岁复查为结核菌素阴性时复种	4岁	7岁	1.5~2岁、7岁，用白破二联类毒素	1岁复查免疫成功者3~5年后加强；免疫失败者重复基础免疫

2. 预防接种的禁忌证　急性传染病及恢复期患儿、有急性传染病史而未过检疫期者、活动性肺结核、化脓性皮肤病、有过敏史者均属禁忌证。对严重营养不良者应纠正一般状况后再给予接种。免疫缺陷病患儿或使用免疫抑制剂者，禁止预防接种。

3. 预防注射的注意事项

（1）注射前的准备：掌握有关疫苗的接种对象、接种方法、禁忌证和注意事项等内容；了解病史及过敏史；了解小儿健康状况，进行必要的体格检查；安排合适的注射场所，并做好家长及小儿的解释说明工作，争取配合；备好预防注射应有的器械用具及必需的急救药品。

（2）严格查对：严格核对小儿姓名、年龄；严格检查疫苗名称、有效期和有无变质；严格按规定剂量注射，注意预防接种的次数，按使用说明完成全程和加强免疫，按各种制品要求的间隔时间接种。一般接种活疫苗后需隔4周，接种死疫苗后需隔2周，再接种其他生物制品。

（3）严格无菌操作：严格无菌操作规程，不能共用注射器和针头；抽吸后安瓿内如有剩余药液，须用无菌干纱布覆盖安瓿口，在空气中放置时间不能超过2小时；接种后剩余药液应废弃，活菌苗应烧毁。

（4）局部消毒：用2%碘酊及75%乙醇或0.5%碘伏消毒皮肤，待干后注射；接种活疫（菌）苗时，只用75%乙醇消毒，以免影响接种效果。

（5）及时记录：按规定在接种证上登记，保证接种及时、全程足量，避免重种、漏种，未接种者必须注明原因，必要时进行补种。

4. 预防接种的反应及处理

（1）一般反应：①局部反应：接种后24小时左右注射部位出现红、肿、热、痛，有时还伴局部淋巴结肿大或淋巴管炎。红晕直径在2.5 cm以下为弱反应，2.6~5 cm为中等反应，5 cm以上为强反应。局部反应一般持续2~3日。接种活菌（疫）苗后局部反应出现较晚、持续时间较长。局部反应轻者不必处理，重者可做局部热敷。②全身反应：主要表现为发热，一般于接种后24小时内出现不同程度的体温升高，多为中低度发热，持续1~2日。体温37.5 ℃左右为弱反应，37.5 ℃~38.5 ℃为中等反应，超过38.6 ℃为强反应。少数患儿可出现头痛、恶心、呕吐、腹痛、腹泻等。全身反应轻者适当休息即可，重者应对症处理。

（2）异常反应：①过敏性休克：一般于注射后数秒或0.5小时内发生，表现为面色苍白、嘴唇青紫、烦躁不安、出冷汗、四肢冰凉、呼吸困难、脉搏细数、恶心呕吐、大小便失禁以至昏迷，若抢救不及时，可因窒息或循环衰竭而死亡。②晕针：可在注射当时或注射后数分钟内发生。轻者仅有心慌、头晕、上腹部不适、恶心、手脚麻木；重者还有面色苍白、心跳加快、手足冰凉，甚至失去知觉。如出现晕针应立即将患儿平卧，头低位，喂少量糖开水，一般短时间内即可恢复正常。③过敏性皮疹：荨麻疹最常见，一般于接种后几小时至几天内出现，经服用抗组胺药物后即可痊愈。④全身感染：有严重原发性免疫缺陷或继发性免疫防御功能遭受破坏，接受活菌（疫）苗后，可扩散为全身感染。

5. 几种主要生物制品的特点

（1）卡介苗：为无毒无致病性牛型结核菌混悬液，不加防腐剂的活菌苗，主要用于预防结核病。小儿出生后24小时内即可接种卡介苗，2个月以上婴儿接种前应做结核菌素试验，阴性反应者可接种卡介苗，阳性反应者表示已获得免疫力，不需再接种。常见不良反应为接种后2周局部出现红肿浸润，8~12周后形成小溃疡，随后结痂。个别腋下或锁骨上淋巴结肿大时可作局部热敷；如有化脓，可用干针筒抽出脓液；如有溃破则涂5%异烟肼软膏或20%对氨基水杨酸钠软膏。

（2）乙型肝炎疫苗：为预防乙型肝炎病毒感染的一种主动免疫生物制品，接种程序按"0、1、6"个月顺序肌内注射，接种乙肝疫苗者乙型肝炎病毒（HBV）标志必须为阴性。乙型肝炎疫苗注射后一般无不良反应，个别患儿局部轻度红肿、疼痛，很快消退。

（3）脊髓灰质炎减毒活疫苗糖丸：在我国服用的糖丸为Ⅰ、Ⅱ、Ⅲ三型混合糖丸疫苗，糖丸为白色，在保存、运输及使用过程中需在0 ℃以下冷藏；服用时应用凉开水送服，以防疫苗失活，影响免疫效果。服菌后 2 小时内不要喂母乳。脊髓灰质炎减毒活疫苗糖丸服用后一般无特殊反应，有时可有低热或轻微腹泻。

（4）百白破混合制剂：为多联多价疫苗，主要供婴幼儿预防百日咳、白喉及破伤风，使用前要充分摇匀。学龄儿童的加强免疫不再使用百白破，而仅用白破二联类毒素或其单价制品，破伤风类毒素和白喉类毒素为吸附制剂，即在制品中加入磷酸铝或氢氧化铝等吸附制剂，使其吸收慢，刺激时间长，免疫效果好。在使用百白破混合制剂时要注意注射间隔期，避免无效注射。百白破混合制剂注射后一般无不适反应，个别患儿有轻度发热，局部红肿、疼痛、发痒等现象，注意休息、多饮水，常能自行恢复，硬块可逐渐吸收。

（5）麻疹减毒疫苗：正常疫苗为橘红色透明液体或冻干疫苗，如发现颜色变黄、变紫、混浊或絮状物，即不能使用。麻疹疫苗不耐热、不耐寒，抽吸后放置时间不可超过 0.5 小时。接种对象为 8 个月以上未患过麻疹的婴儿，因婴儿体内尚有母体抗体，故婴儿初种麻疹疫苗不可过早，患过麻疹的小儿一般不需接种麻疹疫苗。部分婴儿接种麻疹疫苗后 9～12日，有发热及卡他症状，一般持续 2～3 日，也有个别婴儿出现散在皮疹或麻疹黏膜斑。

（6）流行性乙型脑炎疫苗：疫苗为红色透明液体或干粉制剂。小儿接种后一般无反应，个别有低热，局部轻度红肿、疼痛，一般很快消退；接种对象为流行地区 1～10 岁儿童，接种应在流行季节前 1 个月完成。

第三节　散居儿童的护理管理

散居儿童护理管理的服务对象主要是未入托幼机构而散居在各个家庭中的从初生到入学前的儿童。目前，我国散居儿童的保健管理有两种形式：一种是建立儿童保健责任地段，即城乡实行划区分级分工责任地段包干制，农村从村到乡、县，城市各街道、社区都要开展儿童保健工作。另一种是在各级儿童保健机构或妇幼保健机构设立儿童保健门诊。散居儿童的护理管理内容主要包括：

一、新生儿家庭访视

新生儿自医院回家后，保健人员要及时进行家庭访视，并建立新生儿健康管理卡和预防接种卡。第一次访视应在新生儿出院后 24 小时内进行，新生儿期内家庭访视应不少于 3 次，早产儿、低体重儿可增加访视次数。

访视内容包括：了解新生儿居室的卫生状况，了解新生儿的一般健康状况，观察小儿面色、呼吸、哭声、吸吮力和大、小便等情况；测量身长、体重和体温，检查皮肤、黏膜和脐部，检查有无先天畸形，根据小儿及其家庭情况给予预防保健指导；通过访视和观察可及时发现异常情况，早期诊断，早期治疗。

访视时要认真细心、动作轻柔；访视后要及时填写访视记录。

二、儿童保健门诊的健康监测

应按照各年龄期保健需要，定期到固定的社区儿童保健单位进行健康检查，建立儿童保健卡，监测儿童生长发育状况，及时发现健康问题，给予指导。定期检查的次数按儿童生长发育的速度决定，年龄小的儿童检查间隔时间短，一般婴儿期每2~3个月1次，幼儿期每3~6个月1次，学龄前儿童每年1~2次。通过监测可及时发现生长发育的变化，防止生长发育偏离，高危儿、体弱儿适当增加检查次数。

定期进行健康检查的内容包括：①体格测量及评价；②了解出生史、喂养史、生长发育史、预防接种、疾病情况、家庭环境及教育等；③常见病的定期实验室检查，如缺铁性贫血、寄生虫等。

三、开设特殊保健门诊

对体弱儿及高危儿设立特殊门诊可对其进行监测和随访；设立视觉和听觉等特殊门诊可及时发现和治疗有视力及听觉障碍的儿童；口腔门诊可指导口腔卫生保健和矫治口腔疾病；还可设立智力筛查门诊和遗传咨询门诊等，以促进小儿身心健康。

四、完成儿童计划免疫

预防接种是预防传染病的一种有效手段，必须切实地按照我国卫生部制定的全国计划免疫工作条例规定的免疫程序，协助防疫部门做好预防接种工作。

五、传染病管理

及时发现传染病患儿并家访，指导家长在居家条件下采取消毒和隔离措施，指导对患儿的护理，向家属宣传预防知识，防止传染病的传播。同时填写疫情报告卡，在规定时间内向有关部门报告。

六、开展科学育儿知识宣传

开展各种形式的宣传活动，向家长宣讲营养与喂养、疾病和意外的预防、体格锻炼、儿童早期教育等科学育儿知识。

第四节　集体儿童的护理管理

一、托儿所、幼儿园的保健原则及护理管理

（一）儿童及工作人员进入幼儿园或托儿所的体检要求

1. 小儿体检　儿童入幼儿园或托儿所前必须在当地妇幼保健机构或当地卫生行政部门指定的医疗卫生机构进行健康检查。经检查证明身体健康及近期内没有传染病接触史者方可进入幼儿园或托儿所。对有急性传染病接触史者应暂缓入所（园），需观察到隔离期满；有肝炎、眼结合膜炎、结核等传染病者不宜入所（园），此类儿童应及时治疗，待临床痊愈并过了隔离期后方可入所（园）；对有蛲虫病及皮肤病的小儿应治愈后才能入所（园）；对有龋牙、贫血等疾病的小儿进入幼儿园或托儿所后要进行矫治。儿童入所（园）的健康记录表及

预防接种卡应妥善保存。对离开幼儿园或托儿所3个月以上的小儿，须重新进行体检后方可再入所（园）；有肝炎接触史的小儿应检疫42日。

2. 工作人员体检　进入幼儿园或托儿所工作的人员必须到二级以上医疗单位，按常规进行全面体格检查，包括胸透、肝功能等，炊事员还需做大便培养，体检合格者由检查单位签发健康合格证明后方能上岗工作。以后每年进行1次全面体格检查，发现疾病及时治疗，患传染病者必须治愈并经医院证明后才能恢复工作，对患慢性痢疾、肝炎、滴虫性阴道炎、化脓性皮肤病、麻风病、结核病及精神病者，应及时调离幼儿园或托儿所工作岗位。

（二）健全防病制度

1. 定期体格检查　进入托儿所或幼儿园的儿童应定期进行全面的体格检查，一般1岁内每3个月检查1次，1~3岁每6个月检查1次，3岁以上6个月~1年体检1次。

2. 晨、午、晚间检查及全日健康观察　小儿每晨来园（所）时，保健人员应对小孩做简单检查及询问，以便及早发现疾病，对传染性疾病要立即采取隔离措施；午睡、晚间再检查1次，并及时了解孩子的精神、饮食、睡眠及大、小便等情况，遇有可疑情况及时处理。

（三）合理的生活作息制度

合理的生活制度可促进小儿神经系统的正常发育，保护消化系统功能，培养良好的生活习惯，同时可使托儿所（幼儿园）工作秩序井然。托幼机构应按小儿年龄和生理、心理特点分班，并根据各年龄阶段的不同需求安排进餐次数和食物，合理安排小儿的活动时间和内容，保证小儿的睡眠时间与次数。

（四）加强安全管理

在托幼机构中保护儿童的安全，是工作人员义不容辞的责任，幼儿园或托儿所工作人员需具备对意外事故的预见性及预防急救处理的常识，防止各种意外事故的发生。托幼机构的电器、煤气、煤炉、门窗、楼梯、阳台等都应有防护措施，妥善保管药物，严防意外事故。当发生意外事故时，应立即采取急救措施，并及时向有关部门报告，认真分析发生事故的原因，从中汲取教训。

（五）加强饮食管理

1. 做好饮食计划　按照各年龄段儿童的营养需要，选择食品的种类，计算食物数量，编制食谱，烹调过程中既要保持营养素，又要注意色、香、味、美俱全。同时注意饮食卫生，保教人员在开饭前应洗手，饭桌及餐具应符合卫生要求。

制定食谱的原则：①为儿童提供平衡膳食，力求满足各种营养素的需要；②注意季节变化，冬季可多用高热能食物，夏季可多用清淡、凉爽的食物；③食品要细、软，不用刺激性及过于油腻的食品；④食物的品种应多样化，有利于各种营养素的互补作用，提高食物的利用率，并能增进食欲。

2. 做好餐时服务　首先要做好进餐前的准备，并保持进餐环境的清洁、安静、舒适，让儿童产生条件反射，以利于增进食欲。保教工作人员态度应耐心和蔼，了解每个儿童饮食行为的特点，更应关心每个儿童对食物的喜好，注意纠正幼儿偏食的不良习惯。对食欲较差、进食慢的孩子要给予帮助和鼓励。在进餐过程中，还应注意培养儿童良好的进食行为及互助、礼貌等良好习惯。

3. 加强饮食管理　①对儿童饮食要实行民主管理，并定期征求家长意见；②制定采购验收制度；③每日各班统计出勤数，报告厨房，以便按量准备饭菜，避免浪费；④每周更换食谱；⑤开饭时间要有合理的间隔，两餐间隔 3～4 小时，并准时开饭。

（六）体格锻炼

合理的营养和适当的体格锻炼对小儿体质有较大影响，因而托幼机构要重视儿童的体格锻炼，婴儿可进行被动体操锻炼，幼儿做简单的主动操，学龄前儿童可开展游戏、体操、舞蹈等丰富多彩的活动。注意正确利用空气、日光和水等自然因素，开展户外活动。

（七）教育工作

教育工作应从小儿生理、心理特点出发，在照顾小儿生活时，注意培养幼儿语言、动作、观察能力。为儿童提供适当的玩具、教具和运动设施，寓教于乐，并注意个别教养和集体教养相结合。

二、学校卫生保健指导

（一）培养良好的生活习惯

1. 培养良好的饮食习惯，按时进餐，不偏食、不挑食；不吸烟、不喝酒。

2. 培养良好的卫生习惯，注意口腔卫生，每日早、晚刷牙，预防龋齿；不随地吐痰，餐前、便后洗手。

3. 培养良好的睡眠习惯，保证足够的睡眠，养成按时起床、夏季午睡的习惯。

4. 积极参加户外活动，加强体格锻炼。

（二）培养正确的行为姿势

1. 听课阅读时，应抬头，两肩摆平，躯干正直，两臂自然下垂；阅读时，书本应与桌面成30°～40°角，使书本与视线成直角。

2. 写字时，头稍向前倾，两臂等长地放在桌上，使身体保持端正。前胸与桌沿要保持一拳的距离，眼与书写物也要保持一定距离，不要过近。

3. 站立时，两臂自然下垂，挺胸收腹。休息时两足交替伸出，不要固定一侧。

4. 走路时，双足勿向外撇，背书包时要双肩交换，最好用双肩背带的书包。

（三）小学课间加餐

为保证足够的营养，小学生最好于上午课间加餐 1 次，并重视补充强化食品，以减低贫血发病率。

（四）预防近视眼

教育儿童保持正确的书写、阅读习惯；课桌椅要根据不同年级配备适当的型号；课堂应有适当的光线，读书、写字的时间不要太长，写字不要过小过密，使眼睛得到休息；课堂内学生应定期更换座位；课间要开展眼保健操活动。

（五）安排适合的体育锻炼与劳动

指导学生进行适当的体育锻炼，如体操、赛跑、球类活动、游泳等均能促进少年儿童体力、耐力及意志的发展；同时要教育学生"劳动光荣"的观念，培养热爱劳动的习惯和思想，促进全面发展。

〔周乐山〕

第三章　住院患儿的护理

小儿患病住院后从熟悉的生活环境来到了一个完全陌生的地方，面对陌生的医护人员，不能很快适应环境的变化，可能对儿童的身心造成一些影响，也可能给医疗和护理活动带来一些困难。因此，儿科护士要做好住院患儿的护理，消除不良情绪的影响，使其配合各种治疗和护理操作，促进早日康复。

第一节　儿科医疗机构的设施及护理管理

儿童属于特殊人群，儿科医疗机构较一般成人医疗机构有其特殊要求。儿科医疗机构有儿童医院、妇幼保健院、综合性医院的儿科；儿科医疗机构包括儿科门诊、儿科急诊、儿科病房等。

一、儿科门诊

（一）儿科门诊设施

1. 预诊室　预诊室应设在儿童医院的大门口或距大门最近处，综合医院则应设在儿科门诊的入口处。预诊室内应备有一般的隔离消毒设备，如紫外线灯、洗手设备、隔离衣等。预诊室出口应有两个通道，一个通向门诊候诊室，另一个通向隔离室。预诊的目的是鉴别传染病及协助患儿家长决定应去就诊的科别，预诊过程中如发现危重患儿立即护送到急救室进行抢救。

预诊护士应由经验丰富、决断能力强的高年资护士担任，要求处理问题时迅速、准确、果断。

2. 门诊部

（1）体温测量处：患儿就诊前先测量体温，如有体温达 39 ℃以上者，可酌情先给退热处理。

（2）候诊室：儿科候诊室应宽敞、明亮、清洁，设有候诊椅，以便容纳就诊的患儿及家属。应备有饮水设备及消毒水杯。可利用墙报、黑板、电视等开展科学卫生知识的宣传，使患儿及家属能在候诊的同时接受卫生科普知识的教育。

（3）诊查室：诊查室是医生给患儿看病的地方，室内应设有诊查床、桌、椅、诊查用具及消毒洗手设备。诊查室内应保持安静，进入诊查室内的人员不能太多，一般每次只允许 1 个患儿及其家长陪同入内就诊。

（4）治疗室：治疗室内应有常用治疗器械及抢救药品，供注射、穿刺、灌肠等治疗用。

有条件的医院最好分别设置小儿皮试室、静脉注射室、肌内注射室、采血室、灌肠室、换药室等。

（5）化验室：化验室应设在诊查室附近，药房及收费处可设在儿科门诊出口处。

3. 传染病隔离室　为诊治传染病或可疑传染病患儿时使用。室内应有诊查床、桌、椅及必要的诊查用具，还必须备有隔离衣及针对不同传染病的消毒设施及洗手设备。隔离室最好有几间，分别收治不同种类传染病患儿，隔离患儿离开后，诊室须经消毒处理后方可收治另一种病的患儿。

（二）儿科门诊护理管理

1. 做好组织管理工作　儿科门诊患儿陪伴家属多，人流量大，患儿易哭吵。因此，护理人员要做好诊前的准备工作，有计划地组织、安排患儿按顺序就诊，协助医生诊查并做好解释工作，使门诊就诊秩序有条不紊。

2. 密切观察病情变化　儿科患儿在预诊、候诊等整个诊治过程中，随时可能发生病情变化，因此，护理人员应密切观察患儿病情变化，一旦发生紧急情况，应及时处理。

3. 防止差错的发生　无论在测量体温或治疗时，均应认真、仔细，防止差错事故发生。

4. 预防院内感染　制定并执行消毒隔离制度，严格遵守无菌技术操作。

5. 健康教育　为就诊儿童和家长提供健康指导，包括提供促进儿童生长发育、合理喂养及常见病的预防。

二、儿科急诊

（一）儿科急诊设置要求

儿童医院的急诊应设在医院大门的附近，与门诊部衔接，并与住院处接近；综合医院的儿科急诊应单设，并有醒目标志，有单独的出入通道。

儿科急诊应设置抢救室、诊查室、观察室、治疗室及小手术室。各室内应有抢救车、吸痰器、气管切开包、静脉切开包、手电筒、注射器及氧疗用具等抢救器械，并备有常用抢救药品。

（二）儿科急诊的护理管理

1. 对护理人员的素质要求　儿科急诊护理人员要具有高度的责任心及良好的心理素质，要具有很强的业务能力，掌握常见疾病的抢救程序及要点，熟练掌握各种抢救仪器的操作和应用，提高抢救效率。

2. 做好组织抢救工作　儿科急诊来势猛、变化快，病种常较复杂，陪护的家属较多，因此，急诊科护理人员要有较强的组织能力，做到临危不乱，配合医生，使抢救有条不紊地进行。

3. 严格执行各种管理制度　儿科急诊护理人员要严格执行各种规章制度，抢救用品放在固定位置，定期清点，班班交接，及时维修、定期保养抢救器械，及时补充急救药品，使抢救器械及药品均处于完好的备用状态；护理人员必须坚守工作岗位，随时做好抢救患儿的准备。

4. 建立急诊登记制度　经急诊抢救的患儿都要进行登记，注明患儿到达急诊科的时间，接受急诊的时间等，抢救中的口头医嘱必须当面复述无误后才执行，执行时须经他人核对药物，用过的安瓿必须保留备查，执行口头医嘱后督促医生及时补开处方并补记录，以保持抢救工作的连续性。

三、儿科病室

（一）儿科病室的设置要求

儿科病室应单独设置或位于病室的第一层，有单独的出入口，病室大门有两面均需钥匙开启的保险锁，一般病室以收治30～40名患儿为宜。每个床单位占地至少 2 m^2，床间距为1 m，床与窗台的距离为1 m，窗外应加防护栏，阳台有栅栏，暖气应加安全罩；病床应无棱角且周围有安全栏，高度在70 cm以上；病室墙壁可装饰颜色鲜明、儿童喜爱的各种图案，减少患儿的恐惧感与陌生感；儿科病室内还应有配奶室、哺乳接待室、娱乐室、教育室等。

（二）儿科病室的护理管理

1. 环境管理　保持病房通风良好，光线充足，新生儿的室温为22 ℃～24 ℃，婴幼儿为20 ℃～22 ℃，湿度55％～65％；儿童病室的温度略低，为18 ℃～20 ℃，湿度为50％～60％。病房窗帘、患儿衣被应适合儿童心理特点，选用色泽明快的布料制作，使病房显得生动、活泼，并保持病室安静、整齐。

2. 生活管理　儿科病室内的生活制度要考虑患儿的病情与年龄特点。根据病情安排休息与活动的时间，根据不同年龄特点安排游戏及学习，使患儿形成有规律的生活，消除患儿寂寞、恐惧、焦虑感，对长期住院的患儿更加重要。

3. 业务技术质量管理　建立健全各项规章制度，有每班的工作任务和质量检查标准及考核奖惩措施，护士长随时检查护士工作情况。

4. 预防感染的管理　病房应明确清洁区、污染区。每日病室应定时通风，按时紫外线照射，定期做空气培养，地面定期消毒，重视手的清洁，严格执行消毒隔离制度。对新生儿、未成熟儿、肾病患儿及接受化学治疗的患儿实行保护性隔离。

5. 安全管理　除一般病室的安全护理措施外，儿科病室还应注意以下措施，以确保患儿的安全。

（1）各种设备保护措施齐全：儿科病室的设备要有保护措施，如暖气要加罩，电插销离地面应有一定距离，并有保护装置等。

（2）防烫伤及烧伤：为患儿保暖时水温不能超过50 ℃，保温瓶（袋）必须外加布套；开饭时，热饭菜及牛奶等流质不可预先发放于患儿能触及处，以免烫伤；使用暖箱时，事先要检查有无漏电，不漏电方可使用，使用中要定时检测箱内温度、湿度及患儿体温，及时调整箱内温度、湿度，并做好记录，严格交接班。

（3）注射时防意外：给婴儿做肌内、皮下注射时，应采取进针快、推药快、拔针快的"三快"方法，以防患儿两手和身体突然活动而发生折针等意外。

（4）测体温时防意外：给不能自理的患儿测体温时，无论用肛表或腋表测温一定要用手扶持体温表，取出体温表后方能离开患儿。

（5）防窒息：为新生儿、婴幼儿、危重儿、虚弱儿盖被时，切勿盖过口鼻，以免发生窒息。

（6）防外伤：患儿玩具应选用橡胶或塑料制品，禁止玩弄刀、剪、玻璃及易破损的物品，任何针头、刀剪、玻璃等锐器在操作完毕后须清点检查，不能遗留在病室内，工作人员工作服上不要使用大头针，以免刺伤患儿。

（7）防医疗事故：晚夜班护士单独值班时，应加强巡视，遇有患儿病情变化（如发热、惊厥、腹痛、烦躁哭闹、大汗淋漓等）或护士晨间采血、灌肠等护理操作需较长时间时，均应请医生及时处理或协助巡视病房（特别是危重患儿），确保患儿医疗安全。

（8）防进食意外：婴儿禁吃花生米、豆类等颗粒及带刺食物，禁吃果冻等半固体食物；患儿进食时避免哭闹和逗笑，以防呛咳而吸入气管；在给患儿喂水、喂奶、喂药时应将其抱起，并严密观察病情变化，喂完后应取头高侧卧位，防止溢奶、呕吐致误吸。

（9）防摔伤及坠床：病室地面应随时保持清洁干燥，特别是冬春潮湿季节，打扫卫生时，先用湿拖把，后用干拖把及时将地面擦干，防止地面有水致患儿滑倒。避免患儿在病室内彼此追逐、打架，以免发生意外；离开患儿时应加固床栏，床栏之间间隙不宜过宽，以防患儿坠床。

（10）防中毒：病房使用的灭蟑螂、灭鼠药物应放在患儿拿不到的地方，以防误食。

第二节　儿科健康评估的特点

护理评估是护理程序的第一步，评估的目的是建立患者健康状况的基本资料，为分析、判断和正确做出护理诊断提供依据，为护理科研积累资料，协助其他医务人员共同完成工作任务。

由于小儿的心理、生理均处在不断成长、发展的过程中，在实施护理程序时，应掌握小儿的心身特点，运用多方面的知识正确评估小儿的健康状况。

一、收集资料

资料分为主观资料与客观资料。主观资料是患儿自身感到的，而别人不一定能觉察到的一些资料（相当于主诉的症状），如患儿感到疼痛、恶心、全身发冷等。客观资料则是别人可觉察、可测量的材料，即检查发现的事实或体征，如伤口渗出、体温过低、呼吸不规则等。

对儿科患者进行评估时，资料的来源、资料的内容及收集方法都与成人不同，具有相应的特殊性。

（一）资料来源

资料来源包括患儿、家长、监护人或其他照顾者、各种记录及病历等。

1. 年龄小的患儿，其病史资料一般由监护人提供，有些监护人代诉不准确，不能正确反映病情的发展过程，且监护人除父母外可能是患儿的其他亲属或托儿所、幼儿园老师，他们一般没有连续照顾患儿，提供的情况有一定的片面性，故在收集资料时应适当取舍，综合判断。

2. 对于较大儿童，要尽量让患儿自己叙述，使评估资料真实可靠。有些患儿虽能使用一些完整的句子，但注意力不集中，记忆力不强，认识力不够，表达力不完善，对病史的陈述可能不是很全面。因此，对这些患儿提供的信息要有一定的分析，并结合对家长的询问结果考虑其可靠程度。

（二）内容

1. 健康史

（1）一般资料：包括小儿姓名、乳名、性别、年龄（新生儿记录日龄，婴儿记录月龄，年长儿记录到几岁几个月）、民族、入院日期，父母或抚养人的一般情况，病史代述者与患儿的关系等。

（2）现病史：指到医院就诊的主要原因。了解疾病发生的时间、经过、部位、性质及检查治疗等情况。

（3）出生史：①母孕情况：要了解患儿系第几胎、第几产、母孕期间健康状况。②分娩经过：了解患儿系足月产还是早产或过期产、平产或难产。③出生情况：了解患儿出生时有无窒息、产伤，了解患儿出生时体重及评分情况。

（4）喂养史：了解患儿系母乳喂养还是人工喂养，如系人工喂养，则要了解喂何种乳品，如何配制，每日喂哺次数及量，何时断奶，是否添加辅食，添加的品种、数量及食欲情况。了解年长儿有无偏食、挑食及零食习惯，对于婴幼儿及营养性、消化性疾病的患儿常可通过询问喂养情况而了解或发现病因。

（5）生长发育史：包括患儿体重、身高，何时能抬头、会笑，何时能独坐、独走，何时能叫爸爸、妈妈，囟门闭合时间，乳牙萌出时间，学龄儿童在校学习成绩和行为表现等。

（6）预防接种史：包括何时接受过何种预防接种，具体接种次数，接种疫苗后有无反应，凡属常规接种的疫苗都要逐一询问。

（7）日常活动情况：主要了解患儿平时活动环境、卫生习惯、睡眠情况、大便、小便情况及户外活动情况；对较大儿童还要了解有无特殊嗜好及特殊行为问题。

（8）性格特征：了解患儿是开朗、活泼、好动还是喜静、孤僻等。

（9）过敏史　是否有过敏性疾病，有无对药物、食物或某种特殊物质的过敏史，尤其注意药物过敏反应。

（10）家族史　家庭是否有遗传性疾病，如有遗传性疾病，应了解父母是否是近亲结婚等。

收集健康史时，要采取耐心听取与重点提问相结合的方法，集中精神，注意倾听，不随意打断家长的诉说，不使用暗示的语言引导家长做出护理人员期待的回答；询问时避免使用医学术语，态度要和蔼，取得对方的信任，以获得准确的、完整的资料，为护理诊断提供可靠的依据；病情危急时，应重点简要地问明主要病史，边询问边检查和抢救，以免耽误救治，详细的询问可在病情稳定后进行。

2. 家庭状况及社会心理因素　了解患儿家庭的一般情况、患儿父母的健康状况及经济状况；还要了解患儿家族成员间的关系是否和谐及家长对患儿的教养情况，因为这些都可能影响到患儿的身心状况；除了评估患儿对疾病的了解程度及疾病对他各方面的影响外，还应评估家长对小儿疾病的了解程度、儿童住院后对家庭的影响、目前家长最关心的问题等。

3. 体格检查

（1）内容：一般状况，一般测量（包括体温、呼吸、脉搏、血压、身长、体重、头围、胸围），皮肤和皮下组织、淋巴结、头部、颈部、胸部、腹部、脊柱和四肢、神经系统检查。

（2）注意事项：①室内温度应适宜，自然光线充分，环境安静，并准备适合患儿的检查用具，如小儿用磅秤、量尺，配有各种型号袖带的血压计，各种体温表等。应使用一次性用品或严格消毒后用品，检查前要清洗双手。②检查时的态度和动作应和蔼可亲，与患儿建立良好的关系，例如对他微笑、用表扬语言鼓励、用手抚摸他，以消除患儿的恐惧感、取得信任与合作；同时也可借此观察小儿的精神状态，对外界的反应及智力情况。检查时动作轻柔，冬天双手及听诊器胸件要温暖，检查过程中既要全面仔细，又要注意保暖，不要过多地暴露身体部位，以免着凉；对年长儿要照顾他的害羞心理和自尊心。③检查体位根据年龄及需检查部位等而定。如新生儿可在检查台上或保温箱内进行检查；婴幼儿则可坐或躺在父母怀里，尽量让患儿与亲人在一起，增加安全感。进行肺部叩诊或听诊时，可让患儿横坐在父母的腿上，面对医生或面向一侧；检查腹部时，则让患儿睡在检查台或父母膝上，将髋部弯曲以助腹部肌肉放松；对年长儿的检查，则宜嘱其坐或躺在检查台上，根据检查要求而变换体位。④检查顺序根据患儿情况灵活掌握，由于婴幼儿注意力集中的时间短，一般趁小儿开始接受检查较安静时，先检查心肺听诊和腹部触诊等易受哭闹影响的部位，皮肤、四肢、躯干、骨骼、全身浅表淋巴结等容易观察的内容随时检查，口腔、咽部等小儿不易接受的部位应放在较后检查。疼痛部位也应放在后面检查。⑤对急症或危重抢救病例，先重点检查生命体征或与疾病有关的部位，全面的体检可在病情稳定后进行，或边抢救边检查。⑥记录方法：体格检查项目虽然在检查时无一固定顺序，但记录结果应按一般病历要求的顺序书写，不仅阳性体征应记录，重要的阴性结果也要记录。

二、分析资料

分析资料即将收集到的主观资料和客观资料进行分析。由于小儿处于不断生长发育的过程中，在分析资料时，要注意：

1. 生长发育的特殊性　不同年龄小儿各器官的解剖及生理功能有所不同，许多生理常数随年龄而异；生长发育是一个连续的过程，而又表现为一定的阶段性，因此同一个体不同器官之间，不同个体的相同器官之间，生长发育的速度不平衡；生长发育因受性别、遗传、出生前后的环境、营养、教育等因素影响，而常表现出一定的个体差异。

2. 临床表现多样性　不同年龄段的小儿患同一种疾病时，可能他们的临床表现却不同；小儿患病时临床表现与疾病严重程度常常不一致。

3. 转归不同　一方面小儿的防御、免疫功能不完善，抵抗能力差，一旦感染容易迅速扩散，致病情变化非常快；另一方面，小儿各器官处于不断生长发育阶段，细胞再生能力强，组织创伤易修复，疾病如能得到合理治疗和护理大都可痊愈；慢性病及后遗症相对少见。

根据健康史的采集、社会心理因素的评估及体格检查结果，综合分析并考虑患儿生长发育的需要及家长认知水平，提出适当的护理诊断，制订切实可行的护理计划，在实施护理计划的过程中还要继续收集资料，了解患儿的反应如何，是否出现新问题，护理措施实施后是否达到了预期目标等，因此，护理评估是护理程序的第一步，而又贯穿于护理程序的每一个环节，是正确实施护理程序、提高护理质量的基础。

第三节　与患儿的沟通技巧

沟通是将信息从一个人传递到另一个人的过程。有效的沟通应是接受者所收到的信息与发出者所表达的相同。沟通是评估儿童及其家庭时最重要的技巧之一。但由于小儿各系统功能发育欠成熟，因此，在沟通方面与成人有很多不同。

一、小儿沟通的特殊性

（一）语言表达能力差

婴儿时期的语言发育不成熟，婴儿在饥饿、口渴、睡眠不足、过冷过热、尿布潮湿及不舒服时，常以哭声来表示；在需要成人的爱抚时也常用哭声来表示。幼儿期的小儿开始学习语言，先以单字再以重复字来表达，往往难被人理解、听懂，因此，婴幼儿期常不能或不能完全通过语言表达需要和情感，也不能正确表达自己的感受。

（二）分析和认识问题的能力较差

小儿缺乏生活经验，对事物的了解、认识不够，对语言的理解能力有限，想象推理能力差，抽象思维尚未形成，因此，与患儿沟通时要用特殊的形式和方法才能取得较全面的评估资料。另外，模仿能力强，具有很强的可塑性。

二、与患儿沟通的方法

（一）语言沟通

口头和书面的沟通统称为语言沟通。由于小儿书写能力欠缺，一般与患儿的语言沟通多指面对面的口头沟通，口头沟通的优点是能较清楚、迅速地将信息传递给对方。通过语言沟通，护理人员能将有关医院环境、治疗等情况向患儿及家长进行详细解释，患儿也可将自己的生理需求、情绪感受及时向护理人员倾诉。

（二）非语言沟通

非语言沟通又称身体语言，指利用非语言行为进行的沟通，包括面部表情、姿态、手势、动作、抚摸等。通过身体语言的交流，护士与患儿分享信息，对语言表达或理解能力差的患儿尤为重要。

（三）游戏

游戏是小儿生活中的重要组成部分。适当的游戏可发展小儿的想像力、创造力，促进小儿运动。小儿通过游戏能表达他们对家庭、对朋友及医护人员的感受，通过游戏可消除患儿不良情绪，缩短护理人员与患儿之间的距离，因此，游戏也是与患儿沟通的重要形式。

（四）绘画

很多小儿都喜欢绘画，儿童绘画可有各种含义，多与个人熟悉的、体验到的事情有关。通过绘画，患儿可表达愿望，宣泄感情。护士可通过患儿的绘画来展开评估，了解患儿的一些想法和感受，了解患儿的兴趣和想像力。

（五）与患儿家长沟通

要很好地与患儿沟通，经常需要患儿父母协助完成，如果护士以其热情、客观、理解、关心的态度与患儿父母交流，使他们能消除紧张焦虑的情绪，患儿也会以独特的目光来观察护士，他们看到自己的父母与护士交流得很融洽，也会增加对护理人员的信任感，容易和她亲近，使沟通顺利进行。

三、与患儿沟通的技巧

（一）语言沟通技巧

1. 主动介绍 当第一次接触患儿及其家人时，护士应向他们介绍自己，并询问患儿的乳名、年龄、学校或幼儿园等患儿熟悉的生活或事情，缩短患儿及家长与护理人员间的距离。尤其对学龄前儿童，可利用他们具有好奇心强、愿意提问题等特点，鼓励患儿自己表达。

2. 适当的方式 与患儿沟通时要使用患儿能理解并能接受的方式，且不同年龄阶段的患儿，语言表达及理解能力的发展不同，护士在与患儿交谈时，应根据不同年龄小儿的特点，使用小儿熟悉的词句，并常采用鼓励和肯定的方式，使患儿主动配合。

3. 诚恳的态度 由于小儿对事物的概念和分析等与成人有差异，有时可能很幼稚可笑，有时会出现叙述事情不清、语句不连贯、与事实不符等现象，此时护士不能取笑或敷衍了事，也不要随意打断患儿的交谈，应表示接受与了解，采取重视的诚恳态度，以免患儿失去安全感和对护士的信任。

4. 注意声音效果 小儿对成人交谈的内容有时不能完全理解，他们更注意谈话的语调、语气等，因此，护士在与患儿交谈时，要掌握语言的技术，注意交谈的语调、顿挫、声调、音量、速度等，因患儿常能从声调的提高而感到情绪紧张。如说话的速度过快，易使患儿感到缺乏坦诚而难以接受，语速适中的语调、稳重的声音最能引起患儿的注意与反应。在交谈中还要注意，如果患儿在讲话中出现较长时间的停顿，则说明他需要较多的资料或提示才能继续进行交流。

（二）非语言沟通技巧

在非语言沟通中，无论采用何种方式，亲切和蔼的情感表达都有助于消除紧张情绪，增加交流的主动性，即使是不会用语言表达的婴儿，若看到护理人员表情严肃地面对自己时，也会很紧张，甚至啼哭。因此，护士要保持良好的情绪、清洁整齐的着装、和蔼可亲的笑容、亲切诚恳的态度，这些都可使患儿产生安全感、信任感。对于婴幼儿来说，抚摸是一种有效的沟通形式，是婴幼儿的一种特殊生理需要，通过怀抱、抚摸可使不安的患儿安静下来，消除紧张心理，使患儿感到安全与舒适，有利于患儿的身心发育。

（三）游戏沟通技巧

1. 了解游戏 护士对游戏的内容、规则应有所了解，以加快与患儿熟悉的过程。如在游戏开始时对规则、程序的制订，游戏结束后对结果的议论等，护士都能参与其中，使患儿在不知不觉中消除陌生、拘束感，将护理人员作为朋友对待。

2. 合理安排 在组织游戏中，要考虑患儿的不同年龄与心理发展阶段，安排适当的、患儿感兴趣的游戏。

（四）绘画沟通技巧

1. 整体画面 患儿所绘图画如多处涂擦、重叠，多与患儿矛盾、焦虑的心理有关。

2. 个体形象的大小 较大的形象反映在患儿心目中重要的、有力的、权威的人或事。

3. 画面出现的次序 反映患儿对人或事依其重要性排列的次序。一般先出现的较之后出现的在患儿心目中更重要。

4. 自己在图中的位置 患儿在画包括自己在内的家族或集体的图画时，自己及其他成员所在的位置，表示患儿认为自己所处的地位。

绘画虽可帮助患儿表达感觉，反映复杂的心理状态，但也不能机械地、简单地得出结论，应结合患儿的背景资料、具体情况全面综合，进行细致的分析。

（五）与患儿父母沟通的技巧

与父母的沟通最好以一般的谈话开始，询问一些普通问题，使父母在轻松的气氛下表达自己所关心的主题。在交流的过程中也可运用倾听、适当的沉默等沟通技巧。

第四节 住院患儿的心理护理

疾病和住院使患儿来到一个陌生环境，接触的人与物和日常生活都与家里不同，而且要接受服药、注射等各种治疗，这些改变都可对儿童生理和心理造成很大影响，也可能影响日后的人格发展。因此，护理人员应了解儿童对疾病的认识，熟悉不同年龄住院患儿的心理反应，使患儿尽快熟悉环境，消除不良影响。

一、住院患儿主要的心理压力来源

1. 疾病本身带来的痛苦和创伤，如头痛、腹痛等。

2. 治疗限制了日常活动及对各种治疗的恐惧 住院给患儿带来了许多以往没有过的限制，例如，抽血前不能进食，输液中不能下地自由活动等，使患儿失去了住院前的自由，各种治疗（如打针、抽血等）使患儿产生痛苦与恐惧。

3. 对疾病的认识有限而产生情绪反应 患儿因本身认识能力不足，或因身体不适而产生情绪反应，有可能将疾病与惩罚联想在一起而导致焦虑、恐惧。甚至因不当的幻想而失眠、做噩梦，无法得到充分的休息。

4. 身体形象改变所造成的情绪影响 随着疾病及治疗的进展，身体外形会发生一些变化，甚至身体某系统功能丧失或某部位丧失知觉，均使患儿产生害怕及焦虑的情绪。

5. 陌生环境使其缺乏安全感 奇怪的病床、推车及各式各样医疗器械取代了家中熟悉的环境，各种器械声、嘈杂声、消毒水的异味等使患儿缺乏安全感。如此急剧的环境改变，患儿较难适应。

6. 离开亲人及接触陌生人 住院需要与亲人、朋友分开，原有的舒适及稳定被不安全感及害怕所取代。在经历分离性焦虑和不安的同时，还需承受陌生的医护人员要求的各种强迫性检查及治疗。

7. 中断学习 住院儿童被迫失去该年龄段应有的学习知识与技能的机会。

二、不同年龄阶段住院患儿的心理护理

1. **婴儿期** 婴儿期是小儿身心变化最快的时期，半岁内的婴儿住院一般比较平静，较少哭闹，故对婴儿要及时满足其生理需要和解除病痛，尽可能多地与患儿接触、微笑、说话、抚摸、提供适当的玩具和适当的环境刺激，尽量做到由固定的护士护理患儿。半岁以上的婴儿能辨认熟人和陌生人，对亲人尤其是母亲的依恋性很强，住院后患儿常拒绝与护理人员接触，表现为不合作或哭闹不止，如果住院时间较长，也可能出现不活泼、抑郁或对周围事物不感兴趣，首次接触半岁以上婴儿时，不要突然从其父母怀中把患儿强迫抱过来，可先和父母谈话，使患儿对护士有一个熟悉的过程，以消除或减少陌生心理。护理人员尽量固定，对患儿实行连续护理，向父母了解患儿住院前的生活习惯，并呼唤其乳名，使患儿感到熟悉和亲切，以减轻分离性焦虑，使之尽快适应住院生活。

2. **幼儿期** 幼儿的语言发展很快，各种心理过程迅速发展，开始有自己的思想及行动。想独立完成每一件事情与寻求保护之间的矛盾影响着他们的情绪，使他们变得更容易受挫折和更需要帮助。住院的幼儿对陌生环境感到害怕，缺乏安全感，有时认为住院是父母对自己的惩罚，害怕被父母抛弃，对限制自己的活动感到不满，其心理变化过程一般分为三个阶段，尤其是没有父母陪护的患儿表现更突出。①抗议期：拒绝接受治疗和护理，哭闹不止，采用强硬的拳打脚踢等反抗行为，与护理人员对抗，并企图回家；②失望期：对回家感到没希望，情绪抑郁，不爱说话，对周围事物不感兴趣，甚至产生退缩性行为；③否认期：此期患儿从表面上看，适应了周围的环境，能接受治疗和护理，而实际是把对父母的感情全部压抑下来。有家人陪伴的患儿常表现为拒绝医护人员，甚至看到医护人员来到床边就搂住父母大哭不止，使体格检查、注射等治疗护理操作更加困难。④退化期：此期退化到任一发展的早期阶段，暂时停止使用新学会的技能。

因此，对幼儿期患儿应尽量固定护士对幼儿进行全面的连续的护理，更加关心爱护患儿，使其得到母爱的替代。尽可能满足幼儿住院前的爱好及生活习惯。了解患儿惯用的词汇及表达需要和要求的特殊方式。让患儿适当地表现其自主性，在病情允许的情况下不过分限制其活动。如果患儿某部位活动受到限制时，要尽可能用其他方式进行代替，但要注意安全。

3. **学龄前期** 学龄前期小儿大脑发育已接近成人，思维能力进一步发展，智能发育更趋完善，控制和调节自己行为的能力增强，好奇心驱使他们更加喜欢独立自主，希望自己能和成人一样独立行动。

对学龄前期患儿，护理人员应尽可能固定，设法使患儿尽快熟悉周围环境和有关人员，消除陌生感，用患儿易于理解的语言说明住院的原因、手术的重要性和简单过程以及身体有关部位的愈合情况等，执行任何操作前应做好解释，以减少疑虑，使患儿确信住院不是惩罚，创造条件让患儿参加适宜的游戏、绘画、看电视、听故事等活动，以帮助减轻患儿的恐惧和担忧。给患儿提供自我选择的机会，在病情允许时鼓励患儿自我照顾，使患儿树立自信心，并维持其自尊心。

4. **学龄期** 学龄儿童已进入学校学习，每日生活从游戏为主转变为以学习为主，接触的范围扩大，意识到个人与集体的关系，老师和同学在患儿心目中占有相当的位置，住院后担心与学校及同学分离，感到孤独，担心学习成绩受到影响，对自己的病情也非常关心，担

心自己的病情会恶化或变成残废甚至死亡。

因此，对学龄期患儿应多关心并与患儿交谈，向患儿简要讲解疾病的知识，治疗的必要性及方式，尽量满足患儿的合理要求，鼓励患儿从事适当的自我护理。帮助患儿保持与学校和同学的联系，根据病情组织患儿继续学习。

5. 青少年期　青少年期儿童可能因丧失自我控制力而感到不安或困惑，缺乏安全感，可能拒绝治疗，甚至是过去接受过的治疗。因此护理人员要以成人的方式对待，尊重其看法，治疗和护理前须给予解释，并保护其隐私。

三、临终患儿的心理护理

临终患儿的心理护理主要是帮助患儿如何面对死亡，协助家庭减轻失去小孩的痛苦。由于婴幼儿对疾病和病情的不同理解，家长的情绪和举动及小儿个性特征等都可能使临终患儿出现不同的心理反应。

婴幼儿对死亡还不能理解，应让患儿父母在其身边护理，使患儿能在濒死时看到父母，能和自己喜欢的玩具在一起。

学龄前患儿对死亡的概念不清楚，有的患儿认为是一时的事，像睡觉一样，死后仍可以醒来。而疼痛不适、呼吸困难等疾病的痛苦又使他们难以忍受，对治疗和护理有时极不耐烦、极不合作，因此，护理这些患儿时要耐心说服、解释，各种操作要做到稳、准、轻、快，尽量减少患儿的痛苦；还要尽量满足患儿的心理、生理需要，尽量让患儿父母陪伴，给予心理上的安慰和支持。

学龄期中 7～10 岁的患儿仍不能把死亡与自己直接联系起来，常用阴暗、厌恶、不好的事来理解死亡的概念，并非常害怕死亡；一般 10 岁以上的患儿才有与成人相似的概念，明白死亡是所有生物都会发生的事情，他们了解死亡是不可避免的，并且是不可逆的，任何人都会发生，自己也不例外。在面对患儿有关死亡问题时，要及时了解患儿的情绪，应针对患儿性格及疾病的不同，既要给予恰当的回答，但又不能告知患儿预期的死亡，要让患儿最亲近的人陪伴在他们身边，帮助其平静地死亡。

当患儿死去后，要允许其父母在患儿身边停留一些时间，给予最后的照顾。

第五节　常用儿科护理技术操作

一、口服给药法

（一）目的
使药物经口服后，被胃肠道吸收和利用，达到治疗的目的。
（二）用物准备
小药杯、药片、糖水、温开水、小药勺、饭巾。
（三）操作步骤
1. 先将药片用乳钵研成粉状，再用少量糖水或温开水溶化，使其充分溶解。

2. 将准备好的温开水与药液置于床旁桌上，为患儿围上饭巾。

3. 抱起患儿坐在凳上，以左臂固定患儿的双臂及头部，如不宜抱起者需抬高头部，面部稍偏向一侧（图3-1）。

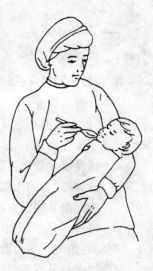

4. 用小药勺盛药液适量，从口角处顺口颊方向慢慢倒入，小勺仍留在口中，待药液咽下后，才将药勺拿开，以防患儿将药液吐出，甚至引起窒息。

5. 若患儿不肯咽下时，可用拇指、示指轻轻捏双颊，使之吞咽。

6. 以同法喂少量温开水，冲净口中药液。

7. 为患儿擦净口周，撤去饭巾。

8. 记录药物及水量。

图3-1 喂药法

（四）注意事项

1. 掌握小儿药物剂量计算方法，喂药前仔细核对药物剂量。小儿药物剂量的计算法有：

（1）按体重计算法：是最基本、最常用的计算方法，计算公式为：

小儿药物剂量＝每日（或每次）每千克体重所需药量×体重(kg)

需连续应用数日的药物，如抗生素、维生素等，常按每日剂量计算，再分2～3次给药；而临时对症给药，如退热、镇静药等，常按每次剂量计算。患儿体重以实际测得值为准，较大儿童按体重计算所得剂量超过成人剂量时，以成人剂量为上限。

（2）按年龄估算法：用于计算不需十分精确的药物，如营养类药物。估算公式为：

小儿药物剂量＝(年龄＋2)×5％×成人剂量

（3）按体表面积计算法：比按体重和年龄计算更准确，但方法较复杂。计算公式为：

药物剂量＝体表面积(m²)×每平方米体表面积所需量

<30 kg 小儿体表面积(m²)＝体重(kg)×0.035＋0.1

>30 kg 小儿体表面积(m²)＝[体重(kg)－30]×0.02＋1.05

（4）按成人剂量折算法：仅用于未提供小儿剂量的药物，所得剂量一般偏小，不常用。估算公式为：

小儿剂量＝成人剂量×小儿体重(kg)/50

在具体应用时，要结合小儿的生理特点、疾病的种类及病情、给药目的及途径全面考虑，以达到合理、适量、高效的用药效果。

2. 在喂药中要防止咳、呛、误吸，如患儿出现恶心，应暂停喂药，轻拍其背部或转移注意力，待好转后再喂。

3. 婴儿喂药应在喂奶前或两次喂奶间进行，以免因服药时呕吐而将奶吐出。

4. 对幼儿和学龄儿童要训练和鼓励自愿服药。

5. 给油类药物时，可滴在小勺药面上同服，或用塑料滴管，直接滴入患儿口中，吞咽障碍者或新生儿应注意避免强喂油剂，以免发生吸入性肺炎。

6. 中药喂药方法相同，可少量多次喂服。

7. 任何药液一般不混于奶中喂服。

二、更换尿布法

（一）目的

保持婴儿臀部皮肤清洁、干燥、舒适，预防臀红。

（二）用物准备

清洁尿布、温水、软毛巾。

（三）操作步骤

1. 揭开婴儿盖被，解开污湿的尿布，握住患儿两脚轻轻提起，露出臀部，擦净会阴及臀部，将污湿尿布的污湿部分卷折于内面，放入床尾尿布筐内。

2. 抱起患儿用温水洗净会阴部及臀部，沾干水分。

3. 将患儿置于床上，握住婴儿的两脚，将臀部略抬高，把三角形尿布的底边放置其腰下，再将三角的两端覆盖下腹部，将三角形顶端由两腿间拉上，系好尿布带或松紧带。

4. 较大患儿或尿量多者，可在三角形尿布上再垫一长方形尿布，女婴将加厚部垫在臀下，男婴则将加厚部放在会阴部。

5. 整理婴儿衣服，盖好被子。

（四）注意事项

1. 尿布应选用质地柔软、透气性好、吸水性强的棉织品。

2. 更换尿布时动作应轻快，避免暴露患儿上半身。

3. 尿布包扎应松紧合适，防止因过紧而影响患儿活动或过松造成大便外溢。

三、约束法

（一）目的

1. 使患儿不得过于活动，便于进行诊疗和护理操作。

2. 防止躁动不安的患儿被碰伤，防止意外事故，保护患儿安全。

3. 保护伤口敷料，以免抓伤或感染。

（二）用物准备

床单或大毛巾、有棉垫的夹板、手足约束带。

（三）操作步骤

1. 全身约束法

（1）操作方法（图3-2）：①将床单或大毛巾折成自患儿肩至踝部长度；②将患儿四肢较舒适地放好，用靠近操作者一侧的床单或大毛巾紧包患儿同侧上肢及躯干和双脚，经身体前面至对侧腋窝处，再平整地压于后背；③将床单或大毛巾的另一侧包过对侧上肢，紧包整个躯干，经胸压于背下；④如患儿活动剧烈，可用布带围绕双臂打活结系好。

（2）操作方法（图3-3）：①将床单或大毛巾折成自患儿肩至踝部长度；②将患儿放在床单或大毛巾中央，将床单或大毛巾一边紧紧包裹患儿手臂并从腋下经后背到达对侧腋下拉出，再包裹对侧手臂，多余部分压于背后；③床单或大毛巾另一边包裹患儿胸部压于背下。

2. 手足约束法

（1）夹板法：常用于四肢静脉输液的固定。在输液肢体的注射部位下方，放置一块有棉垫的小夹板，夹板长度应超过关节处，用绷带将患儿肢体固定。

(2) 约束带法（图3-4）：将患儿手或足置于甲端中间，将乙、丙两端对折于手腕或踝部，再以带子系好，松紧适宜（以手或足不易脱出且不影响血液循环为宜）；将丁端系于床栏上。

（四）注意事项

1. 使用约束法时注意松紧适宜，避免过紧损伤患儿皮肤，影响血液循环，而过松则失去约束作用。

2. 保持患儿姿势舒适，定时给予短时姿势改变，减少疲劳。

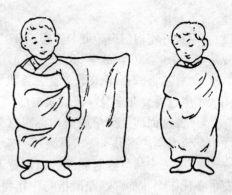

图3-2 全身约束法（1）

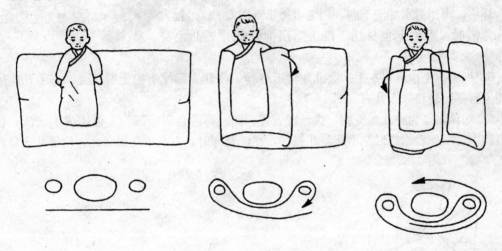

图3-3 全身约束法（2）

3. 约束期间随时观察约束部位皮肤颜色、温度，掌握血液循环情况。

四、婴儿沐浴法

（一）目的

1. 清洁婴儿皮肤，协助皮肤的排泄和散热，并使小儿全身舒适。

2. 促进血液循环，帮助小儿活动肌肉和肢体。

3. 观察小儿皮肤及全身情况，及时发现小儿不适。

（二）用物准备

清洁衣裤和尿布、大毛巾、面巾、浴巾、无刺激性的婴儿沐浴露、浴盆盛2/3满的温水、小毛巾。

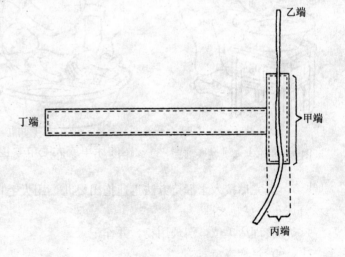

图3-4 约束带法

（三）操作步骤

1. 关好室内门窗，调节室温至 27 ℃左右，将清洁衣裤按顺序摆放好，调节水温，一般夏季 37 ℃～38 ℃，冬季 38 ℃～39 ℃。

2. 将盖被三折至床尾，脱去婴儿衣服，必要时称体重，用大毛巾包裹婴儿全身（保留尿布）。

3. 擦洗面部　用单层面巾擦眼（先内眦再外眦），更换面巾部位以同法擦另一眼，再擦耳、鼻、洗脸。

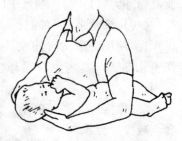

4. 清洗头部　抱起婴儿，以左臂及腋下夹紧婴儿躯干，左手掌托住小儿枕部，左拇指与中指将小儿双侧耳郭折向前方，堵住外耳道口，防止水流入耳内；右手先以沐浴露洗头、颈、耳后，再用清水冲洗干净，用毛巾擦干（图3-5）。较大婴儿沐浴时，可将下半身托于腿上，用前臂托住婴儿上身（图3-6）。

图3-5　较小婴儿洗头部法

5. 撤去大毛巾，以左手握婴儿左臂近肩处，使其头部枕于护士肘窝处，右手托住患儿双腿近臀部，轻轻放入盆内（图3-7）。

6. 用沐浴露为患儿擦洗胸、腹、臂、背、腿、脚、会阴等部位，再用清水清洗；在清洗过程中，操作者始终以左手将婴儿握住，在洗背部时，左右手交接婴儿，使婴儿头靠在操作者手臂上（图3-8）。

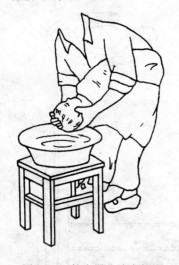 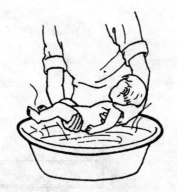 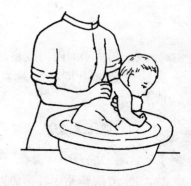

图3-6　较大婴儿洗头部法　　　图3-7　婴儿出入盆握持法　　　图3-8　婴儿洗背部法

7. 洗完后按入水握持方法迅速抱出婴儿，用大毛巾包裹婴儿并沾干水分，迅速为婴儿系好尿布，穿好衣裤。

8. 整理床单位，清理用物，并作记录。

（四）注意事项

1. 动作轻快，减少暴露，注意保暖。

2. 耳、眼内不能有水或泡沫进入。

3. 婴儿头顶部的皮脂不可用力清洗，可涂液状石蜡浸润，第 2 日梳去结痂后再清洗。

4. 注意洗净皮肤褶皱处，如颈部、腋下、腹股沟、指（趾）缝等。

5. 清洗过程随时观察婴儿皮肤及全身情况，如有异常，及时处理。

五、头皮静脉穿刺法

（一）目的

药物不宜口服、皮下或肌内注射，且患儿较小或不合作时，通过头皮静脉输入液体、电解质及药物，达到治疗疾病的目的。

（二）用物准备

1. 无菌静脉输液用物 1 套。

2. 无菌 4～5.5 号头皮针 1～2 根。

3. 5 mL 注射器 1 副（内盛等渗盐水）。

4. 备皮用物。

（三）操作步骤

1. 在治疗室按要求配好液体，将用物带至床旁，再次核对床号、姓名，并向家长或患儿解释，取得合作。

2. 将输液瓶挂于输液架，排尽输液器空气。

3. 将枕头放在床沿，患儿横卧于床中央，操作者立于患儿头侧，选择静脉，一般多用额上静脉、颞浅静脉、耳后静脉等（图 3 - 9），必要时剃去相应部位头发。

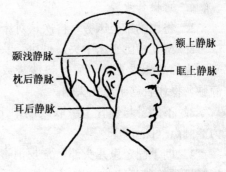

图 3 - 9　小儿头皮静脉部位图

4. 70% 乙醇消毒皮肤 2 次，待干；助手固定患儿头部。

5. 将头皮针连接盛等渗盐水的注射器，排净头皮针内空气，左手示指、拇指分别固定于静脉两端，右手持针在距静脉最清晰点后移 0.3 cm 处将针头近于平行刺入，见回血后固定。

6. 固定针头时先用第一条胶布固定针头，再用第二条胶布绕针柄交叉固定，第三条胶布固定在第二条胶布上，然后将硅胶管盘曲后置头上适当位置，并用第四条胶布固定（图 3 - 10）。

7. 取下注射器，将头皮针连接输液器，调整滴速，观察患儿全身情况。

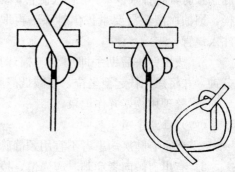

图 3 - 10　固定针头法

8. 整理用物并记录输液时间、输液量及药物。

（四）注意事项

1. 操作过程中，严格执行无菌技术操作。

2. 如在穿刺过程中感觉阻力减小，有落空感但无回血时，可将注射器回抽，以确定针头是否在血管内；因血管细小或充盈不全而无回血者，可推入极少量液体，如皮肤变白则提示进入动脉应重新穿刺，当通畅无阻力，皮肤表面无隆起，无变色现象，且点滴顺利时，证实穿刺成功。

3. 在穿刺过程中要注意观察患儿面色和呼吸等情况，不能因集中精力进行静脉穿刺而忽略病情变化致发生意外。

4. 根据患儿病情、年龄、药物性质调节输液速度，观察输液情况，如速度是否合理，局部有无肿胀，针头有无移位、脱出等。

六、颈外静脉穿刺法

（一）目的

婴幼儿或肥胖儿童静脉采血。

（二）用物准备

无菌干注射器，皮肤消毒用物，无菌棉球，试管（根据检验目的必要时备标本瓶、酒精灯和火柴），沙袋或小枕头。

（三）操作步骤

1. 将用物带至床旁，再次核对床号、姓名，向家长或患儿解释，取得合作。

2. 患儿横卧于床中央，仰卧，头偏向一侧，稍下垂，肩部与床沿平齐，肩下垫沙袋或小枕头，暴露颈静脉，操作者立于患儿头侧。

3. 下颌骨与锁骨上缘联线的中 1/3、颈静脉外缘为穿刺点（图 3-11）。

4. 助手固定患儿头部，常规消毒皮肤后，左手示指轻压颈静脉近心端，左手拇指绷紧皮肤，右手持注射器，沿血液回心方向 45°角刺入皮肤，当患儿啼哭静脉怒张时，将针头以 25°角刺入血管，见回血后固定针栓，回抽血液至需要量拔出针头，再取下针头将血液注入试管。

5. 拔出针头后助手即用无菌棉球压迫止血 3～5 分钟，并将患儿扶起至坐位，以减低静脉压力。

6. 整理用物，并作记录。

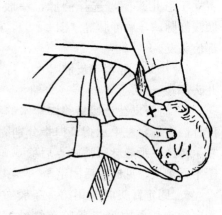

图 3-11　颈外静脉穿刺法

（四）注意事项

1. 严重心肺疾病患者不宜用颈静脉穿刺法。

2. 有出血倾向者穿刺时应谨慎，拔针后应延长按压时间。

3. 新生儿因颈短小，操作较困难，一般不选用颈静脉穿刺。

4. 针尖刺入皮肤后不可刺入过深，动作应轻巧，以免损伤颈部组织、血管、气管等发生意外。

七、股静脉穿刺法

(一) 目的
婴幼儿或病情危重不宜翻动的患儿静脉采血。

(二) 用物准备
基本同"颈外静脉穿刺"。

(三) 操作步骤

1. 将用物带至床旁,再次核对床号、姓名,向家长或患儿解释,取得合作。

2. 助手使患儿仰卧,大腿外展与躯干成 45°角,垫高穿刺侧臀部,使腹股沟展平,膝关节呈 90°角,用尿布包裹好会阴部,以免排尿污染穿刺点。

3. 于腹股沟中内 1/3 交界处摸到股动脉搏动后,常规消毒操作者左手示指及穿刺部位皮肤(图 3-12)。

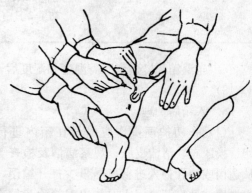

图 3-12 股静脉穿刺法

4. 再次以左手示指摸到股动脉搏动后,右手持注射器沿股动脉搏动内侧 0.3 cm 处,垂直刺入(或呈 45°角刺入),然后慢慢向上提针,边提边抽回血,见回血时固定针头,抽取所需量后拔针,取下针头,将血液注入试管。

5. 拔出针头后助手即用无菌棉球压迫止血 3～5 分钟,确认无出血方可离开。

6. 整理患儿衣服及用物。

(四) 注意事项

1. 有出血倾向或凝血功能障碍者禁用此法,以免引起内出血。

2. 若穿刺失败,不宜在同一部位反复多次穿刺。

3. 如抽出鲜红色血液,提示穿刺误入股动脉,应立即拔出针头,压迫穿刺处 5～10 分钟至不出血。

4. 穿刺后应观察局部有无活动性出血。

5. 比较瘦的患儿可斜刺,但要注意进针的距离,防止刺伤内脏。

八、温箱使用法

(一) 目的
温箱的使用是以科学的方法人为地创造一个温度和湿度相适应的环境,使患儿体温保持稳定,提高高危新生儿的成活率。

(二) 用物准备
性能完好、已清洁消毒的温箱及 50 ℃蒸馏水。

(三) 操作步骤及护理

1. 了解患儿的孕周、出生体重、日龄、生命体征及一般情况。

2. 调节室温(高于 23 ℃),减少辐射热的损失。

3. 将注水槽及干湿度计水槽加入蒸馏水,接通电源,预热。

4. 根据患儿日龄及体重调节箱温为中性温度及适宜的湿度（表3-1）。

表3-1   早产儿温箱温度、湿度调节参考表

出生体重（g）	温 箱 温 度				相对湿度
	35 ℃	34 ℃	33 ℃	32 ℃	
1 000	初生10日内	10日	3周	5周	
1 500	—	初生10日内	10日	4周	55%～65%
2 000		初生2日内	2日	3周	
>2 500		—	初生2日内	2日以上	

5. 当温箱环境达到所需温度和湿度后，将患儿仅包裹尿布或穿单衣，放置温箱内（图3-13）。

6. 入箱后护理

(1) 一切护理操作应尽量在箱内进行，如喂奶、换尿布、清洁皮肤、观察病情及检查等操作可从边门或袖孔伸入进行，尽量少打开箱门，以免箱内温度波动，若确因需要暂出温箱治疗检查，也应注意在保暖措施下进行，避免患儿受凉。

(2) 定时测量体温，根据体温调节箱温，并作记录。患儿体温未达正常前每小时测体温1次，升至正常后每4小时测1次，注意保持体温在36 ℃～37 ℃，并维持适宜的湿度。

（四）出温箱条件

1. 患儿体重达2 000 g左右或以上，体温正常。

2. 室温维持24 ℃～26 ℃时，在不加热的温箱内，患儿体温保持正常。

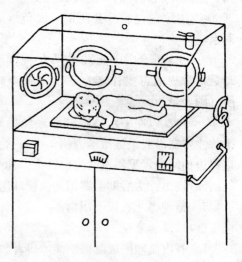

图3-13 婴儿温箱

3. 患儿在温箱内生活1个月以上，体重虽不到2 000 g，但一般情况良好。

（五）注意事项

1. 严格执行操作规程，掌握温箱性能，定期检查有无故障，保证绝对安全。

2. 温箱避免放置在阳光直射、有对流风或取暖设备附近，以免影响箱内温度的控制。

3. 使用过程中随时观察使用效果，如温箱发出报警信号，应及时查找原因，妥善处理。

4. 严禁骤然提高温箱温度，以免患儿体温过快上升而出现不良后果。

5. 保持温箱清洁

(1) 湿化器水箱用水每日更换1次，机箱下面的空气净化垫应每月清洗1次，以免细菌滋生。

(2) 温箱使用期间每日用消毒液擦拭温箱内外，再用清水擦拭；如遇奶液、葡萄糖液等玷污时应随时将污迹擦去。

(3) 温箱使用时间较长时，应每周更换温箱1次，用过的温箱除用消毒液擦拭外，再用紫外线照射。

（4）定期进行细菌培养，如有致病菌应将温箱搬出病房彻底消毒，防止交叉感染。

九、光照疗法

（一）目的

蓝光照射使脂溶性的未结合胆红素氧化分解为水溶性的产物而随胆汁及尿排出体外，以降低血中未结合胆红素的浓度，防止胆红素脑病。

（二）用物准备

1. 性能完好的光疗箱，一般采用波长 425～475 nm 的蓝色荧光灯，也可用绿光或白光照射，光亮度为 160～320 W 为宜。光疗箱可为单面或双面照射，灯管与患儿皮肤的高度应为 33～50 cm。

2. 其他　患儿护眼罩、工作人员用墨镜、长条形尿布等。

（三）操作步骤及护理

1. 入箱及护理

（1）清洁光疗箱，水槽内加蒸馏水，接通电源，检查灯管亮度，预热，调节箱温为患儿的适中温度，相对湿度为 55%～65%。

（2）剪短患儿指甲，以防抓伤。

（3）将患儿裸体放入已预热好的光疗箱中，戴护眼罩，将长条形尿布遮盖会阴部；登记入箱时间（图 3-14）。

2. 光疗及护理

（1）使患儿皮肤均匀受光，尽量使身体广泛接受照射，如为单面光疗箱，则每 2 小时更换体位一次，可取仰卧、侧卧、俯卧交替更换，但俯卧照射时要有专人守护，防止口鼻受压影响呼吸。

（2）每小时测体温 1 次或根据病情、体温情况随时测量，使体温保持在 36 ℃～37 ℃，并随时观察患儿一般情况；监测血清胆红素变化。

（3）光照时间一般为 12～24 小时，出箱时给患儿穿好衣服，除去眼罩，累计灯管使用时间。

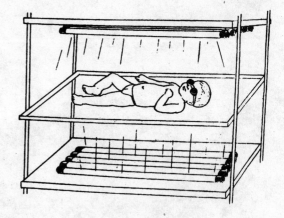

图 3-14　蓝光治疗法

（4）光疗过程中保证水分及营养供给，按医嘱静脉输液，按需喂奶、喂水。

（5）密切观察病情变化，注意患儿精神、体温、呼吸、脉搏及黄疸程度的变化；观察大、小便颜色与性状；检查皮肤有无发红、干燥、皮疹；观察有无烦躁、嗜睡、腹胀、呕吐、惊厥等；若有异常情况配合医生检查原因，及时处理。

3. 出箱及护理

（1）一般光照 12～24 小时才能使血清胆红素下降，光疗总时间可按医嘱执行；一般血清胆红素＜171 μmol/L 时可停止光疗。

（2）出箱前，切断电源，给患儿穿好已预热的衣服，除去眼罩，抱回病床，并做好各项记录。

（四）注意事项

1. 使用蓝光治疗前必须了解患儿的诊断、日龄、体重、一般情况、黄疸程度和范围、胆红素检查结果等。

2. 记录灯管使用时间，灯管使用 300 小时后，其能量输出约减弱 20%，900 小时后约减弱 35%，2 700 小时后减弱 45%，如累积使用时间过长，应更换灯管。

3. 注意光疗箱的维护和保养。光疗结束后，关好电源，拔出电源插头，将湿化器水箱内的水倒尽，做好整机清洗消毒工作，有机玻璃制品切忌用乙醇擦洗。

4. 光疗箱应放置在干净、温度和湿度变化小、无阳光直射的场所。

〔周乐山　蒋　志〕

第四章 儿科疾病常见症状的护理

症状是疾病对人所引起的主观不舒适、不正常的感觉，是在病理生理和病理形态改变的基础上产生的。熟悉常见症状的病因、评估要点及护理措施，对做好临床护理工作、减轻患儿的痛苦极为重要。本章重点介绍小儿时期常见的哭闹、发热、腹痛、呕吐、食欲缺乏、惊厥几种症状的护理。

第一节 哭 闹

【概述】

一切内外刺激都可能引起婴幼儿哭闹（crying），由于不会说话或说不清楚自己的意思，婴幼儿常以哭闹来表示自己的要求、不适或痛苦，因此哭闹并不一定都是病态。新生儿不哭或哭声低微可能是患病的征兆，某些小儿一反往常的哭闹亦可能是某些疾病的早期症状，饥饿、口渴、尿布潮湿的刺激等情况也可出现哭闹，故对婴幼儿的哭闹应具体分析，找出原因，及时处理。

哭闹的常见原因可分为生理性和病理性两方面：

1. 生理性的原因 常见的有饥饿、口渴、过冷、过热、睡眠不足、尿布潮湿、蚊虫叮咬、衣着不舒适、要挟家长、撒娇等情况。

2. 病理性的原因 腹痛是小儿哭闹最常见的病理性原因，其次中枢神经系统疾病引起的头痛、口炎引起的口痛、中耳炎引起的耳痛、关节损伤和骨折等引起的疼痛、皮肤黏膜破损和皮肤瘙痒等也都是哭闹常见的原因。

【护理评估】

首先要注意评估是生理性原因还是病理性原因引起的哭闹。对病理性原因引起者应耐心、详细地询问有无伴随的症状，仔细检查有无阳性体征。观察时应注意以下几点：

1. 哭声的大小与持续时间 短暂的哭闹多为非疾病原因所致，持续或反复哭闹多为疾病所致。哭声洪亮多为受惊吓和强烈刺激所致；哭声时大时小，不时用手指捂住眼睛从指缝中观察大人的态度，可能为要挟性哭闹；新生儿出现脑性尖叫提示神经系统疾病；哭声微弱或呻吟者提示病情较重；心力衰竭的婴儿哭声低微、短促无力。

2. 伴随症状和体征 饥饿、口渴时常可伴有啃拳、吮指动作；尿湿裤子时常可伴有表情呆滞或手抓臀部、拉扯裤腿等动作；闹睡眠的小儿哭声由大渐小、双眼时睁时闭；要挟性的哭闹常无眼泪，不予理睬时可逐渐停止；头痛所致时常可拍打头部或摇头；急腹症所致时腹部肌肉紧张拒按；中耳炎所致时可见外耳溢脓等。

在评估中要认真分析有关的辅助检查资料，找出哭闹的原因。

【护理诊断】

舒适的改变——与各种生理性及病理性的原因有关。

【护理目标】

患儿的舒适程度得到改善，哭闹逐渐减轻或停止。

【护理措施】

（一）一般护理

1. 仔细观察，分析原因　哭闹的原因是不能用先进仪器设备探查出来的，需靠耐心、细致的观察去发现。

2. 消除引起哭闹的原因　通过观察分析应先判断是否为疾病所致，由疾病所致者应设法消除病因，如止痛、降温、消除腹胀等；非疾病原因所致者应满足其生理需求，如给予喝水、进食、睡觉、抚摸，设法改善其舒适程度如更换尿布、清洁皮肤等，及时消除外界不良刺激。

（二）心理护理

在未找到哭闹原因之前，护理人员应以极大的耐心给小儿以关心和爱抚，以语言和非语言的方式（如目光对视、抚摸等）设法与他们沟通，分散他们的注意力以减轻小儿的不安与痛苦，同时安慰家长，做好必要的解释工作，使他们能配合寻找哭闹的原因。

（三）健康教育

教给家长分析小儿哭闹原因的方法，生理性的原因应尽量满足小儿的生理需求，病理性的原因应尽早去医院看病，以便确定具体的病因，及时做出正确的处理。

【护理评价】

患儿的舒适程度是否得到改善，哭闹是否逐渐减轻或停止。

第二节　发　　热

【概述】

凡体温超过正常范围即称为发热（fever）。正常小儿直肠温度波动于 36.5 ℃～37.5 ℃，舌下温度较其低 0.3 ℃～0.5 ℃，腋下温度为 36 ℃～37 ℃，个体略有差异，当体温超过其基础体温 1 ℃以上时，可认为发热。临床上小儿低热指肛温在 37.8 ℃～38.5 ℃，39 ℃以上称高热，超过 40.5 ℃为超高热，连续发热 2 周以上称长期发热。

发热的原因可分为感染性与非感染性两类：

1. 感染性疾病是小儿发热最常见的原因，常见的有呼吸道感染、皮肤感染、尿路感染、伤寒、结核、败血症等。

2. 非感染性疾病如恶性肿瘤、白血病、颅脑损伤而致体温中枢调节失常时亦可引起发热。正常情况下，进食、运动、哭闹、衣被过厚、环境温度过高时，亦可致体温升高。

【护理评估】

应详细询问有无引起发热的原因，如增减衣物不及时、与感染性疾病患者的接触史等；了解发热的程度、热程长短、有无规律及伴随的症状，如咳嗽、头痛、呕吐、腹泻等；检查有无阳性体征，如有无皮肤黏膜干燥、皮肤弹性下降等脱水表现，有无咽部充血、肺部啰音、脑膜刺激征，有无肝、脾、淋巴结肿大；仔细检查躯体有无其他病灶等；分析有关辅助检查资料，如血常规、脑脊液、X线检查、血培养报告等。

【护理诊断】

1. 体温过高——与各种感染性疾病及非感染性疾病有关。
2. 有体液不足的危险——与消耗过多、摄入不足有关。

【护理措施】

（一）一般护理

1. 将患儿安排在舒适、安静、温度适宜、通风良好的环境中卧床休息；给予适宜厚度的衣被；经常保持皮肤的清洁以避免堵塞汗腺，可采用温热水擦浴；及时更换被汗湿的衣被；嘱患儿多饮开水、进食易消化的流质或半流质饮食；加强口腔护理。

2. 观察病情　①按发热的护理常规给患儿测量体温并做好记录，观察热型；②注意有无伴随症状与体征：如呕吐、腹泻、神志改变、惊厥、皮疹变化等，同时给予相应的护理措施；③退热处理后注意有无虚脱的表现，若出现虚脱应立即给予保暖、饮热水，严重者遵医嘱给予静脉输液；④若患儿因高热出现惊厥应立即给予止惊，采取穴位刺激或遵医嘱给止惊药物等措施。

3. 降温处理　一般体温在38 ℃以下不必做降温处理，39 ℃以上者应及时做降温处理，可采用物理降温或药物降温法。

（1）物理降温：小儿常用的物理降温方法有：①放置冰袋；②冷湿敷；③温水擦浴；④4 ℃～6 ℃冷盐水灌肠；⑤新生儿可松解衣被，利用热辐射作用散热。

（2）药物降温：可遵医嘱给予口服对乙酰氨基酚或布洛芬。

4. 供给营养与液体　发热患儿进食量少，加之出汗，发热消耗增多，应注意补充足够的营养和水分，必要时可遵医嘱采取静脉输液。

（二）心理护理

帮助家长寻找、分析发热的原因，对高热及发热原因不明患儿的家长，给予安慰，使其能更好地配合治疗及护理。

（三）健康教育

告诉患儿家长不要擅自使用退热药物，教给一些家庭可以采用的简单的物理降温方法及其护理方法，如多喂温开水、温水洗澡等。

第三节　腹　　痛

【概述】

腹痛（abdominal pain）为小儿常见症状之一，可为功能性腹痛，亦可因器质性疾病如内科疾病或外科急腹症所致。急腹症所致者必须及时诊断和处理，以免造成严重后果。

引起小儿腹痛常见的疾病有：①腹腔内疾病，如肠炎、肠寄生虫病、肠套叠、肠梗阻、阑尾炎、肠痉挛等；②腹腔外疾病，如上呼吸道感染、大叶性肺炎、过敏性紫癜、荨麻疹等；③功能性腹痛，多为肠管痉挛所致。

【护理评估】

应详细询问患儿有无进食不洁食物或可能为过敏原的食物，有无其他伴随症状，如呕吐、腹泻、便秘或其他疾病史；应注意腹痛的情况：①部位：脐周痛通常为肠道蛔虫，阑尾炎早期为上腹痛，以后可固定为下腹痛，但亦可无典型的转移性腹痛；②性质：可分为持续性钝痛、阵发性绞痛或持续性疼痛伴阵发性加重，胆道蛔虫常为阵发性绞痛；③程度：疼痛较重时小儿会有痛苦表情、哭闹或辗转不安，疼痛剧烈时可有面色苍白、大汗淋漓及翻滚，较轻者只是诉说疼痛；④伴随的症状和体征：观察患儿有无发热、咳嗽、呕吐、腹泻、便秘、腹部包块、黄疸、皮疹等伴随症状及体征。仔细检查有无腹肌紧张、压痛、反跳痛、腹部包块等阳性体征；分析有关辅助检查资料，如血、尿、大便常规，腹部 X 线片等。

【护理诊断】

腹痛——与病因有关。

【护理措施】

（一）一般护理

1. 密切观察病情　护理人员应细致、全面、反复观察患儿的病情变化，一旦病情变化，应及时报告医生。

2. 保护患儿安全　疼痛剧烈的患儿床边不能离人，防止因疼痛翻滚坠床或碰伤等意外的发生。

3. 保证营养供给　腹痛患儿因摄入少（无食欲或不能进食）、消耗多（伴呕吐、腹泻、发热等），应设法保证摄入量。对允许进食者，应给予营养丰富、易消化的食物；腹痛缓解时应鼓励患儿进食，对婴幼儿应耐心喂养；怀疑急腹症者应禁食，并遵医嘱给予静脉输液。

（二）心理护理

细心照顾并耐心陪伴患儿，设法分散患儿的注意力，如进行腹部触摸、讲故事等，以解除患儿的紧张情绪。

（三）健康教育

教给家长腹痛的护理方法，告知家长小儿腹痛时不要擅自使用止痛药物，以免掩饰病情，延误治疗。

第四节 呕 吐

【概述】

呕吐（vomiting）是指各种原因引起的食管、胃或肠的逆蠕动，并伴有强烈腹肌痉挛收缩而迫使胃内容物由口腔涌出的现象，为儿科常见的症状之一。偶尔吐 1～2 次且呕吐量极少，一般无临床意义，若持续或反复发生，可能为严重疾病所致。

呕吐的常见原因：①消化道梗阻或炎症刺激，如肠套叠、肠梗阻、急性胃肠炎等；②颅内压增高，常为中枢神经系统的炎症、肿瘤、脑水肿所致；③各种消化道外的感染，如上呼吸道感染；④代谢性疾病，如代谢性酸中毒、尿毒症；⑤药物反应及意外中毒，如抗癌药物副作用、食物中毒等。

此外，新生儿、小婴儿由于胃容量小、贲门括约肌松弛，哺乳量过多或哺乳前吸入空气，常可出现溢乳现象，不属病理现象，改进哺乳方法后可纠正。

【护理评估】

应注意询问有无引起呕吐的原因，包括进食与排便情况、咳嗽、头痛、惊厥等其他系统疾病的症状等；注意生命体征有无改变；注意呕吐的特征（喷射性、持续性或间歇性）；呕吐物的性质（胃内容物、胆汁，或粪便，或咖啡样物）；呕吐的伴随症状（发热、头痛、腹痛、惊厥等）。

体查注意有无胃型、肠型、腹胀、腹部包块、肠鸣音减弱；有无脑膜刺激征，前囟是否隆起；有无眼眶凹陷、皮肤弹性差等体征。

分析有关辅助检查资料，如血、尿、大便常规，脑脊液常规，颅脑超声波，X 线检查资料（胸部、腹部、脑部）等。

【护理诊断】

1. 体液不足——与频繁呕吐有关。
2. 营养失调（低于机体需要量）——与喂养困难（先天消化道畸形）、疾病消耗得不到合理补充有关。
3. 有窒息的危险——与呕吐物吸入有关。

【护理措施】

（一）一般护理

1. 观察病情　护理人员应严密观察病情变化，注意生命体征有无改变；注意呕吐的情况（次数、量、有何特征等）。

2. 供给足量的营养与液体　在呕吐间歇期鼓励患儿进食，指导家长合理喂养，正确执行静脉输液，以保证营养和液体的供给。

3. 防止呕吐物吸入　呕吐时注意将患儿置于侧卧位，及时清除口腔呕吐物，保持呼吸道通畅，防止呕吐物吸入引起窒息。

（二）心理护理

呕吐患儿及其家长往往都很紧张，特别要安慰患儿，使其能配合治疗和护理，以防止意外的发生。

（三）健康教育

教给家长呕吐的护理方法，如让患儿取侧卧位、及时清除呕吐物、观察呕吐物的性状、有无伴随症状等。

第五节　食欲不振

【概述】

食欲不振（anorexia）又称厌食，是儿科常见症状之一。食欲不振指对进食不感兴趣，常可见于各种急、慢性疾病，但并非都意味着器质性疾病的存在，小儿情绪的变化、不良饮食习惯、锌缺乏症等均可引起食欲不振。突然的食欲不振往往是某些疾病的先兆，咽喉疼痛、牙龈疾病、口腔溃疡等引起拒食，应与食欲不振相鉴别。

小儿时期引起食欲不振的常见病因有新生儿期各种感染，常以拒乳为前驱症状；胃、肠、肝、胆、胰腺疾病，如传染性肝炎时，食欲不振可能为主要症状；此外，过于受娇宠的独生子女，孤独、紧张等心理因素，偏食、吃零食等习惯，药物的影响等，也可以成为食欲不振的原因。

【护理评估】

应详细询问患儿的喂养史、饮食习惯、生活习惯，有无其他疾病，如营养不良、锌缺乏症等，有无学习压力过重，家长对营养、喂养知识的了解情况等；仔细检查有无有意义的阳性体征，如体重过轻、肝脾大等；分析有关辅助检查资料，如血、尿、大便常规，X线检查，肝功能检查报告等。

【护理诊断】

营养失调（低于机体需要量）——与摄入量不足有关。

【护理措施】

（一）一般护理

1. 分析原因　多与患儿及家长交谈，共同寻找引起食欲不振的原因，协助消除精神因素。

2. 鼓励进食 为患儿提供良好的进食环境及具有色、香、味、感观刺激的食物，刺激食欲，鼓励患儿多进食。

（二）健康教育

对家长进行科学育儿的指导、合理营养搭配的指导、喂养方法具体指导，纠正患儿不良的饮食习惯，教会分析引起食欲不振的原因。

第六节　惊　厥

【概述】

惊厥（convulsions）是儿科常见的危急重症之一，尤以婴幼儿时期多见，是由于神经冲动泛化引起脑细胞异常放电，表现为全身或局部骨骼肌群突然发生不自主收缩，常伴意识障碍的一种现象。

诱发惊厥的原因可分为感染性和非感染性两大类。

1. 感染性（有热惊厥）因素

（1）颅内感染：由细菌、病毒、原虫、寄生虫引起的脑炎、脑膜炎、脑脓肿等。

（2）颅外感染：呼吸道感染，严重感染（重症肺炎、中毒性菌痢等）所致的中毒性脑病、新生儿破伤风等，尤以急性上呼吸道感染引起的高热惊厥最为常见。

2. 非感染性（无热惊厥）因素

（1）颅内因素：颅脑损伤、颅内肿瘤及脑发育畸形等。

（2）代谢性因素：低血钙、低血镁、低血糖等。

（3）心源性因素：如心源性脑缺血缺氧综合征（阿-斯综合征）。

（4）肾性因素：高血压脑病、尿毒症等。

（5）中毒及其他：某些药物、植物、农药中毒，病因不明的瑞氏综合征亦可导致惊厥。

【护理评估】

典型惊厥常是突然发作，意识丧失，两眼凝视、上翻或斜视，口吐白沫，牙关紧闭，全身骨骼肌呈不自主、阵挛性或强直性收缩，有时伴大小便失禁，严重者可出现颈项强直，角弓反张，呼吸不整齐或暂停、窒息或青紫等现象；如为高热惊厥，常有以下特征：①多见于6个月至3岁、体质较好的患儿，6岁后少见；②惊厥常发生在病初体温骤升时；③呈全身性、次数少、时间短、恢复快、无病理神经征；预后较好；新生儿惊厥常不典型，常呈局部发作或表现为阵发性面红、苍白，呼吸暂停而无抽搐；若惊厥持续在30分钟以上，或惊厥发作间歇期意识不能恢复则称为惊厥持续状态，惊厥持续状态常可导致脑水肿、呼吸衰竭而危及生命，应高度警惕。

评估时应详细询问母亲孕期情况（如营养、疾病、药物使用等），患儿出生时是否顺利，喂养是否合理，既往有无高热惊厥史，家族中是否有类似症状的成员及遗传性疾病患者，有无伴随症状，如发热、头痛、呕吐等。了解父母对患儿惊厥原因的认识及对治疗的态度。体格检查时，注意前囟是否隆起，皮肤有无发绀、出血点及皮疹，瞳孔大小及对光反射，心肺听诊有无异常，有无神经系统病理征等，必要时做眼底检查。分析有关辅助检查资料，如血、尿、大便常规，血气分析，血电解质，脑脊液检查，脑超声波，脑电图，脑CT等。

【护理诊断/问题】

1. 有窒息的危险——与惊厥发作致呼吸道痉挛或误吸入口腔分泌物有关。
2. 有受伤的危险——与惊厥发作时舌头咬伤或摔伤等有关。
3. 潜在并发症——颅内高压。

【护理措施】

（一）一般护理

1. 密切观察病情变化

（1）密切观察生命体征及面色、意识的变化和惊厥时的表现。

（2）观察瞳孔大小，对光反射、囟门、呕吐、神经反射等情况，发现异常及时报告。

2. 配合医生控制惊厥发作

（1）保持病室安静，避免过多的治疗和检查的刺激，保证静脉输液管道通畅。

（2）遵医嘱及时、正确使用抗惊厥药物，同时配合针刺人中、十宣、合谷、涌泉等穴位。

（3）高热时积极降温，遵医嘱使用退热药或物理降温。

（4）及时配合进行各项必要的化验和检查。

（二）防止窒息与受伤

1. 惊厥发作时在上下磨牙之间放置牙垫；不要强行按压四肢；应有专人守护，防止坠床和碰伤。

2. 保持呼吸道通畅　惊厥发作患儿应就地抢救，取头侧卧位。松解衣领纽扣，清除口腔内分泌物，暂时禁食避免误吸。

3. 保持居住环境通风透气，温度、湿度适中。

4. 呼吸困难、发绀者，给予鼻导管吸氧。

（三）健康教育

给家属解释可能产生的后果及治疗、护理中应注意的事项，发作时应守护在患儿及家长身边，给予安慰，告诉家长，小儿发生惊厥时，应立即去医院就诊，尽快消除病因。

〔王仡之〕

第五章　营养与营养紊乱患儿的护理

　　营养是小儿生长发育的物质基础，充足合理的营养供给是小儿正常生长发育与身心健康的重要保证。小儿由于生长发育迅速，代谢旺盛，所需的热量及各种营养物质相对较多，若供给不足可发生营养不良，若供给过多则可因营养过剩而导致肥胖症。小儿营养应遵循既要满足营养的需要，又要符合小儿的消化能力这一基本原则。本章主要介绍有关小儿营养的基础知识、婴儿喂养的方法及儿童膳食安排；儿科临床常见的营养紊乱症：营养不良、肥胖症、维生素 D 缺乏性佝偻病、维生素 D 缺乏性手足搐搦症及锌缺乏症患儿的护理。其中维生素 D 缺乏性佝偻病是我国儿童保健工作须重点防治的"四病"之一。

第一节　概　　述

一、营养基础

（一）能量的需要

　　能量为维持机体代谢活动所必需，人体的能量主要靠食物中的蛋白质、脂肪和糖类（碳水化合物）氧化供给。小儿对能量的需要包括以下 5 个方面：

　　1. 基础代谢所需　指在清醒、安静、空腹的状况下，于 20 ℃～25 ℃环境中人体维持基本生理活动，包括维持体温、肌肉张力、循环、呼吸、胃肠道蠕动及腺体分泌所需的最低能量，占总能量的 50%～60%。

　　2. 生长发育所需　此项需要为小儿所特有，生长发育速度越快，所需的能量越多。此项需要占总能量的 25%～30%。

　　3. 食物特殊动力作用　指摄入的食物经消化、吸收和利用，使基础代谢增加所消耗的能量。婴儿此项需要占总能量的 7%～8%，年长儿约占 5%。

　　4. 活动所需　此项需要依小儿的身体大小、活动类别、强度和持续时间而异，占总能量的 15%～25%。

　　5. 排泄损失　不能被完全消化吸收的小部分食物残留部分被排出体外，这项损失不超过总能量的 10%。

　　以上 5 项的总和为总的能量需要，年龄越小，总的能量需要相对越多。1 岁以内的婴儿每千克体重每日约需 460 kJ（1 kJ＝0.239 kcaL 或 1 kcal＝4.184 kJ），以后按年龄每递增 3 岁减少 42 kJ 估算，15 岁时为 250 kJ。若总能量长期供给不足，可导致营养不良，影响小儿生长发育；若能量供给过多，可能发生肥胖症。正常小儿能量、水的需要量见表 5-1。

表 5-1　　　　　　　　　　　　　正常小儿能量、水的需要量

年　　龄	能　　量 [kJ/(kg·d)]	水 [mL/(kg·d)]	年　　龄	能　　量 [kJ/(kg·d)]	水 [mL/(kg·d)]
新生儿	500~550	80~150	7 岁	280~320	70~90
1 个月	450~550	130~160	10 岁	240~280	60~85
7 个月	400~450	120~150	13 岁	200~240	50~65
1 岁	360~400	110~130	15 岁	160~200	45~55
4 岁	320~360	90~100			

（二）水的需要

水是生命活动不可缺少的物质，是体液的重要组成部分，人体的物质代谢和生理活动都需要水的参与。小儿生长发育迅速、代谢旺盛，需水量相对较成人多，且年龄越小，需水量相对越多。婴儿每日需水量约为 150 mL/kg，以后每增加 3 岁减少 25 mL/kg。

（三）营养素的需要

1. 蛋白质　蛋白质是生命的物质基础，是构成人体组织、细胞的基本物质，是激素、酶、抗体不可缺少的成分。小儿时期，蛋白质不仅用于补充损耗，还需用于生长发育，处于正氮平衡，故需要量相对较成人多。母乳喂养者每日需蛋白质 2 g/kg，牛乳喂养者约需 3.5 g/kg，全靠植物蛋白质供给营养者每日约需蛋白质 4 g/kg。小儿由蛋白质所供的能量约占每日总能量需要的 15%，婴儿每日需蛋白质约 3.5 g/kg，儿童为 2~2.5 g/kg，成人为 1.5 g/kg。不同食物的蛋白质含有的氨基酸数量不同，尤其是必需氨基酸之间的比例不同。乳、蛋、肉、鱼及大豆等食物蛋白质含量丰富，且含必需氨基酸较完全。为保证正常生长发育，小儿膳食除必须含有动物蛋白质外，尚需根据植物性食物所含的氨基酸情况进行合理搭配。

2. 脂肪　脂肪是供给能量最多的营养素，也是人体组织细胞的重要成分，可为人体提供必需脂肪酸，有利于人体对脂溶性维生素的吸收，且具有保暖、保护脏器和关节等组织的功能。脂肪所供的能量占小儿每日总能量需要的 35%，随年龄增长，其比例逐渐下降，但仍应占总能量的 25%~30%，必需脂肪酸则应占 1%~3%。婴儿每日需脂肪 4~6 g/kg，儿童为 3 g/kg，成人为 1~1.5 g/kg。含脂肪丰富的食物有乳类、肉、鱼、蛋黄及各种植物油等。

3. 糖类　糖类是人类主要的供能物质，糖类所供的能量占每日总能量需要的 50%~60%。婴儿每日需要糖类为 12 g/kg，儿童约为 10 g/kg，成人为 4~6 g/kg。含糖类丰富的食物主要为谷物类、根茎类。

4. 维生素　维生素不产生能量，是一类维持人体正常生理功能和调节机体新陈代谢不可缺少的营养物质。维生素可分为脂溶性（维生素 A、维生素 D、维生素 E、维生素 K）和水溶性（B 族维生素和维生素 C）两大类。脂溶性维生素可储存于体内，不需每日供给，过量可引起中毒；水溶性维生素不能储存，需每日供给，过量不会产生毒性，供给不足则迅速发生缺乏症。

5. 矿物质　钙、镁、磷是 3 种主要存在于骨中的元素，钙离子是多种酶反应的催化剂，

在调节细胞膜通透性和肌纤维的收缩与松弛以及凝血机制和神经冲动的传递中起着重要的作用；镁是氧化磷酸化作用的辅助因子；磷以三磷腺苷的形式处于能量代谢的中心地位；钠和氯的重要作用是维持体液的渗透压和酸碱平衡，钠离子还与水的平衡及神经、肌肉兴奋性有关；钾离子与神经传导、肌肉收缩、维持细胞内渗透压及维持心律等功能有关；铁是合成血红蛋白不可缺少的重要成分，铜与铁的转运、黑色素的转化及神经髓鞘的形成有关；锌参与体内多种酶的合成，尤其对蛋白质合成起重要作用，并影响内分泌功能和免疫功能，还有维持正常味觉及食欲的作用。

6. 膳食纤维　具有吸收大肠水分，软化大便，增大大便体积，促进肠蠕动等功能。婴儿可从谷类、新鲜蔬菜、水果中获得一定量的膳食纤维。

二、婴儿的喂养及儿童的膳食

（一）婴儿喂养

1. 母乳喂养　母乳喂养是婴儿喂养最理想的方法，母乳是婴儿的最佳天然营养品，为保障小儿的健康成长，应大力宣传和提倡母乳喂养。近年来城市母乳喂养率有所上升，说明母乳对小儿生长发育的重要性已经受到重视。但也还有很多人片面认为人工喂养儿照样可达到良好的营养状态，然而总的情况是完全母乳喂养的婴儿，患病率及死亡率均大大低于人工喂养或部分母乳喂养者。因此，有必要重新认识母乳喂养在儿童保健工作中的位置，加大对母乳喂养优点的宣传力度。

（1）母乳喂养的优点：

1）母乳营养丰富，各种营养成分的比例适宜，易于消化吸收。母乳中蛋白质、脂肪、糖类的比例为1：3：6，蛋白质以清蛋白为主，酪蛋白含量少，乳凝块较小，易被消化吸收；脂肪中含不饱和脂肪酸多，脂肪颗粒小，含较多解酯酶，有利消化吸收；乳糖含量多且以乙型乳糖为主，可促进双歧杆菌生长以减少小儿肠道感染的机会；母乳含锌、铜、碘等微量元素较多，尤其在初乳中，铁的含量虽与牛乳相同，但吸收率很高，故母乳喂养者缺铁性贫血发生率低；母乳中钙磷比例适宜（2：1），易于吸收，较少发生低钙血症；母乳中含有较多消化酶，如乳脂酶、淀粉酶等，有助于消化。

2）母乳中含有很多免疫物质，可增进小儿抗感染的能力。如SIgA可结合肠道内细菌、病毒等病原体；乳铁蛋白可抑制大肠埃希菌和白假丝酵母菌；双歧因子可促使双歧杆菌、乳酸杆菌生长从而抑制大肠埃希菌；此外溶菌酶、乳酸过氧化氢酶、补体等在预防感染中均起到了一定的作用。

3）母乳喂养有利于增进母婴感情，哺乳时母婴之间愉快的精神接触和皮肤接触有利于婴儿的心理发展。

4）母乳温度适宜，很少污染，哺喂方便且经济。

5）产后哺乳可刺激子宫收缩促使母亲早日恢复；哺乳可推迟月经复潮，有利于计划生育；哺乳尚可减少乳腺癌和卵巢癌的发生。

（2）母乳的成分及影响母乳分泌的因素：

1）母乳的成分：按照泌乳期的不同，母乳可分为初乳、过渡乳、成熟乳和晚乳。初乳指产后4日以内的乳汁，质稍稠而微带黄色，蛋白质含量较多，含丰富的微量元素、免疫物质及生长因子，有利于促进新生儿的生长发育和提高抗感染能力。因此，要尽早哺乳，使新生儿能哺到初乳。产后 5~10 日乳汁称过渡乳，含脂肪量最高而蛋白质和矿物质含量逐渐减少；成熟乳为第 11 日~第 9 个月的乳汁；晚乳指 10 个月以后的乳汁，其量和营养成分都逐渐减少（表 5 - 2）。

成　　分	初　乳	过渡乳	成熟乳	晚　乳
蛋白质	22.5	15.6	11.5	10.7
脂肪	28.5	43.7	32.6	31.6
糖类	75.9	77.4	75.0	74.7
矿物质	3.08	2.41	2.06	2.00
钙	0.33	0.29	0.35	0.28
磷	0.18	0.18	0.15	0.13
钠	0.34	0.19	0.11	0.10
钾	0.28	0.59	0.45	0.48
锰	0.06	0.03	0.05	0.04
氯	0.57	0.58	0.35	0.44

表 5 - 2　　　　　　　　　　各期人乳成分的比较　　　　　　　　　　（g/L）

2）影响母乳分泌的因素：母乳的分泌受多种因素的影响，如睡眠不足、精神紧张、乳母的营养、服用某些影响乳汁分泌的药物等，均可致母乳分泌减少。因此，哺乳期的母亲应注意保证足够的睡眠、保持愉快的心情、多吃富含蛋白质的汤水食物，避免服用影响乳汁分泌的药物，以保证婴儿能得到足够的乳汁供应。

（3）母乳喂养的护理：

1）哺乳时间：正常足月新生儿出生后 30 分钟就可抱给母亲试哺，实行母婴同室，尽早开始哺乳。开奶前不要进食其他食物和糖水，这样可促使乳汁早分泌、多分泌，还可防止新生儿低血糖的发生。最初 1~2 个月提倡按需哺乳，随吸乳量增多可定时哺乳，即按小儿睡眠规律 2~3 小时哺喂 1 次，逐渐自然延长到 3~4 小时哺喂 1 次，一昼夜共 6~7 次。每次哺乳 15~20 分钟，但不必过于限制，可根据小儿的吸吮能力及生活能力作适当调整，以吃饱为原则。

2）哺乳方法：哺乳前应先为小儿换好尿布，乳母洗净双手并用温开水洗净乳头、乳晕。哺乳时乳母宜取坐位（除最初几日处半卧位外），垫高哺乳一侧的脚，抱婴儿斜坐于怀中并将其头肩枕于哺乳一侧的肘弯。哺乳时用另一手的中指、示指夹扶乳头送入婴儿口中，注意防止乳房堵住婴儿的鼻孔而影响呼吸。每次哺乳时，应让婴儿吸空一侧乳房再吸另一侧，哺乳完毕后应竖抱婴儿，轻拍其背部，排出吞入的空气以防发生溢乳。

（4）母乳喂养的注意事项：

1）乳母应多进食富含蛋白质、汤水较多的食物，不吃刺激性食物；保证充足的睡眠；保持愉快的心情及有规律的生活，以确保乳汁的质量。

2）乳母应注意个人卫生，经常洗澡更衣，保持乳头清洁。

3）乳头有裂伤时应暂停直接哺乳，可将乳汁挤出或吸出，消毒后喂小儿。经常排乳不畅或乳房每次未排空而发生乳房小肿块伴胀痛时，应尽早进行湿热敷，轻轻按摩使其软化，并在喂乳后用吸乳器将乳汁吸尽以防乳腺炎的发生。

4）乳母患急、慢性传染病，活动性肺结核等消耗性疾病，或重症心、肾等疾病时，均不宜哺喂或应暂停哺喂。

（5）断乳：随着婴儿年龄的逐渐增长，母乳的量和质已不能满足生长发育的需要，加之小儿的消化能力日趋完善和乳牙的萌出，已能适应半固体和固体食物，在逐渐添加辅食的基础上，4～5个月时可逐渐减少哺乳次数，使母婴双方在心理、生理上都有一个适应过程，为断母乳做好准备。一般小儿于10～12个月时可完全断母乳，母乳充足或遇炎热夏季、小儿患病时，亦可推迟断乳时间，可哺乳到2岁。断乳后小儿的饮食仍应注意富于营养和易于消化。

2. 人工喂养　由于母乳缺乏或其他原因不能以母乳喂养，而改用其他动物乳（牛、羊乳）或植物性代乳品喂养的方法称人工喂养。

（1）牛乳及其喂养技术：

1）鲜牛乳：在母乳缺乏的情况下，鲜牛乳是较理想的代乳品，可作为首选。牛乳所含的蛋白质虽较母乳多，但大部分是酪蛋白，乳凝块大，不易消化；含不饱和脂肪酸少，脂肪颗粒大，缺乏解酯酶；含糖量较少且以甲型乳糖为主；含矿物质多，可降低胃液的酸度，影响蛋白质的消化；容易污染而引起腹泻（表5-3）。与母乳比较，牛乳的缺点为：难消化，含糖少，易污染，故在调配牛乳时应经过稀释、加糖和煮沸来克服其缺点。

表5-3　　　　　　　　　　　人乳与牛乳成分比较

成　分	人乳（成熟乳）	牛　乳	成　分	人乳（成熟乳）	牛　乳
水(g/100g)	88	88	铁(mg/100g)	0.05	0.05
蛋白质(g/100g)	0.9	3.3	钠(mg/100g)	15	58
脂肪(g/100g)	3.8	3.8	钾(mg/100g)	55	138
乳糖(g/100g)	7.0	4.8	维生素D(IU)	0.4～10	0.3～4
钙(mg/100g)	34	117	脂肪酶	较多	较少
磷(mg/100g)	15	92	能量(kJ)	290	290

牛乳需要量一般按每日总能量和水的需要来计算，婴儿每日约需能量460 kJ/kg，需水分150 mL/kg，一般每千克体重每日供给8%糖牛乳110 mL即可满足需要。例：一个4 kg体重婴儿，每日需供给8%糖牛乳量为440 mL（440 mL鲜牛乳，35.2 g糖）；每日需水量为600 mL，除牛乳外需另供给温开水总量约160 mL。全日牛乳量和水量可分次哺喂。全日鲜牛乳哺喂量以不超过800 mL为宜，能量不够时可增补其他辅助食品。

2）婴儿配方乳：将牛乳脱脂及去掉部分盐分，加入乳清蛋白，调整酪蛋白与白蛋白之比，加入植物油以代替牛乳脂肪，并加入β乳糖及强化维生素、锌、铜、铁等，经改变成分使之接近人乳，适于婴儿喂养。配方乳应注意现吃现配。

3）全脂奶粉：是鲜牛乳经浓缩、喷雾、干燥加工制成。奶粉使用时应按质（重）量1∶7（1单位奶粉加7单位开水），或按容量1∶4（1单位奶粉加4单位开水）冲调成乳汁，其成分与鲜牛乳相似。全脂奶粉经加工处理，较鲜牛乳易消化。

（2）其他乳类及代乳品：

1）羊乳：羊乳营养价值与牛乳相似，乳清蛋白含量较牛乳高，乳凝块较牛乳细而软，脂肪球大小接近母乳，较牛乳易消化。由于羊乳叶酸含量极低，维生素 B_{12} 也少，故羊乳喂养者应注意补充叶酸和维生素 B_{12}，否则可发生巨幼红细胞性贫血。

2）脱脂或半脱脂乳：是指将牛乳中脂肪全部脱去或脱去一半的乳制品，适于消化力弱或腹泻的婴儿，因脂肪含量低，不宜长期使用。

3）酸牛乳：是鲜牛乳中加乳酸杆菌或稀盐酸、枸橼酸、乳酸制成，其酸度高，乳凝块细，易于消化吸收，适于消化力弱的小儿。甜炼乳、麦乳精等含糖太高不宜作为婴儿主食。

4）代乳品：以大豆类代乳品的营养价值较谷类代乳品好，大豆蛋白质含多种氨基酸，含铁也较多，但含脂肪和糖较低，供能较少，含钙也低，可作为 3 个月以上婴儿的代乳品，但应注意补足所缺成分。3 个月以下婴儿因不易消化最好不用豆类代乳品。常用的有豆浆及 5401 代乳粉等。强化铁米粉一般只宜作为辅助食品，不应代替乳类作为婴儿主食。

（3）人工喂养的护理：

1）方法：牛乳在胃中排空时间较长，故间隔时间可较母乳喂养略长。橡皮乳头孔的大小须适宜，一般以奶瓶倒置时乳汁连续滴出为宜。乳汁的温度以乳汁滴于手腕内侧皮肤处不烫手为合适。喂哺前应先给婴儿换好尿布，然后洗净双手，喂哺时授乳者应保持愉快的情绪，抱婴儿于舒适的半卧位姿势。奶瓶的角度以恰好能使乳汁充满奶嘴和瓶颈为宜。每次哺喂的时间及哺喂后排出空气的方法同母乳喂养。

2）注意事项：选择婴儿的食品应以乳品或乳制品为主，同时注意乳品或乳制品的浓度及量，不宜过稀、过浓或过多、过少。配乳及哺喂时应洗净双手以防污染，配乳用具如奶瓶、橡皮奶嘴、匙、碗、杯等每次用后都应洗净、煮沸消毒。奶瓶中剩余乳汁不宜下顿再喂，以防污染变质。

3. 部分母乳喂养　部分母乳喂养是指母乳不足或乳母因故不能按时哺乳时，需加用其他乳品或代乳品的喂养方法，有补授法（即每次哺母乳后加喂一定量其他乳品或代乳品）和代授法（每日数次完全哺喂其他乳品、代乳品）两种方法。以补授法为好，不得已而采用代授法时，每日母乳哺喂次数不得少于 3 次。

4. 辅助食品的添加　随着婴儿的生长发育和营养需要的增加，无论母乳喂养、人工喂养还是部分母乳喂养的小儿，均应逐步添加各种辅助食品以满足生长发育的需要，同时也为断乳做好准备。

（1）辅食添加的原则：①由少到多：为使婴儿有一个适应过程，辅食的量宜逐渐增加，如添加蛋黄就可从 1/4 个开始，无不良反应时再逐渐增到 1/3 个、1/2 个直至 1 个；②由稀到稠：如由米汤到稀粥，再到软饭；③由细到粗：如由菜汤到菜泥，再到碎菜；④由一种到多种：当小儿习惯一种食物后再加另一种，不能同时添加几种，以免不适应而引起消化功能紊乱；⑤应在婴儿健康、消化功能正常时添加。若发生腹泻，应暂停添加辅食，待大便正常后再重新开始。

（2）辅食添加的顺序（表 5-4）。

（二）幼儿的饮食

1～3 岁小儿生长发育速度仍相当快，应注意供给足够的能量和优质蛋白质。每日需供给蛋白质 2～3 g/kg、脂肪 3.5 g/kg、糖类 12 g/kg，三者之比应为 1：1.2：4，优质蛋白质应占总蛋白质的 1/2～1/3。乳牙虽已逐渐出齐，但咀嚼功能仍差，食物宜细、软、烂、碎；食物品种要多样化，荤素均衡搭配，最好每日仍给 1～2 杯牛乳或豆浆；进餐次数以每日 3 次正餐加 1～2 次点心为宜。全日热量的分配：早餐占 20%～25%，中餐占 30%～35%，晚餐占 25%～30%，两次点心共占 10%～15%。

（三）儿童、少年的膳食安排

1. 学龄前儿童膳食基本同成人，但应避免过于坚硬、油腻、过酸、过辣等刺激性食品，注意粗粮、细粮交替及荤素搭配。蛋白质、脂肪和糖类之比应为 1∶1.1∶6，谷麦类食物应成为主食。

表 5-4　　　　　　　　　　　　　　辅食添加的顺序

月　龄	添加辅食	补充的营养素
1～3 个月	青菜汤、水果汁	维生素 A、维生素 C、矿物质
	鱼肝油滴剂	维生素 A、维生素 D
4～6 个月	米汤、米糊、稀粥	能量
	蛋黄、鱼泥、菜泥、水果泥、豆腐、动物血	动物蛋白、铁、维生素 A、维生素 B、维生素 C、纤维素、矿物质
7～9 个月	烂面、饼干、烤馒头片	能量
	鱼、蛋、肝泥、肉末	动物蛋白、铁、锌、维生素 A、维生素 B
10～12 个月	粥、软饭、挂面、馒头	能量、维生素 B
	碎菜、碎肉、豆制品	矿物质、能量、蛋白质、维生素、纤维素

2. 学龄期儿童、少年由于紧张的学习、活动的增多及体格、智力、心理等多方面的发育，对能量和营养素的需要仍相对比成人多。进入青春期体格发育增速，供给丰富的营养尤为重要。学龄期少年膳食安排应注意以下几点：①食物花色品种多样，既有米面类主食，又有富含优质蛋白的鱼、蛋、乳、肉、豆类，再加大量绿叶蔬菜和新鲜水果，粮食仍应粗细粮兼有，最好每餐干湿都备。②三餐一点比较合适，能量分配为早餐 20%～25%，中餐 35%，点心 10%～15%，晚餐 30%，早餐不但要吃饱还应吃好，以免影响上午紧张的学习，有条件的学校也可供应课间餐，以补充紧张学习的消耗。③重视良好饮食习惯的培养，不偏食、不挑食，少吃零食，注意饮食卫生，进食时不看书和电视，集中精力进餐，注意用餐礼貌。

总之，学龄期少年膳食安排要营养充足，饭菜适宜，以保证身心健康发展。

第二节　营养不良

【疾病概论】

营养不良（malnutrition）是由于缺乏能量和/或蛋白质所致的慢性营养缺乏性疾病。多发生于 3 岁以下婴幼儿。临床特点为皮下脂肪减少或消失，进行性消瘦，较重者生长发育停滞，同时伴有全身各系统的功能紊乱及抵抗力低下，易引起各种并发症。

（一）病因与发病机制

1. 喂养不当　如母乳不足或无母乳，而又没有适当的代乳品；采用人工喂养时乳汁过稀；未按时添加辅食或骤然断奶；挑食、偏食、吃零食等不良饮食习惯等。

2. 疾病影响　因疾病导致长期摄入不足、消化吸收功能紊乱或消耗过多引起营养不良。常见疾病有慢性腹泻、各种急慢性传染病、消化道畸形、肠道寄生虫病等。先天不足和生理功能低下等均可影响食欲及消化功能而造成营养不良。

3. 其他　护理不当、睡眠不足、活动过度及精神因素均可影响食欲。此外，父母缺乏科学育儿知识也是引起本病的原因之一。

(二) 临床表现

患儿最早出现的是体重不增或减轻，继而全身皮下脂肪逐渐减少甚至消失，表现为进行性消瘦。全身各部位的皮下脂肪消减的顺序为：先腹部，继而为躯干、臀部、四肢，最后为面颊部；腹部皮下脂肪层厚度是判断营养不良程度的重要指标之一。随着病情的进展，各种临床症状逐步加重，重者生长发育停滞、精神委靡以及各系统器官功能障碍，包括消化功能、心血管功能、肾功能、中枢神经系统功能和免疫功能均可能受影响。临床上将婴幼儿营养不良分为三度（表 5-5）。

营养不良患儿常并发贫血，多为营养性缺铁性贫血；其次为各种维生素缺乏症，尤以维生素 A 缺乏症多见；易继发各种感染，如上呼吸道感染、鹅口疮、支气管炎等；重症患儿可突然出现自发性低血糖，表现为体温不升、面色苍白、神志不清、脉搏减慢、呼吸暂停等，此外尚可能发生营养不良性水肿。

表 5-5　　　　　　　　　婴幼儿不同程度营养不良的特点

表现	营养不良程度		
	Ⅰ度（轻度）	Ⅱ度（中度）	Ⅲ度（重度）
体重低于正常均值	15%～25%	25%～40%	40%以上
腹部皮下脂肪厚度	0.8～0.4 cm	0.4 cm 以下	消失
消瘦	不明显	明显	皮包骨样
身长	尚正常	低于正常	明显低于正常
皮肤	尚正常	稍苍白，松弛	明显苍白，弹性消失
肌张力	基本正常	明显低下	肌肉萎缩
精神状态	稍不活泼	情绪不稳，易疲乏，哭闹	呆滞，抑制与烦躁交替，反应低下

(三) 辅助检查

血常规检查可见血红蛋白及红细胞比率低于正常，血浆蛋白降低，血清中多种酶的活力降低，维生素、电解质、微量元素的浓度降低等。

(四) 治疗要点

应将消除病因摆在治疗的第一位，同时采取调整饮食、促进消化和改善代谢功能、支持疗法和治疗并发症等综合措施。如纠正消化道畸形、控制感染、口服各种消化酶、补充各种维生素及微量元素、使用蛋白同化类固醇制剂、少量多次输血等。

【护理评估】

(一) 健康史

应详细询问患儿的喂养史，尤其是喂养方法及进食量；了解患儿是否患有慢性腹泻、各种急慢性传染病、消化道畸形、肠道寄生虫病，有无睡眠不足、活动过度。

（二）身心状况

1. 症状、体征　应注意测量体重、腹部皮下脂肪厚度、身长，评估皮肤弹性、肌张力、精神状态及有无各系统器官功能障碍及代谢失常的表现。评估患儿有无并发症，如贫血、维生素缺乏症，有无感染性病灶或自发性低血糖，全身皮肤，尤其是臀部皮肤有无破损。

2. 社会、心理反应　评估家长的文化程度、家庭的经济状况，判断家长对营养不良的病因、预后了解的程度及对营养、喂养知识掌握的程度；了解患儿的喂养史、饮食习惯及既往病史。

（三）辅助检查

评估红细胞计数和血红蛋白常量，以判断贫血的程度。评估有无白细胞计数升高，是否合并有感染。评估清蛋白浓度降低程度，是否与患儿水肿有关。

【护理诊断/问题】

1. 营养失调（低于机体需要量）——与热量和（或）蛋白质长期摄入不足有关。
2. 有感染的危险——与营养素缺乏、机体免疫力低下有关。
3. 有皮肤完整性受损的危险——与水肿、长期卧床及免疫力降低有关。
4. 潜在并发症——自发性低血糖。
5. 知识缺乏（家长）——缺乏儿童喂养知识。

【护理目标】

1. 患儿的体重在住院期间逐渐增加，不低于正常的10％以上，生长发育各项指标在住院期间逐渐接近正常水平。
2. 患儿的感染得到有效控制。
3. 患儿住院期间未发生皮肤感染和压疮。
4. 患儿住院期间自发性低血糖得到有效预防。
5. 患儿家长能说出营养不良发生的原因和护理方法，能掌握小儿喂养的正确方法。

【护理措施】

（一）调整饮食，改善营养

根据病情遵医嘱做好饮食调整，蛋白质与热量的补充应循序渐进，不可急于求成。

1. 热量补充　根据营养不良的程度，一般分为两个阶段进行：

（1）轻度营养不良　患儿消化功能尚好，但仍不应过快地改换原有食物，应在原有食谱的基础上逐渐增加。食量从 $250\sim330$ kJ/(kg·d)开始，蛋白质 3 g/(kg·d)。根据消化情况逐渐增至 585 kJ/(kg·d)，蛋白质 $3.5\sim4.5$ g/(kg·d)。待体重接近正常后再恢复至正常热量需要。

（2）中、重度营养不良　患儿消化吸收功能紊乱，对食物的耐受性差，饮食调整要逐步进行。开始热能供给为 $167\sim250$ kJ/(kg·d)，蛋白质 2 g/(kg·d)，若患儿食欲和消化功能恢复，逐渐增至 $502\sim727$ kJ/(kg·d)，蛋白质 $3\sim4$ g/(kg·d)。待体重恢复后热能供给渐调整至生理需要量。

2. 食物的选择　注意选择高热量、高蛋白质、高维生素、适量脂肪、易于消化吸收的新鲜食物。婴儿以乳类为最好，包括母乳、牛乳或其他动物乳，重度营养不良患儿可短期采用稀释乳、酸乳、脱脂乳或高蛋白配方乳。对乳类过敏者可选用豆浆、豆类代乳粉。较大婴儿还可添加米面制品、蛋、鱼、动物肝、瘦肉、动物血、豆制品等。若热能不够可在食物中加少许植物油。此外，应注意补充富含维生素和矿物质的食物。

3. 根据患儿病情选择适当的喂养方法 病情危重，拒绝进食者可采用硅胶管鼻饲或口饲法，待吸吮及吞咽能力增强后，再改为滴管或奶瓶喂哺。应按饮食计划耐心喂哺，不可过快，以免发生呕吐。

（二）预防感染与压疮

对患儿实施保护性隔离，注意室内空气清新，温度适宜，减少探视，预防呼吸系统感染；对有维生素A缺乏引起的角膜软化症的患儿，做好眼部护理；做好皮肤、口腔护理，防止皮肤破溃及口腔炎的发生；经常保持皮肤清洁、干燥，勤洗澡、勤换衣，勤晒被褥，保持被褥清洁、平整，对长期卧床的重症患儿，应经常协助患儿变换体位，防止压疮的发生。

（三）病情观察

1. 加强巡视，防止自发性低血糖的发生 主动巡视病房，注意观察病情变化，尤其要警惕清晨发生自发性低血糖症，若发现患儿突然出现面色灰白、神志不清、脉搏减慢、呼吸暂停应考虑低血糖，立即通知医生并遵医嘱静脉注射 25%～50% 葡萄糖注射液，静脉推注速度不宜过快，以免导致心力衰竭。

2. 生命体征的观察 重症患儿反应低下，护理人员要细心观察患儿生命体征及神志、面色的变化，观察患儿的进食情况及体重的变化，并做好记录。一旦发现异常，立即通知医生，并配合医生积极抢救。

3. 每周应测体重 1～2 次，定期测量身高，以评估营养状况的恢复情况。

（四）用药护理

遵医嘱给予促进食欲和促进代谢的药物，如口服胃蛋白酶合剂、胰酶等促进消化；肌内注射苯丙酸诺龙，以促进体内蛋白质合成；有营养性贫血时应补充铁剂、叶酸及B族维生素；对食欲极差者可试用胰岛素葡萄糖疗法；病情严重者，可酌情选用葡萄糖、氨基酸、脂肪乳剂等高营养静脉注射；伴明显低蛋白血症及贫血者可少量多次输血浆或全血。

（五）健康教育

1. 喂养指导 大力提倡母乳喂养，教给家长部分母乳喂养或人工喂养的方法，如奶粉必须调配合理，不能过浓或稀释过淡；无动物乳时也可应用代乳品如豆浆、豆乳粉等，但切忌单纯用淀粉类食品喂养婴儿。小儿 4～5 个月时，必须逐步添加辅助食品，以保证足够的营养，并为断奶做准备。培养小儿不挑食、不偏食、少吃零食的良好习惯。

2. 合理安排作息，促进患儿生长发育 除保证充足的营养外，尚应保证患儿充足的睡眠，多到户外活动，适当进行体格锻炼，以促进患儿的生长发育。

3. 预防传染病和先天畸形 按时进行预防接种，预防各种急、慢性传染病。定期体格检查。对患有唇裂、腭裂及幽门狭窄等先天畸形者应及时手术治疗。

4. 推广应用生长发育监测图 定期测量体重，并将体重值标在生长发育监测图上，如发现体重增长缓慢或不增长便应尽快查明原因，及时纠正。

【护理评价】

1. 患儿的体重是否逐渐增加，并接近或达到正常。
2. 患儿的感染是否得到有效的控制。
3. 患儿住院期间皮肤感染和压疮是否得到有效预防。
4. 患儿在住院期间自发性低血糖是否得到有效预防。
5. 患儿家长是否已掌握小儿的正确喂养方法及营养不良患儿的护理方法。

第三节 肥 胖 症

【疾病概论】

肥胖症（obesity）是一种体内脂肪储存过多造成的疾病。由于摄入热量超过消耗的热量，引起体内脂肪积聚过多，体重超过同性别、同身高小儿参考平均值 20％ 以上即可称为肥胖。近年来由于人们生活水平的提高、膳食结构的改变，发病率有增加的趋势。小儿肥胖症与成人肥胖症、冠心病、高血压、糖尿病等有一定关系，故应加以重视，及早防治。儿童肥胖大多为单纯性肥胖，本节将介绍儿童单纯性肥胖症。

（一）病因与发病机制

小儿单纯性肥胖与下列因素有关：

1. 遗传因素　肥胖症有一定家庭倾向，双亲或双亲之一肥胖者，其子女肥胖的发生率明显增高。

2. 饮食因素　主要为能量进食过多所致，小儿食欲亢进，在一段时间内每日摄入能量超过需要量时可发生肥胖。

3. 活动过少　小儿不爱活动，尤其肥胖后不愿活动，能量消耗减少，致使越来越胖，造成恶性循环。

4. 其他因素　一些心理因素也可导致肥胖症。

（二）临床表现

单纯性肥胖症可发生于任何年龄，但最常见于婴儿期、5～6 岁和青春期。患儿食欲旺盛且喜吃甜食和高脂肪食物，体重增长迅速。皮下脂肪厚，分布均匀，以颈、肩、乳、胸、背、腹、臀部为明显。腹部脂肪过厚还可出现白色或紫色条纹。若耻骨处皮脂较厚，常将男童外生殖器掩盖。骨龄、智力及性发育一般正常。

患儿因过度肥胖，易疲劳、常出汗，不喜欢和同伴游戏，可造成心理障碍，如胆怯、孤独、自卑、不合群等。

体重过度超重者可并发关节病、慢性皮炎、下肢静脉曲张、平足及膝外翻等，也可并发高血压、高脂血症、糖尿病、肥胖-换氧不良综合征等。

（三）辅助检查

肥胖患儿血清三酰甘油、胆固醇大多增高，严重患者血清 β 脂蛋白也增高；常有高胰岛素血症，血生长激素水平减低，生长激素刺激试验的峰值也较正常小儿为低。

（四）治疗要点

限制饮食和增加运动是治疗肥胖症的有效方法，上述方法失效后可考虑药物治疗。

【护理诊断】

1. 营养失调（高于机体需要量）——与长期热能摄入过多有关。
2. 自我形象紊乱——与身体过分肥胖，得不到同伴认可有关。

【护理措施】

（一）饮食护理

1. 限制饮食　限制饮食既要达到减肥的目的，又要保证小儿有足够的蛋白质摄入，确保正常生长发育所需，不能使体重下降过快。鉴于小儿正处于生长发育阶段以及肥胖治疗的长期性，饮食应以低脂肪、低糖类和高蛋白为主，保证足够的维生素和矿物质供给；限制淀粉类食物、甜食及脂肪含量较高的食物；为满足小儿的食欲，可供给大量蔬菜和水果。

2. 培养良好的饮食习惯　对减肥具有重要作用，如防止晚餐吃得过饱以及吃夜宵的习惯；坚持少量多餐，少吃零食，细嚼慢咽；平时要避免让患儿看到美味食品，以免引起食欲中枢兴奋；定期监测体重增长情况。

（二）鼓励患儿多运动

肥胖患儿常因动作笨拙、怕累而不愿锻炼，开始可由家长带领锻炼，鼓励进行既有减肥效果、又易于坚持的运动，如晨间跑步、散步、做操等，逐渐增加活动量和活动时间，持之以恒才能取得效果。活动量以运动后轻松愉快、不感疲劳为原则。如果运动后疲惫不堪，心慌气促以及食欲大增均提示活动过度，应避免过分剧烈的运动使食欲增加。肥胖症患儿运动应做到：①每日至少要有1小时锻炼时间，以增加能量消耗；②持之以恒，养成习惯，不要随意中断；③活动量要适度；④年龄小的儿童要在父母带领下锻炼，注意安全。

（三）心理支持

鼓励儿童坚持治疗，增加减肥的信心。改变行为习惯，多参加集体活动，改变其孤僻、怕羞、自卑心理。肥胖常引起一些心理行为问题，特别是青春期的女孩常认为自己的身体很丑，长期的自卑，较强的被动性和依耐性，他们在面对内在或外在压力时，缺乏有效的应对方法，而常用过度进食来满足自己。在为青少年制订减肥计划时，要与他们共同讨论，充分地调动他们的积极性，使其感到应该对改变自己的饮食习惯和实行运动计划负责任。在指导青少年减肥的同时，要帮助他们对改变自己形象建立信心，改善社交技巧，并通过同伴或集体的支持和鼓励，最终达到身心健康发展。

（四）健康教育

1. 宣传合理的喂养知识，克服婴儿越胖越好的观念。
2. 提倡母乳喂养。
3. 多活动，减少看电视、玩电脑的时间。
4. 定期儿童保健门诊检查，特别是有肥胖家族史或肥胖趋势者应进行体重监测，发现体重增长过快有肥胖趋势时，应及早进行饮食管理以及指导体格锻炼。
5. 对学龄期和青春时期儿童，应鼓励多参加体育运动，不宜过多进食淀粉、油炸食物和甜品，如糖果、饼干、甜饮料等，可多吃蔬菜、水果等，以满足正常营养的需要。

6. 慢性病患儿或行动不便、卧床休息的患儿也应防止进食过多。

第四节　维生素 D 缺乏性佝偻病

【疾病概论】

维生素 D 缺乏性佝偻病（rickets of vitamin D deficiency）简称为佝偻病，是由于维生素 D 不足而导致钙磷代谢障碍，以骨骼发育障碍为主要临床特征的一种慢性营养缺乏病。它多见于 2 岁以下的婴幼儿，为我国儿童保健工作重点防治的"四病"之一。

（一）维生素 D 的来源、转化与生理功能

1. 维生素 D 的来源　人体皮肤中的 7-脱氢胆固醇经日光中紫外线照射而转变为胆骨化醇，即内源性维生素 D_3，这是人类维生素 D 的主要来源。此外，动物的肝脏、乳类、蛋黄中的维生素 D 及植物中的麦角固醇，经紫外线照射后转变为可被人体吸收的麦角骨化醇，即维生素 D_2，是人类维生素 D 的食物性来源。

2. 维生素 D 的转化　各种来源的维生素 D 在体内须先经肝细胞微粒体和线粒体中 25-羟化酶作用生成 25-羟胆骨化醇[25-(OH)D_3]，再经肾小管上皮细胞线粒体内的 1-羟化酶的作用后，转变为 1,25-二羟胆骨化醇[1,25-(OH)$_2D_3$]才具有很强的生物活性。

3. 1,25-(OH)$_2D_3$ 的生理功能　①促进小肠黏膜对钙、磷的吸收；②促进肾小管对钙、磷的重吸收；③促进旧骨脱钙、溶解，增加细胞外液钙、磷的浓度，有利于骨盐的沉着，新骨的成骨。

（二）病因与发病机制

当日光照射不足、摄入不足、生长速度过快、患有某些疾病如消化道疾病、肝肾疾病或长期服用某些抗惊厥药物，如苯妥英钠、苯巴比妥类及糖皮质激素时，均可影响维生素 D 的代谢，导致维生素 D 缺乏。维生素 D 的缺乏使肠黏膜对钙、磷的吸收减少，肾小管对钙、磷的重吸收减少，骨样组织发生钙化障碍，成骨细胞代偿性增生，从而导致血钙、血磷下降，钙磷乘积下降（<40），局部骨样组织堆积，碱性磷酸酶分泌增多，临床上产生一系列骨骼改变及血生化改变与骨骼 X 线改变（图 5-1）。

（三）临床表现

本病多见于 3 个月～2 岁小儿，主要表现为生长中的骨骼改变、肌肉松弛和神经精神症状。临床上根据病情分为：初期、激期、恢复期、后遗症期四期，初期和激期统称为活动期。

1. 初期（多见于生后 3～6 个月的婴儿）　以非特异性神经精神症状为主要表现，如夜惊、夜啼、睡眠不安，烦躁、易激惹，常伴睡眠时多汗（与室温、季节无关），以致婴儿入睡时常摇头擦枕出现枕部脱发，称为枕秃。

2. 激期　除神经精神症状外，主要是骨骼改变和运动功能发育迟缓。骨骼改变往往发生在生长较快的部位。

（1）头部畸形：①颅骨软化：以 3～6 个月婴儿多见，以指尖按压颞部或枕骨中央时可

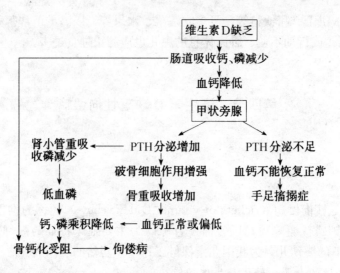

图 5-1 维生素 D 缺乏性佝偻病及手足搐搦症的发病机制

有按乒乓球样的感觉，又称乒乓颅。②方颅：以 8 个月以上的小儿多见，因额、顶骨双侧骨样组织增生堆积而得名。③前囟闭合时间延迟，严重者可延至 2～3 岁才闭合。④乳牙发育障碍：如萌牙延迟、出牙顺序颠倒、牙釉质发育不良等。

（2）胸部畸形：多见于 1 岁左右小儿，有①肋骨串珠；②肋膈沟；③鸡胸或漏斗胸。

（3）四肢骨骼畸形：①佝偻病手镯或脚镯，6 个月以上小儿，在腕、踝处可因骨样组织增生形成钝圆形环状隆起。②"O"形或"X"形腿，1 岁左右能站立或行走的小儿，可因重力作用形成严重膝内翻（"O"形腿）或膝外翻（"X"形腿）。

（4）脊柱畸形：小儿学坐后由于韧带松弛，可出现脊柱后突或侧弯畸形。

（5）骨盆畸形：前后径变小形成扁平骨盆，女孩成年后分娩时可造成难产。

（6）其他：尚有全身肌肉韧带松弛、肌张力低下等，表现为坐、立、行等运动功能发育迟缓，腹部肌肉松弛呈蛙状腹。

3. 恢复期　临床症状逐渐减轻或消失，患儿变得活泼，肌张力恢复正常。

4. 后遗症期　骨骼留有不同程度的畸形。多见于 2 岁以后的儿童。

（四）辅助检查

1. 血生化改变　活动期血钙正常或稍低，血磷降低，钙、磷乘积下降，碱性磷酸酶增高。

2. 骨骼 X 线改变　初期无明显改变。激期长骨干骺端临时钙化带模糊或消失，呈毛刷样，并呈杯口状改变，骨骺软骨明显增宽，骨骺与干骺端的距离加大，骨质普遍稀疏，密度降低，可有骨干弯曲或骨折。恢复期骨骼 X 线改变 2～3 周后即有改善，临时钙化带重新出现，骨质密度增浓，逐步恢复正常。

（五）治疗要点

本病的治疗主要为维生素 D 的治疗，治疗原则应以口服为主，配合补充钙剂，对于 4 岁以上留有严重骨骼畸形者，在佝偻病活动停止后，可进行手术矫正。

【护理评估】

（一）健康史

应详细询问患儿的病史，是否为多胎，是否生长过快；有无日光照射不足，如户外活动少或冬季出生；有无摄入不足，如未及时补充维生素 D；是否患有胃肠道疾病或肝胆疾病，如长期慢性腹泻、婴儿肝炎综合征、先天性胆道畸形等，影响了维生素 D 的吸收利用与羟化过程；有无长期应用苯妥英钠、苯巴比妥类、糖皮质激素等病史。

（二）身心状况

1. 症状体征　初期患儿应注意评估有无非特异性的神经、精神症状；激期患儿应注意评估神经精神症状外的骨骼改变，有无肌肉韧带松弛及动作发育迟缓等；后遗症期患儿应注意评估有无骨骼畸形。

2. 社会、心理反应　应评估家长的文化程度，家长对维生素 D 缺乏症病因的认识水平，是否做到了早就诊、早治疗，评估家长对佝偻病的后遗症有无充分的思想准备。评估家庭的经济状况、居住条件，是否居住在雨雾较多的地区等。

（三）辅助检查

评估患儿血磷、血钙降低及碱性磷酸酶增高的程度，了解 X 线有无骨龄落后，长骨钙化预备带模糊或消失等改变。

【护理诊断】

1. 营养失调（低于机体需要量）——与维生素 D 缺乏有关。

2. 生长发育改变——与钙磷代谢失调、骨骼发育障碍有关。

3. 有受伤的危险——与骨质疏松有关。

4. 知识缺乏（家长）——缺乏佝偻病防治及护理知识。

【护理目标】

1. 患儿维生素 D 缺乏在 1～2 个月内得到纠正。

2. 患儿生长发育逐渐恢复达到正常标准。

3. 患儿住院期间未发生骨折。

4. 患儿家长能说出佝偻病发生的原因与防治方法、能掌握护理方法。

【护理措施】

（一）观察病情

评估患儿的精神状况及饮食、睡眠等情况，观察维生素 D 治疗的效果，注意有无惊厥发生或出现维生素 D 中毒的表现，如厌食、恶心、倦怠、低热、呕吐、腹泻、便秘等，若发现异常应报告医生，并配合医生做好相应的处理。

（二）改善营养，补充足够的维生素 D

1. 鼓励并指导母乳喂养　因母乳中钙磷比例适宜，有利于钙的吸收。乳母及婴儿均应多进富含维生素 D 与钙的饮食，如蛋类、肝类、绿叶蔬菜等。

2. 多晒太阳　病室要求阳光充足，指导家长经常带患儿到户外活动，接触阳光。

3. 遵医嘱补充维生素 D　口服维生素 D 制剂，开始用治疗量，剂量为 $50\sim100$ μg（$2\,000\sim4\,000$ IU）或 $1,25-(OH)_2D_3$ $0.5\sim2.0$ μg，4 周后改为预防量，每日 10 μg（400 IU）。需大量长期服用维生素 D 者，不宜用鱼肝油，以防发生维生素 A 中毒。重症佝偻病或无法口服者可一次性肌内注射维生素 D_3，$2\sim3$ 个月后口服预防量。

（三）预防骨骼畸形与骨折

不要勉强患儿坐、立、行走或坐、立、行走时间太长，以防发生脊柱弯曲及下肢畸形。患儿衣着要宽松，及时纠正小儿不正确的坐、立姿势。由于佝偻病患儿的骨质疏松软化，因此护理时动作要轻柔，以免引起骨折，避免患儿剧烈运动。

（四）预防感染

因患儿多汗，应注意勤洗澡、勤换衣被，搞好个人卫生，避免与各种感染性疾病接触，加强体格锻炼，增强机体抵抗力。

（五）健康教育

1. 科学育儿指导　宣传科学育儿知识及母乳喂养的优点，鼓励母乳喂养；教给各种喂养的护理方法、辅助食品添加的原则与顺序；教给合理安排生活日程，保证足够休息及适当户外活动时间。

2. 用药指导　指导家长合理使用维生素 D 或鱼肝油防治佝偻病。一般足月儿于生后第 2 周起给予预防量的维生素 D，每日 400 IU。早产、双胎及人工喂养儿于生后第 2 周开始给予，剂量加倍，3 个月后减至一般预防量，用至 2 周岁。

3. 护理指导　指导家长学会观察病情及一些基本的护理方法，如及时更换汗湿的衣、裤，防止呼吸道感染等。

【护理评价】

1. 患儿维生素 D 缺乏是否得到有效纠正。
2. 患儿生长发育是否逐渐恢复达到正常标准。
3. 患儿住院期间未发生骨折。
4. 患儿家长是否能说出佝偻病发生的原因与防治方法，并能掌握其护理方法。

第五节　维生素 D 缺乏性手足搐搦症

【疾病概论】

维生素 D 缺乏性手足搐搦症（tetany of vitamin D deficiency），又称佝偻病性手足搐搦症或低钙惊厥。常发生于婴幼儿时期，尤其是 6 个月左右婴儿多见。

（一）病因与发病机制

维生素 D 缺乏的原因及发病机制基本与佝偻病相同，但由于甲状旁腺反应迟钝（图 5-1），骨钙不能游离致使血钙降低，当血钙浓度<1.75 mmol/L 时，即可使神经肌肉兴奋性增高，出现全身或局部肌肉痉挛。

（二）临床表现

患儿除有佝偻病早期表现外，典型的症状尚有惊厥、手足搐搦和喉痉挛。

1. 典型表现　①惊厥：多见于婴儿，轻者仅两眼上翻，面肌抽动；重者多突然发生全身性肌肉痉挛，意识丧失，有时大小便失禁，不伴发热，每次发作时间为数秒至数分钟，惊厥过后安静入睡，醒后活泼如常。间歇时间不一，有的可一日数次，有的数日才发作1次。②手足搐搦：多见于幼儿与儿童，发作时手足呈痉挛状，手腕屈曲，四指强直，拇指内收，贴近掌心；距小腿关节（踝关节）伸直，足趾向下弯曲如弓状。③喉痉挛：主要见于小婴儿，表现为吸气困难，吸气时发出喉鸣音，重者发绀，可因窒息而死亡。

2. 隐匿型体征　患儿不发作时，可出现以下体征：①面神经征：用手指尖轻叩颧弓与口角之间的面颊部，诱发口角或眼睑抽动者为阳性。正常新生儿可出现假阳性。②腓反射：用叩诊锤叩击膝部外侧腓骨小头处的腓神经，该侧足向外侧收缩者为阳性。③陶瑟征：用血压计袖带包裹上臂并充气，使血压维持在收缩压与舒张压之间，5分钟内出现手搐搦者为阳性。

（三）辅助检查

与佝偻病相似，但血钙的降低更突出，血钙常<1.75 mmol/L。

（四）治疗要点

发作时原则应首先做急救处理，控制住惊厥或喉痉挛，然后再补充钙剂及维生素D。

【护理诊断/问题】

1. 潜在并发症——惊厥。
2. 有窒息的危险——与喉痉挛有关。
3. 有受伤的危险——与惊厥及静脉注射钙剂药液外漏有关。
4. 焦虑（家长）——与担心疾病预后有关。
5. 知识缺乏——缺乏病因、治疗及护理等知识。

【护理措施】

（一）病情观察

注意观察患儿的生命体征及神志有无改变；巡视中注意有无惊厥、喉痉挛的发生，注意有无药液外漏等情况；若发现病情变化应立即报告医生并配合进行处理。

（二）预防窒息

注意保持呼吸道的通畅，喉痉挛发生时应就地抢救，立即松解患儿衣领，将舌尖拉出口外，及时清除呼吸道分泌物，必要时进行人工呼吸或加压给氧。

（三）急救与用药护理

1. 配合医生进行急救处理　惊厥发作时可针刺人中、十宣穴，亦可遵医嘱使用抗惊厥药物，常用的有苯巴比妥钠或地西泮等。

2. 遵医嘱给药　①补充钙剂。常用10%葡萄糖酸钙5～10 mL，加10%葡萄糖10～20 mL缓慢静脉注射（不少于10分钟）。惊厥停止后改钙剂口服，可口服10%氯化钙，每次5～10 mL，每日3次，用糖水稀释3～5倍，以减少对胃的刺激；3～5日后改服葡萄糖酸钙口服液或片剂。②补充维生素D。症状控制后补充维生素D，方法同佝偻病。

3. 补钙注意事项　①静脉滴注钙剂必须选较大的血管，避免使用头皮静脉。②静脉点滴钙剂时，应加强巡视，避免漏出血管外引起组织坏死。一旦漏出，则应立即局部热敷或用0.25％普鲁卡因局部封闭。③口服钙剂时避免与牛奶、咖啡、茶水同服，以免影响吸收。

（四）改善营养

合理安排饮食，给患儿多食含钙和维生素 D 丰富的食物，如瘦肉、豆类、蛋类、猪肝、绿叶蔬菜等。

（五）心理护理

医护人员应向家长做好解释工作，告知病因与预后，给予安慰和同情，减轻和消除他们的焦虑，争取合作。

（六）健康教育

教给家长防治本病的有关知识，如患儿应坚持户外活动、合理喂养、每日补充生理需要量的维生素 D 的方法、补钙注意事项等；教会家长对患儿惊厥发作时的处理方法，指导家长学会观察病情。

第六节　锌缺乏症

【疾病概论】

锌缺乏（zinc deficiency）症是指各种原因造成的体内长期缺锌所致的营养缺乏症。锌是人体必需的重要微量元素之一，参与体内 50 多种酶的合成，是酶活性表现的必要物质，对体格生长、智力发育、胃肠道功能、免疫功能和生殖功能影响较大。

（一）病因

1. 摄入不足　初乳中锌含量较成熟乳中高，人乳中锌含量较牛乳中高，动物性食物中锌含量较植物性食物中高，且利用率也高，未哺母乳或母乳不足又未及时添加含锌食物的婴儿、长期缺少动物性食物的小儿，均易出现锌缺乏。不良的饮食习惯，如偏食、挑食常为年长儿缺锌的原因。

2. 吸收减少或丢失过多　慢性消化道疾病，如感染性腹泻、脂肪泻、先天性锌吸收缺陷等，都可致锌吸收减少；慢性肾脏病尿毒症时，可致锌大量丢失。

3. 需要量增加　生长发育迅速、新陈代谢旺盛、感染性疾病时需要量增加。

（二）临床表现

1. 生长发育迟缓　早期的突出表现为生长停滞，体格矮小，智力发育落后，青春期缺锌可致性成熟障碍。

2. 消化系统症状　厌食是缺锌的另一突出症状，可能与味觉减退有关，部分患儿可有异食癖。

3. 神经精神症状　精神怠倦，学习能力降低，少数可发生嗜睡或抑郁症。

4. 免疫功能减退　反复发生念珠菌或其他真菌感染，如口炎、皮炎等。

5. 其他　头发枯黄易脱落，畏光、暗适应力减退，伤口愈合慢，贫血，肝脾大等。

（三）辅助检查

血清锌浓度降低，<11.47 μmol/L 有诊断意义。

（四）治疗要点

治疗原发病；供给含锌丰富的食物；补充锌剂，如葡萄糖酸锌等，疗程 2～3 个月。

【护理诊断】

1. 营养失调（低于机体需要量）——与摄入不足、丢失过多、需要量增加有关。
2. 有感染的危险——与免疫功能降低有关。
3. 知识缺乏（家长）——缺乏小儿营养及喂养方面的知识。

【护理措施】

（一）一般护理

1. 改善营养　提倡和鼓励母乳喂养；供给含锌丰富的食物，如牡蛎、鱼、虾、动物肝脏、海带、紫菜、硬壳果（核桃等）、豆类等；纠正不良的饮食习惯，注意均衡营养。
2. 防治感染　避免与患感染性疾病的人员接触，发现感染迹象应积极采取治疗措施。
3. 补充锌制剂　目前临床常选用葡萄糖酸锌，连服 2～3 个月。

（二）健康教育

向家长讲解锌对小儿生长发育和维持正常生理功能的重要意义、小儿缺锌的常见原因、预防缺锌的措施及正确的服锌方法，防止锌中毒。锌剂最好在饭前 1～2 小时服用，加服维生素 D 可利于吸收。剂量过大可引起恶心、呕吐、胃部不适等消化系统症状，甚至脱水和电解质紊乱。长期服用高浓度锌盐可抑制铜的吸收而引起贫血、生长延迟等。

〔王自媛　王伦之〕

第六章　新生儿与新生儿疾病患儿的护理

新生儿期是指胎儿出生到生后满 28 日内的一段时期，此期的婴儿称新生儿（neonate，newborn）。新生儿是胎儿的继续，又是人类发育的基础阶段。新生儿的生理功能发育尚不完善，极易受外界环境中各种不良因素的影响，发病率与死亡率较高，因此加强新生儿的保健和护理是儿科工作者的重要任务。目前新生儿常见疾病的防治重点是：新生儿窒息及并发症、感染性疾病、高胆红素血症、低出生体重儿和寒冷损伤综合征。

第一节　概　述

一、新生儿分类

（一）根据胎龄分类

1. 足月儿　指胎龄满 37 周至未满 42 周的新生儿。

2. 早产儿　指胎龄未满 37 周的新生儿。

3. 过期产儿　指胎龄超过 42 周的新生儿。

（二）根据体重分类

1. 正常出生体重儿　出生体重在 2 500～4 000 g 的新生儿。

2. 低出生体重儿　出生体重不足 2 500 g，大多为早产儿和小于胎龄儿。其中体重低于 1 500 g 者称为极低出生体重儿，出生体重不足 1 000 g 者称超低出生体重儿或微小儿。

3. 巨大儿　出生体重超过 4 000 g 者，包括正常和有疾病者。

（三）根据出生体重和胎龄的关系分类

1. 适于胎龄儿　指出生体重在同胎龄平均体重第 10～第 90 百分位数者。

2. 小于胎龄儿　指出生体重在同胎龄平均体重的第 10 百分位数以下的婴儿。我国将胎龄已足月，但体重在 2 500 g 以下者称为足月小样儿，是小于胎龄儿中最常见的一种。

3. 大于胎龄儿　指出生体重在同胎龄平均体重第 90 百分位数以上者。

（四）根据生后周龄分类

1. 早期新生儿　指出生后 1 周，围生期以内的新生儿。

2. 晚期新生儿　指出生后 2～4 周的新生儿。

新生儿命名与胎龄及出生体重的关系见图 6-1。

（五）高危儿

高危儿是指已经发生危险或可能发生危重疾病而需要特殊监护的新生儿，其发病与以下

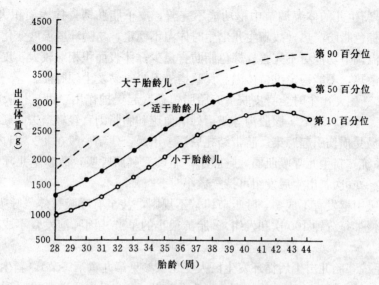

图 6-1　新生儿命名与胎龄及出生体重的关系

因素有关：

1. 孕母妊期有异常情况史　糖尿病史，阴道流血史，感染史，吸烟、吸毒、酗酒史，孕母过去有死胎、死产史，性病史或母为 Rh 阴性血型者。

2. 孕母分娩异常史　先兆子痫、妊高征、羊膜早破、羊水胎粪污染、胎盘早剥、各种难产等。

3. 胎儿出生时异常　多胎、新生儿窒息、早产儿、小于胎龄儿、巨大儿、宫内感染、先天畸形等。

二、正常足月儿与早产儿的特点与护理

正常足月儿（常称新生儿）是指出生时胎龄满 37～42 周，体重在 2 500～4 000 g，身长＞47 cm，无疾病者。早产儿又称未成熟儿，是指胎龄未满 37 周，出生体重 2 500 g 以下，身长在 47 cm 以下的活产新生儿。

（一）正常足月儿与早产儿的特点

1. 外观　正常足月儿与早产儿在外观上有区别（表 6-1）。

表 6-1　　　　　　　　　　　足月儿与早产儿外观特点鉴别表

	正常足月儿	早产儿
皮肤	红润、皮下脂肪丰满	鲜红发亮、水肿多毳毛
头发	分条清楚	细、乱、软
耳郭	耳舟直挺、成形	缺乏软骨、不成形
指（趾甲）	达到或超过指（趾）尖	未达到指（趾）端
乳腺	结节＞4 mm	无结节或＜4 mm
跖纹	遍及整个足底	很少
外生殖器	大阴唇遮盖小阴唇	大阴唇不能遮盖小阴唇
	睾丸已下降至阴囊	睾丸未下降至阴囊
	阴囊皱纹多	阴囊皱纹少

2. 体温　新生儿的体温调节中枢功能不完善，皮下脂肪薄，体表面积大，容易散热，寒冷时主要靠棕色脂肪产热，故新生儿出生时体温不稳定，易随环境温度变化。

早产儿体温调节功能更不完善，棕色脂肪含量少，体表面积相对较大，皮下脂肪少，故产热少，更易散热，不能稳定维持体温。保暖措施不当时易发生硬肿症。

3. 皮肤　新生儿出生时全身皮肤上有胎脂覆盖，起保护作用，可自行吸收，不必强行洗去。但头皮、耳后、腋下、腹股沟等皱褶处的血迹和胎脂则宜轻轻揩去。新生儿皮薄而有丰富的血管，易受损伤引起感染。脐带结扎后逐渐干燥，残端一般在 3～7 日内脱落。

4. 呼吸系统　新生儿呼吸肌弱，胸腔小，主要靠膈肌呼吸，故新生儿呼吸浅表，频率快，每分钟 40～60 次，出生后发绀可持续数小时。

早产儿呼吸中枢发育不成熟，呼吸节律常不规则，甚至有呼吸暂停（呼吸停止 20 秒以上，伴心率减慢＜每分钟 100 次和发绀）。胎龄很小的早产儿因肺泡发育不成熟，易发生肺透明膜病。

5. 循环系统　胎儿出生后循环发生巨大变化（参见第九章第一节）。新生儿心率快，波动范围大，每分钟 90～160 次不等，有的新生儿生后 1～2 日内心前区可听到杂音，这与动脉导管暂时性未关闭有关，数日后自行消失。新生儿血压平均 70/50 mmHg。

早产儿心率快，血压较足月儿低，毛细血管脆弱，缺氧时易致出血。

6. 消化系统　新生儿吞咽能力已发育完善，但胃呈横位，贲门括约肌不发达，幽门括约肌较发达，所以新生儿易呕吐、溢奶。新生儿消化道面积相对较大，通透性高，有利于营养物质的吸收，但也使毒性物质被吸收的机会增加。新生儿第 1 次排便多在出生后 12 小时内，为墨绿色黏稠的胎粪，3～4 日内排完。若 24 小时仍不见排胎粪，就应检查是否存在肛门闭锁等消化道畸形。新生儿已能分泌大部分消化酶，但胰酶生后分泌不足，4 个月才能达到成人水平。

早产儿吸吮、吞咽能力差，胃容量小，贲门括约肌松弛，各种消化酶均不足，故更易造成喂养困难。肝功能更不成熟，生理性黄疸更重、持续时间更长，更易发生低血糖和低蛋白血症。

7. 泌尿系统　新生儿多在出生后 24 小时内排尿，如 48 小时仍无尿，需查明原因。新生儿肾滤过与浓缩功能差，对水和溶质的处理能力较差，故易发生脱水或水肿，早产儿更为明显。

8. 神经系统　新生儿的脑相对较大，占体重的 10%～20%（成人仅占 2%）。但大脑皮质和纹状体发育不完善，常出现不自主与不协调动作。神经髓鞘未完全形成，易出现泛化现象。新生儿期具有原始神经反射：如吸吮、觅食、握持、拥抱反射等，它们在出生后 3～4 个月逐渐消退。当有神经系统疾病或损伤、颅内出血时这些反射可能消失。新生儿巴宾斯基征与凯尔尼格征阳性、腹壁反射和提睾反射不稳定均属正常现象。

早产儿原始反射难引出，肌张力低下。视网膜发育不良，吸入高浓度氧或吸氧时间过长，可产生视网膜病变，严重者失明。

9. 免疫系统　新生儿特异和非特异性免疫功能均差，易患感染性疾病。护理时预防感染十分重要。但因从母体中获得一定量的 IgG，可使新生儿对某些传染病（如麻疹）具有免疫力。因缺乏 IgM 和 IgA，易发生革兰阴性杆菌感染和呼吸道与消化道黏膜感染。

10. 常见的几种特殊生理状态

（1）生理性体重下降：新生儿初生数日内，因进食少、水分丢失、胎粪排出，出现体重下降，但一般不超过 10％，10 日左右恢复到出生时体重。

（2）生理性黄疸：参见本章"新生儿黄疸"。

（3）假月经及乳腺肿大：由于在宫内胎儿从母体获得一定量的雌激素，生后雌激素的作用中断，某些女婴可于生后 5～7 日出现阴道少量出血，约持续 1 周自然消失，类似月经来潮，称假月经。同样原因，某些男婴、女婴可在生后 4～7 日发生乳腺肿大，如蚕豆或鸽蛋大小，2～3 周后消退，一般不必处理，切忌挤压，以免继发感染。

（4）上皮珠、"马牙"和"螳螂嘴"：新生儿在上腭中线和齿龈处，由于上皮细胞堆积或黏液腺分泌物积留，形成黄白色的小颗粒和块状物，前者俗称上皮珠，后者称"马牙"。新生儿两颊部各有一块隆起的脂肪垫，俗称"螳螂嘴"，有利于乳汁吸吮。上述均属正常现象，数周或数月自行消失，不可挑割，以免感染。

（二）足月儿与早产儿的护理

1. 环境　新生儿室要阳光充足，空气新鲜，避免对流风。新生儿床面积约 2.5 m²，床间距宜 60 cm 以上。保持室温在 22 ℃～24 ℃，相对湿度 55％～60％。新生儿室除每日紫外线照射 30～60 分钟并湿式清洁外，还应定期全面消毒。

早产儿室隔离消毒措施要求更严，室温在 24 ℃～26 ℃，还需备有暖箱、光疗箱、输液泵、吸引器、供氧设施等。

2. 皮肤护理　新生儿的衣、被、毛巾、尿布等必须是软而吸水性好的棉布或纸类。新生儿口腔黏膜嫩，喂奶前后宜喂开水，以保持口腔清洁。新生儿全身覆盖的胎脂不宜强行擦去，而皮肤皱褶处宜轻轻揩去，以防感染。脐带未脱落之前，每日应做脐部护理，保持干燥和清洁。每次换尿布，应以温水冲洗臀部、吸干，防止尿布疹的发生。

3. 维持体温　新生儿出生时，应立即清除口、鼻、咽的黏液，结扎脐带，擦去身上血迹，Apgar 评分后对新生儿进行初步体检，用预温好的包被包裹新生儿。

早产儿应特别注意维持正常体温。根据早产儿胎龄、体重和病情给予不同的保温措施，常将婴儿置于中性温度中（中性温度是指机体代谢、氧及能量消耗最低，并能维持体温正常的最适宜的环境温度）。不同体重和不同出生日龄，中性温度不同。体重＜2 000 g 者，尽早置于保温箱中（表 6-2）。体重＞2 000 g 者，可在箱外给予远红外床或热水袋等简易保温措施。加强体温监测，及时发现或更正不当的保温措施。

表 6-2　　　　　　　　　　　　　不同体重的早产儿温箱温度

体重	箱温			
(kg)	35 ℃	34 ℃	33 ℃	32 ℃
1.0	初生 10 日内	10 日以后	3 周以后	5 周以后
1.5	—	初生 10 日内	10 日以后	4 周以后
2.0	—	初生 2 日内	2 日以后	3 周以后
＞2.5	—	—	初生 2 日	2 日以后

4. 合理喂养　生后尽早开奶，提倡母乳喂养。

喂奶前可试喂糖水，排除消化道畸形。按需哺乳，喂奶前宜先测体温、换尿布或进行其他检查。喂奶后应竖抱小儿轻拍背部，然后取右侧卧位。

早产儿喂养宜耐心、细心，首选母乳，无母乳者宜选稀释配方乳，从 1∶1（牛奶∶水）

稀释奶渐增至 2∶1、3∶1、4∶1，亦可选用脱脂牛奶等。喂乳量（以不呕吐，无胃潴留为原则）、间歇时间可参考表 6-3。吞咽极差者可用滴管、胃管或静脉高营养。

表 6-3		早产儿喂奶量和间隔时间		
出生体重（kg）	<1	1.0～1.5	1.5～2.0	>2.0
开始量（mL）	1～2	3～4	5～10	10～15
每日隔次增加量（mL）	1	2	5～10	10～15
喂乳间隔时间（h）	1	2	3	3

足月儿出生后应肌内注射维生素 K_1 0.5～1 mg，早产儿连用 3 日，以预防维生素 K 依赖凝血因子缺乏性出血症。出生后 2 周可加用浓鱼肝油滴剂，保证维生素 D 1 000 IU/d。还应补充维生素 B、维生素 C、维生素 E 及铁剂、叶酸等物质。

5. 呼吸管理　有呼吸窘迫或发绀者，应及时给氧。一般主张间歇低浓度给氧，可在喂奶前后给氧 15 分钟，吸氧浓度不宜过高，一般为 25% 左右，氧流量为 0.5 L/min。发生呼吸暂停时可采用拍打足底、托背或刺激皮肤等方法，严重者遵医嘱给予药物治疗或机械通气。

6. 预防感染　新生儿室应拒绝外来人员参观。室内严格执行无菌消毒制度。工作人员应着清洁的工作帽、口罩、鞋，无传染病和急性感染。护理新生儿前后要洗手，新生儿的用物应分开单独使用。做好预防接种。

早产儿免疫功能比足月儿更差，隔离消毒要求更严。皮肤、口腔、脐带护理应仔细，以防发生感染。

7. 密切观察和记录　严密观察新生儿的面色、哭声、体温、呼吸、脉搏、奶量、大小便、体重、活动等，若发现异常，及时报告医生。

早产儿各系统器官发育不成熟，观察须更仔细，注意有无下列情况发生：

（1）体温异常及皮肤是否伴有硬肿。

（2）呼吸频率、节律的变化，是否伴发绀和进行性呼吸困难。

（3）烦躁或反应低下，是否伴有惊厥。

（4）脐部渗血，是否伴有黑便。

（5）黄疸加深，是否伴有抽搐。

（6）吃奶量、大小便的变化。

8. 健康教育

（1）促进母婴感情的建立，提倡母婴同室和母乳喂养。尽早让新生儿吸乳，接触母体，通过母亲的眼光、爱抚的动作，增进母子感情交流。

（2）宣教：向家属宣传新生儿正确的喂养、护理、预防接种等有关知识。

（3）健康检查：新生儿期尽早开展先天性、遗传性疾病的筛查，如苯丙酮尿症、甲状腺功能减低等，以便早期治疗。

第二节　新生儿窒息

【疾病概论】

新生儿窒息（asphyxia of newborn）是指胎儿因缺氧发生宫内窘迫或娩出过程中引起的呼吸、循环障碍，是新生儿期导致伤残或死亡的主要原因。其发病率占活产婴的 5%～10%，新生儿窒息及其并发症引起的死亡率占新生儿总死亡数的 20%～30%。

（一）病因与发病机制

凡影响母体和胎儿间血液循环和气体交换的任何因素均可引起胎儿或新生儿的缺氧。

1. 窒息原因

（1）母体原因：严重贫血、心脏病、糖尿病、妊高征、子宫痉挛、前置胎盘、胎盘早剥、妊母骨盆畸形。

（2）胎儿原因：早产儿、巨大儿、畸形儿、胎位不正、脐带绕颈、打结、宫内新生儿感染或呼吸道阻塞等。

（3）分娩原因：难产、高位产钳、胎头吸引不顺利、臀位产、孕妇使用镇静剂或麻醉剂等。

2. 病理生理　新生儿窒息多为胎儿宫内窒息的延续，引起发病的根本原因是缺氧，并由此引起一系列病理生理变化。在新生儿窒息的头 1～2 分钟有呼吸深快，如缺氧未及时纠正，则导致呼吸停止——原发性呼吸暂停。如及时给氧或予以适当刺激，呼吸能恢复，如缺氧继续存在，则出现喘息样呼吸、呼吸运动减慢，最终导致继发性呼吸暂停，此时如无外界正压呼吸则导致死亡。与此同时由于低氧血症和酸中毒，引起体内血液重新分配，以保证心、脑、肾上腺等重要器官的供血。如缺氧继续存在，酸中毒加重，糖原大量消耗，心、脑、肾上腺等重要脏器受损，血液生化和代谢改变出现 $PaCO_2$ 升高，pH 和 PaO_2 下降，血糖下降，高胆红素血症等。

（二）临床表现

1. 胎儿缺氧表现　首先出现兴奋表现，如胎动增加，胎心率＞每分钟 160 次；继而进入抑制状态，胎动减少（每 12 小时＜20 次或消失），胎心率减慢，＜每分钟 100 次，心律不规则，羊水被胎粪污染呈黄绿色或墨绿色。

2. 窒息程度的判断　临床上将新生儿窒息分为轻、重两度（表 6-4）。新生儿 Apgar 评分 8～10 分者为正常新生儿，评分 4～7 分为轻度窒息（青紫窒息），评分 0～3 分为重度窒息（苍白窒息）。评分须在出生后 1 分钟内进行，不正常者 5 分钟及 10 分钟必须再评分，如仍低于 6 分，神经系统损伤较大，预后较差。

3. 并发症　窒息所致的缺血缺氧性损伤为多器官性，但发生的频率及程度常有差异：①心血管系统：表现为心源性休克、心力衰竭和持续胎儿循环；②呼吸系统：易发生羊水或胎粪吸入综合征，低体重儿常见肺透明膜病、呼吸暂停；③肾脏损害：较多见，急性肾衰竭或出现肾静脉栓塞；④中枢神经系统：主要是缺血、缺氧性脑病和颅内出血；⑤代谢系统：低血糖、电解质紊乱(低钠、低钙血症)；⑥消化系统：应激性溃疡、坏死性小肠-结肠炎和高胆

表 6 - 4　　　　　　　　　　　　　新生儿 Apgar 评分表

体　　征	评　分　标　准			出生后评分	
	0	1	2	1min	5min
皮肤颜色	青紫或苍白	身体红、四肢青紫	全身红		
心率（次/min）	无	<100	>100		
弹足底或插胃管反应	无反应	有些动作	哭，喷嚏		
肌张力	松弛	四肢略屈	四肢活动		
呼吸	无	慢、不规则	正常、哭声响		

红素血症等。

（三）辅助检查

1. 血气分析　有低氧血症及混合性酸中毒，pH≤7.25 提示严重缺氧。

2. 血生化　可有低血糖、低血钠、低血钙和高血钾等。

3. 头颅 B 超或 CT 检查　发现颅内出血的部位和范围。

（四）治疗要点

1. 早预测、早诊治母体疾病　若无法控制新生儿缺氧者，娩出前做好相应抢救准备，最好是新生儿科和产科医护人员共同参与处理。

2. 及时复苏　按 A、B、C、D、E 步骤进行，A（air way）：清除呼吸道分泌物，保持呼吸道通畅；B（breathing）：建立呼吸，增加通气；C（circulation）：维持正常循环，保证足够心排血量；D（drug）：药物治疗；E（evaluation）：评价。ABC 最为重要。

3. 复苏后处理　进一步评价新生儿状况。严密监测各脏器的受损情况，并采取相应的防护措施，保护各脏器功能。

【护理诊断/问题】

1. 气体交换受损——与肺液清除不良、肺透明膜形成等有关。

2. 体温过低——与体温调节功能差有关。

3. 有感染的危险——与免疫功能低下、污染的羊水吸入有关。

4. 潜在并发症——心功能衰竭、呼吸衰竭、肾衰竭。

5. 焦虑（家长）——与病情危重、预后不良有关。

【护理措施】

（一）保持呼吸道通畅

在 20 秒内迅速完成以下步骤：①保温：抢救时新生儿置于远红外线保温床上，病情稍稳定后，可将新生儿置于保温箱或有其他保暖措施的床上。保温应贯穿于整个抢救过程；②置正确体位：仰卧，肩部垫高 2～3 cm，颈微伸；③立即清除口鼻咽及气道内分泌物：吸痰负压≤13.3 kPa，吸痰时间每次不超过 15 秒；④触觉刺激：拍打或弹足底，摩擦背部，使患儿出现呼吸；⑤如出现正常呼吸，心率>每分钟 100 次，皮肤红润可观察，如无规律呼吸或心率<每分钟 100 次，立即用面罩正压通气。通气 15～30 秒后，如心率>每分钟 100 次，出现自主呼吸，继续吸氧观察。如仍无规律呼吸，或心率<每分钟 100 次，应立即行气

管插管正压通气。其通气频率每分钟 40～60 次，吸呼比为 1∶2，压力维持在 20～30 cmH$_2$O(2～3 kPa)。

（二）维持循环

经上述气管内插管正压通气 30 秒后，心率仍＜每分钟 60 次，应同时胸外心脏按压。心脏按压的方式是：双拇指并排或重叠于患儿胸骨体下 1/3 处，其余手指围绕胸廓托在后背，按压频率为每分钟 90 次，按压深度以胸廓压下 2～3 cm 为宜。经胸外心脏按压 30 秒后，心率仍＜每分钟 60 次，应立即备用 1∶10 000 肾上腺素 0.1～0.3 mL/kg，静脉推注或气管内滴入。给药 30 秒后心率仍＜每分钟 100 次，表示血容量不足，可遵医嘱采用血浆或等渗盐水扩容。有酸中毒和循环不良者，遵医嘱使用碳酸氢钠纠正酸中毒和使用多巴胺以增强心脏收缩、增加心搏出量，改善循环功能。

（三）预防感染

窒息新生儿更容易感染，护理操作过程中要严格消毒和隔离。

（四）严密观察病情

及时发现并处理并发症，这对减少或避免继发性缺氧损伤，改善预后非常重要。主要观察：

1. 呼吸频率、节律。

2. 脉搏强弱、心率、心音、血压、毛细血管充盈情况。

3. 肌张力、前囟张力、反射、瞳孔、凝视、尖叫、惊厥等。

4. 观察有无腹胀、呕吐。

5. 体温、面色等改变。

6. 记录首次排尿时间及尿量，查尿常规与尿相对密度，大便性状，化验潜血。

7. 做血气分析和血生化检查。

（五）心理护理

向家长介绍本病的相关医学知识，尤其是可能发生的严重后遗症，如智力低下、听力下降、瘫痪等，取得家长理解、配合。细心解答病情及抢救情况。

第三节　新生儿缺氧及缺血性脑病

【疾病概论】

新生儿缺氧缺血性脑病（hypoxic-ischemic encephalopathy，HIE）是由各种因素引起的缺氧和脑血流量减少或暂停而导致胎儿和新生儿的脑损伤，是新生儿窒息后严重并发症之一。患儿病情重，常致永久性神经功能缺陷。

（一）病因与发病机制

1. 缺氧及缺血性脑损害的因素

（1）缺氧原因有：①新生儿窒息；②反复呼吸暂停及呼吸系统疾病；③严重先天性心脏病；④严重颅内疾病。

（2）缺血原因有：①心脏骤停或严重循环系统疾病；②颅内出血或脑水肿。

2. 发病机制　发病机制十分复杂，当窒息缺氧为不完全时，体内出现器官间血液分流，以保证脑组织血流量；如缺氧持续存在，脑血流灌注下降，出现再一次的血流重新分布，使大脑半球的供血减少，以保证丘脑、脑干、小脑的血液供应，此时大脑皮质下的白质和矢状旁区最易受损。如窒息缺氧为急性完全性时，则不发生上述代偿机制，脑损伤发生在代谢最旺盛的丘脑与脑干，而大脑皮质不受影响，这种现象称为选择易损性。另一方面，缺氧可导致脑血流量自主调节功能受损，使脑血流量受血压的波动而波动，当血压升高时导致脑室周围毛细血管破裂出血，如发生休克，又可发生缺血性脑损伤。严重的缺血、缺氧还能导致脑细胞能量代谢障碍，发生低血糖与代谢性酸中毒，进而细胞膜离子泵的功能损害，引起钠、钙离子内流及脑细胞水肿。

（二）临床表现

主要表现为意识障碍、肌张力及原始反射改变、惊厥、脑水肿颅高压等神经系统症状，根据临床表现可分为三度（表 6-5）。

表 6-5　　　　　　　　　　　新生儿缺血及缺氧性脑病临床分度

项　目	轻　度	中　度	重　度
意识	过度兴奋	嗜睡、迟钝	昏迷
肌张力	正常	减低	松软或间歇性伸肌张力过强
原始反射			
拥抱反射	稍活跃	减弱	消失
吸吮反射	正常	减弱	消失
惊厥	无	通常伴有	多见或持续
中枢性呼吸衰竭	无	无或轻度	常见
瞳孔改变病	无	缩小	不对称、扩大、对光反射消失
前囟张力	正常	正常或稍饱满	饱满紧张
病程及预后	症状持续 24 小时左右消失,预后好	大多数患者症状 1 周内消失,不消失者如存活可能有后遗症	病死率高,多数在 1 周内死亡,存活者症状可持续数周,多有后遗症

（三）辅助检查

1. 头颅 B 超或 CT 检查　超声检查比 CT 更能清楚显示室管膜下病变和脑室内出血；CT 显示脑软化较明显。

2. 脑电图　可出现异常棘波。

3. 血清磷酸肌酸激酶脑型同工酶（CPK-BB）测定　其升高程度与脑组织受损严重程度成正比，其活性显著升高是早期诊断、判断预后的较特异指标。

（四）治疗要点

1. 支持疗法　采用碳酸氢钠纠正酸中毒，多巴胺纠正低血压，纠正低血糖，维持体液平衡。

2. 控制惊厥　多采用苯巴比妥。

3. 治疗脑水肿　可用呋塞米或甘露醇静脉推注。

【护理诊断/问题】

1. 潜在并发症——颅内压增高。

2. 有废用综合征的危险——与脑损伤有关。

3. 恐惧、焦虑（家长）——与病情严重、预后不良有关。

【护理措施】

（一）一般护理

1. 严密观察病情，及时发现并发症　主要观察新生儿的神志、肌张力、体温、呼吸、心率、血氧饱和度、前囟张力、抽搐、瞳孔大小和对光反射等。及时发现颅内高压，配合医生给予患儿镇静、止痉、降颅压等治疗和护理。

2. 定期随访，尽早发现和处理后遗症　对疑有后遗症者，应将其肢体置于功能位，给予动作训练和感知觉刺激，促使脑功能恢复。

（二）心理护理

向家长介绍本病的发展经过，治疗、护理方法及预后，以取得家长配合。特别是有后遗症的患儿，鼓励家长学会护理方法，并做好长期护理患儿的思想准备。

第四节　新生儿颅内出血

【疾病概论】

新生儿颅内出血（intracranial hemorrhage of the newborn）主要是由缺氧或产伤引起，早产儿发病率高，是新生儿死亡重要原因之一，存活者后遗症较多。

（一）病因与发病机制

1. 早产　胎龄<32周的早产儿，在脑室周围的室管膜下及小脑软膜下的颗粒层均留存胚胎生长基质（germinal matrix，GM）。它是一未成熟的毛细血管网，其血管壁仅有一层内皮细胞，缺乏胶原和弹力纤维支撑。当动脉压升高时可致血管壁破裂引起室管膜下出血；出血向内可穿破室管膜进入脑室内引起脑室内出血；血液外渗可扩散至脑室周围的白质。

2. 缺氧、缺血　凡在产前、产中或产后引起胎儿或新生儿缺氧、缺血的因素都可引起颅内出血，如宫内窘迫、分娩时和产后窒息等。缺氧可使血管通透性增加，血液外渗。尤其是早产儿，其大脑侧脑室和第四脑室室管膜下以及小脑软脑膜下的毛细血管网，因血管壁薄而脆，对缺氧和酸中毒又十分敏感，易引起破裂出血。同时，此处小静脉系统呈U形走向，血流缓慢易栓塞，由此而导致血管内压增高破裂出血。出血多位于脑室和脑实质。

3. 产伤　以足月儿多见，胎头过大、头盆不称、臀位产、急产、高位产钳、吸引器或产钳助产、负压吸引器助产等，使头部受挤压、牵拉而引起颅内血管撕裂出血。出血以硬脑膜下多见。

4. 其他　快速输入高渗液体、血压波动过大、机械通气不当、颅内先天性血管畸形或全身出血性疾病也可引起颅内出血。

（二）临床表现

临床表现与出血部位和出血量密切相关。主要表现有：①意识改变：如激惹、过度兴奋或嗜睡、昏迷。②呼吸改变：增快、减慢、不规则或暂停。③眼征：双眼凝视、斜视、眼球震颤。④瞳孔：对光反应消失。⑤颅内压增高表现：血压增高、前囟隆起。⑥原始反射：减弱或消失。⑦黄疸与贫血：出现无原因可解释的黄疸与贫血。

不同类型颅内出血的特征：①脑室周围-脑室内出血：早产儿多见，大多在出生后 72 小时内发病。常表现为呼吸暂停、嗜睡、肌张力低下和拥抱反射消失。②硬脑膜下出血：多有产伤史，常在出生后 24 小时出现惊厥、偏瘫、斜视等症状。出血轻的无症状，数月后发生硬脑膜下积液。严重者出生后数小时内死亡。③蛛网膜下隙出血：多有产伤史，常在出生后第 2 天出现抽搐，发作间歇时情况良好，少数因粘连并发脑积水后遗症。出血量少时无症状，出血量大时常表现嗜睡、反复呼吸暂停、惊厥等，病死率较高。④小脑出血：多见于早产儿，表现为频繁呼吸暂停、心动过缓等。

（三）辅助检查

1. 头部 B 超或 CT、MRI 检查　能无创伤地检查出血部位。

2. 脑脊液检查　发现均匀血性脑脊液或镜检有皱缩红细胞，对诊断蛛网膜下隙出血、脑室内出血有帮助。但病情严重或体重极低的早产儿不宜穿刺检查。

3. 头颅透照　用冷光源透照，可诊断硬脑膜下血肿、脑积水。

（四）治疗要点

1. 镇静、止痉　地西泮肌内注射或口服，苯巴比妥肌内注射。

2. 降低颅内压　呋塞米、地塞米松静脉注射。若有脑疝发生，可用脱水剂，如甘露醇。

3. 止血　维生素 K_1、酚磺乙胺、血凝酶等。

4. 使用恢复脑细胞功能的药物　出血停止后使用细胞色素 C、脑活素、神经生长因子等。

5. 支持、对症治疗　保证营养和水分需要，缺氧者供给氧气。

【护理诊断/问题】

1. 潜在并发症——颅内压增高。

2. 营养失调（低于机体需要量）——与摄入量不足有关。

3. 恐惧（家长）——与预后不良有关。

【护理措施】

（一）降低颅内压，密切观察病情变化

1. 保持安静、降低颅内压　取头高体位（肩部同时抬高 15°～30°），保持安静，不随意搬动新生儿，所有操作尽量集中进行，对防止出血和减轻脑水肿有重要意义。凡需头侧位时，整个躯体也应取同向侧位，头保持于正中位，以免压迫颈动脉。遵医嘱及时应用降颅内压的药物。

2. 严密观察病情变化　①呼吸、心率、体温；②神志与反射，有无烦躁、兴奋或昏迷，吸吮、觅食、持握反射是否减低或消失；③瞳孔大小是否对称、对光反射是否消失；④肌张力情况，有无抽搐、前囟张力增加等。

（二）保证热量供给，维持体温正常

患儿多有脑水肿，输液要适量，以满足基础需要为准。总液量按 60～80 mL/（kg·d）计算。病情稳定后，让患儿自行吮吸或滴管或鼻饲，不应抱喂，以免加重出血。注意保暖，病初一般宜置于保温箱中，病情稳定出温箱后仍需注意采取保暖措施。

（三）心理护理

随时与家属联系，告知病情的严重程度，治疗效果及预后。如有后遗症出现，尽早指导家长做好智力开发与肢体的功能训练。

第五节　新生儿肺炎

【疾病概论】

新生儿肺炎（neonatal pneumonia）为新生儿时期的常见病，死亡率较高，按原因不同可将其分为吸入性肺炎和感染性肺炎。据统计仅感染性肺炎全世界每年可使约 200 万新生儿死亡。

（一）病因

1. 吸入性肺炎　吸入性肺炎主要指胎儿或新生儿吸入羊水、胎粪、乳汁和水等。羊水或胎粪的吸入主要是由于胎儿在宫内缺氧或分娩过程中胎儿呼吸增强所致。食管闭锁、唇裂、腭裂、吞咽功能不全等易使新生儿吸入乳汁或水而发生肺炎。

2. 感染性肺炎　细菌、病毒、衣原体等微生物均可引起新生儿感染性肺炎，感染可发生在产前、产时或产后。产前感染主要是由于孕母阴道内或血液中的病原体使新生儿发生感染，肺炎可是全身感染的一部分。产时感染主要是吸入被污染的羊水。产后感染就更复杂，可因空气中细菌进入新生儿呼吸道而感染，也可因新生儿患皮肤感染、消化道感染或败血症后并发肺部感染，还可因护理人员在护理时将微生物传播给新生儿引起。宫内和分娩过程中感染以巨细胞病毒、大肠埃希菌、B 群 β 溶血性链球菌感染为主，出生后多为葡萄球菌感染。

（二）临床表现

1. 吸入性肺炎　吸入性肺炎多有宫内窘迫或产时窒息史，或伴有食管闭锁、唇裂、腭裂、吞咽功能不全等病史。宫内或分娩过程中吸入胎粪或羊水者出生时出现呼吸急促（困难）伴发绀，甚至呼吸衰竭、肺气肿或肺不张。乳汁吸入者常有乳汁从鼻中涌出的病史，吸入乳汁后有气急或窒息、发绀等。

2. 感染性肺炎　宫内感染性肺炎严重者为死胎或死产，存活者表现为呼吸增快、呻吟、点头呼吸、发绀、口吐白沫；严重者出现呼吸困难，甚至呼吸衰竭、心力衰竭和神经系统症状，如抽搐、肌张力低等。

分娩时和出生后感染性肺炎症状和体征出现稍晚，常不典型。出生后感染性肺炎先出现鼻塞、呛奶、呼吸困难，或仅有口吐白沫、体温异常，常无咳嗽。由于呼吸表浅，肺部常听不到啰音。当患儿啼哭时，于吸气末脊柱两旁可闻及细湿啰音，有时有哮鸣音。

（三）辅助检查

1. 血常规　白细胞总数正常或减少（病毒感染），也可能增高（细菌感染）。

2. X线检查 多在出生后2~3日进行，两肺纹理增粗或出现点状阴影，可融合成片，以双下肺改变多见；吸入性肺炎常伴肺气肿或肺不张。

3. 免疫学检查 血中IgM和IgG升高。

（四）治疗要点

吸入性肺炎应迅速清除吸入物并保持呼吸道通畅、给氧、纠正酸中毒及对症处理。

感染性肺炎应正确采用足量抗生素控制感染、保持呼吸道通畅、供氧、合理喂养等。抗生素应静脉、联合用药，病原菌未明确前可结合当地菌种流行病学特点和耐药菌株情况选择2种抗生素联合使用；病原菌明确后可根据药敏试验选择用药。

【护理诊断/问题】

1. 清理呼吸道无效——与咳嗽反射功能不良、吸入羊水等有关。
2. 气体交换受损——与肺部炎症有关。
3. 潜在并发症——心力衰竭、气胸或纵隔气肿。

【护理措施】

（一）一般护理

1. 保持呼吸道通畅 及时有效地清除呼吸道分泌物和吸入物，对保持呼吸道通畅非常重要。定期湿化气道，必要时雾化吸入。

2. 促进肺部炎症吸收 除合理应用抗生素治疗外，还应采用下列综合治疗方案。

（1）翻身拍背：促进呼吸道分泌物松动，利于吸收或排出，可预防肺不张。

（2）胸部理疗促进血液循环，有利肺部炎症吸收。

3. 给氧 室内空气宜新鲜，并保持一定湿度。中度缺氧者采用鼻导管给氧，氧流量为0.3~0.6 L/min。如口罩给氧，氧流量为1~1.5 L/min。重度缺氧可用头罩给氧，氧流量为5~8 L/min，如无效应改用呼吸机给氧，浓度不宜过高，时间不宜过长，以免发生晶体后纤维增生。

4. 维持正常体温，保证热量供给 新生儿肺炎时，患儿体温可能升高，也可能降低，应因病情采取不同的方法维持正常体温。新生儿患病期间进食少或不进食，可适当输液或鼻饲牛奶，以保证热量和水分的正常需要。

5. 密切观察病情，及早防治并发症 如短期内呼吸明显加快、心率加快、肝脏增大，提示心力衰竭，应及时报告医生，并给予吸氧、镇静、强心、利尿等处理。当呼吸突然加快伴青紫明显，可能合并有气胸或纵隔气肿，应立即配合医生处理病情，并做好胸腔引流准备和引流后的护理。

（二）用药护理

准确执行医嘱、严密观察药物毒副作用。新生儿肺炎病情复杂，使用药物较多，在准确无误执行医嘱的同时，应注意观察抗生素的毒副作用，如氨基苷类药对肾脏的影响，利尿剂引起电解质紊乱等。

第六节　新生儿寒冷损伤综合征

【疾病概论】

新生儿寒冷损伤综合征（neonatal cold injure syndrome）简称新生儿冷伤，因多伴有皮肤硬肿，又称新生儿硬肿症（neonatal scleredema），是指由多种原因引起的皮肤和皮下脂肪变硬与水肿，常伴低体温，甚至多器官功能损害。该病是新生儿死亡的重要原因之一，早产儿发病率高。

（一）病因与发病机制

1. 新生儿体温调节中枢发育不成熟。

2. 体表面积相对较大，皮下脂肪少，皮肤嫩薄，易于散热。

3. 新生儿在受寒时主要靠棕色脂肪产热，而早产儿棕色脂肪含量少，在感染、窒息、缺氧时棕色脂肪产热不足，更易致低体温而发生硬肿。

4. 新生儿皮下脂肪组织中饱和脂肪酸成分多，熔点高，体温低时易凝固。

5. 新生儿血液中红细胞多、血液黏稠，而低体温、缺氧、酸中毒使血流更趋缓慢。血流缓慢、组织灌注不良及缺氧是肾衰竭、并发弥散性血管内凝血（DIC）及肺出血的病理基础。

寒冷、早产、窒息、感染、喂养不当为新生儿寒冷损伤综合征主要诱因。

（二）临床表现

1. 一般表现　患儿多有"五不"，即不哭、肢体不动或少动、不吃奶、体重不增、体温不升等。

2. 体温低　常低于 35 ℃，全身和四肢冰凉。

3. 皮肤硬肿　皮肤紧贴皮下，冷、硬按之如橡皮样，呈暗红色或青紫色，可伴有水肿。硬肿发生顺序为：小腿→大腿外侧→整个下肢→臀部→面颊→上肢→全身。

4. 多器官功能受损表现　早期常有心音低钝、心率缓慢、微循环障碍。严重者出现休克、无尿、肺出血、DIC 等。易并发肺炎、败血症。

新生儿寒冷损伤综合征根据患儿体温、皮肤硬肿范围及器官受损程度分为轻、中、重三度（表 6-6）。

表 6-6　　　　　　　　　　　　　新生儿寒冷损伤综合征的分度

分度	肛温（℃）	腋-肛温差（℃）	硬肿范围（%）	器官功能改变
轻	≥35	正值	<20	无明显改变
中	<35	0 或正值	20～50	
重	<30	负值	>50	器官功能衰竭、DIC、肺出血

注：硬肿范围的计算：头颈部 20%、双上肢 18%、前胸和腹部 14%、背部腰骶部 14%、臀部 8%、双下肢 26%。

（三）辅助检查

白细胞总数无明显变化，合并感染者总数及中性粒细胞有不同程度的升高。部分患儿血小板减少、血糖低、血尿素氮升高、血黏稠度明显增加、酸中毒。如疑有 DIC 时，可做有关检查。心电图检查可显示心肌损害、心动过缓、低电压、心律不齐等。

（四）治疗要点

1. 复温　是硬肿症患儿治疗关键。根据患儿体温下降程度，制定不同的复温方法。

2. 供给足够的热量　有利于体温恢复，要根据病情选择经口或静脉营养。必要时可间歇性输血或血浆。

3. 纠正器官功能紊乱　有出血或出血倾向可用止血药；及时纠正酸中毒；有肺出血时及早气管内插管，进行正压通气；及时处理心、肾功能损害和 DIC。

【护理评估】

1. 健康史　应询问患儿的胎龄、日龄、体重、分娩史、生后保暖和喂养情况，有无感染、缺氧史。

2. 身心状态

（1）症状、体征　注意评估患儿的体温；皮肤的颜色，有无硬肿及硬肿的部位与范围；吸吮及吞咽能力，每日进奶量，有无喂养不当；评估心率、呼吸、尿量，有无心、肺、肾等器官受损及 DIC 发生。

（2）社会、心理反应　该病早产儿的发生率高。应评估家长对病因了解程度，对新生儿保温、喂养知识掌握程度；了解家庭居住环境和经济状况；评估家长对预后有无担忧。

3. 辅助检查　分析血糖、血尿素氮、血小板、DIC 的检查结果，判断心电图变化的情况。

【护理诊断/问题】

1. 体温过低——与早产、寒冷、低体重等因素有关。

2. 皮肤完整性受损——与皮肤硬肿有关。

3. 营养失调（低于机体需要量）——与吸吮和吞咽无力有关。

4. 有感染的危险——与免疫力低下有关。

5. 潜在并发症——肺出血、DIC。

6. 知识缺乏（家长）——缺乏正确育儿知识。

【护理目标】

1. 患儿体温在 12～24 小时内恢复正常，硬肿逐渐消失。

2. 患儿能维持良好的营养状况，体重开始增长。

3. 患儿住院期间没有发生交叉感染。

4. 并发症被及时发现和处理。

5. 家长了解疾病发展过程，能正确地保温和哺育护理新生儿。

【护理措施】

（一）一般护理

1. 复温　是在体内产热不足的情况下，通过提高环境温度来恢复和保持正常体温。正常状态时，棕色脂肪不产热，腋-肛温差<0 ℃。

（1）轻、中度患儿，肛温>30 ℃，腋-肛温差≥0 ℃，说明棕色脂肪产热较好，可通过减少散热使体温回升。冷伤早期，因新生儿腋下棕色脂肪含量较多，此时氧化产热，致腋-肛温差≥0 ℃。应将患儿置于已预热到中性温度的温箱中，体温往往于 6～12 小时恢复正常。

（2）肛温<30 ℃的重度患儿，腋-肛温差<0 ℃，表明体温很低，棕色脂肪已耗尽，虽少数患儿腋-肛温差≥0 ℃，但体温过低，靠棕色脂肪产热也难恢复正常体温。此时应先将患儿置于比肛温高 1 ℃～2 ℃的温箱中开始复温，每小时提高温箱温度 0.5 ℃～1 ℃，最高箱温不超过 34 ℃，使患儿体温在 12～24 小时恢复正常。

此外，还可采用辐射式保温台快速复温法，床温从 30 ℃开始，每 15～30 分钟升高体温 1 ℃，随体温升高，逐渐提高床温（最高 33 ℃），恢复正常体温后置于预热至中性温度温箱中。

2. 合理喂养　供给足够的热量有利于复温或维持正常体温，能吸吮者可经口喂养，无力吸吮者用滴管、鼻饲喂养或静脉营养。经口哺喂时要谨防窒息，使用滴管或鼻饲者，每次 5～10 mL，每 2 小时 1 次。静脉营养者，按照 60～80 mL/(kg·d)，用 1/5～1/4 张的液体。若有心、肾衰竭者应严格限制输液量和速度。

3. 预防感染　严格遵守操作规范，加强隔离消毒，特别做好室内、温箱清洁消毒。必要时遵医嘱应用抗生素，注意观察药物副作用。

4. 加强皮肤护理　经常更换体位，防止体位性水肿和坠积性肺炎；尽量避免肌内注射，以免影响药物吸收和导致皮肤破损感染。

5. 观察病情，及时发现和处理并发症　①观察和记录体温、脉搏、呼吸、硬肿范围及程度的变化；②观察和记录 24 小时出入水量，其中奶量、尿量尤其重要，奶量增多反映小儿食欲好转，能量供给增加。尿量是估计预后的重要指标，如每小时尿量<1 mL/kg，应立即报告，积极处理，以防发生肾衰竭；③观察有无出血征象，出血是硬肿症患儿死亡的重要原因，如面色突然青灰，呼吸突然增快，肺部湿啰音增多，提示有肺出血，应及时报告处理；④随时备好必要的抢救物品。

（二）健康教育

介绍硬肿症的有关情况，介绍保暖、喂养、预防感染等育儿知识。

【护理评价】

1. 患儿体温是否恢复正常，硬肿逐渐消失。
2. 患儿的营养状况是否良好。
3. 患儿住院期间是否有效控制了感染的发生。
4. 并发症是否被及时发现和得到有效的处理。
5. 家长是否能说出疾病发展过程和正确的保温、哺育方法。

第七节　新生儿败血症

【疾病概论】

新生儿败血症（neonatal septicemia）是指新生儿期致病菌侵入血循环，并在其中生长繁殖、产生毒素而造成全身感染性疾病。其发病率较年长儿高，占活产婴儿的 0.1%～1%。胎龄越小，出生体重越轻，发病率越高，在极低出生体重儿中可高达 16.4%。新生儿败血症至今仍是新生儿死亡最重要的原因之一。

（一）病因与发病机制

1. 病因　致病菌种类较多，常见为金黄色葡萄球菌，其次为大肠埃希菌、链球菌、肺炎链球菌，近年来，条件致病菌和厌氧菌、真菌感染有增多趋势。

2. 发病机制

（1）感染途径　致病菌可在出生前、出生时和出生后感染新生儿。宫内主要是通过胎盘传播感染；分娩过程中由产道细菌感染；出生后的感染最常见，细菌可侵入皮肤、黏膜、消化道、呼吸道、泌尿道，脐部是最易受感染的部位。

（2）自身免疫　新生儿非特异性和特异性免疫功能均低下，对病变局限能力差，IgM、IgA 缺乏，细菌进入体内易使感染扩散而导致败血症。

（二）临床表现

新生儿败血症分为早发和迟发两种。早发型发病在生后 1 周内，尤其是 3 日内，系产前或产时感染所致。迟发型的在出生 7 日以后发病，与新生儿出生后感染有关。

临床表现常不典型，早期出现吃奶差、哭声减弱、体温不稳定等，后迅速进入精神委靡、嗜睡、不吃、不哭、不动、面色苍白或灰暗、体重不增，体壮儿可有发热，早产儿常体温不升。败血症可有以下特殊表现：①黄疸：黄疸消退延迟、退而复现或突然加重；②肝脾大；③出血倾向：皮肤出现瘀点、瘀斑或 DIC 症状；④休克征象：皮肤呈大理石样花纹、脉细数、心音低钝、尿少、尿闭、血压降低；⑤感染病灶及脓毒血症：如脓疱疮、脐炎、深部脓肿、脓尿、骨髓炎、脑膜炎等。

（三）辅助检查

1. 血常规　白细胞总数多升高，有核左移和中毒颗粒。白细胞总数正常并不能排除感染。

2. 细菌培养　应在用抗生素前进行，疑有宫内感染者应在出生后 2 小时做咽拭子或眼、耳分泌物培养或直接涂片查菌。如血培养 2 次查到同一细菌可明确诊断。但血培养阳性率低，约 10%。做细菌培养的同时应做药物敏感试验，以指导治疗。

（四）治疗要点

1. 抗生素的应用　尽量选用广谱抗生素，如能明确感染病菌种类，应根据药物敏感试验选药。一般疗程 7～14 日，脓毒败血症最少用药 3 周。

2. 清除局部感染病灶。

3. 对症、支持治疗　包括保护心脑、给氧、纠酸、利尿、止血化瘀等。必要时输入少量血浆、白蛋白或新鲜血等。

【护理诊断/问题】

1. 有体温改变的危险——与感染有关。
2. 皮肤完整性受损——与脐炎、脓疱疮等有关。
3. 潜在并发症——化脓性脑膜炎。
4. 营养失调（低于机体需要量）——与摄入不足有关。

【护理措施】

（一）一般护理

1. 维持体温稳定，保证营养供给　体温不升者应采用有效的保温措施。发热者可松开包被降温或用其他降温措施。有母乳而新生儿又能吸吮者，最好继续母乳哺养，否则可鼻饲喂养或静脉高营养，以保证新生儿正常营养需要。

2. 皮肤护理　若有脐部或皮肤感染灶，要及时清除。脐炎局部先用3％过氧化氢清洗，再涂碘伏。皮肤脓疱先用75％乙醇消毒，再用无菌针头刺破。母亲有感染而又正在哺乳，应治疗母亲的感染，并注意隔离措施。

3. 严密观察病情变化　该病累及全身各个系统，应注意观察消化系统、循环系统、呼吸系统等症状的出现和变化，还应观察有无休克、DIC等症状和体征，随时与医生联系和处理。

（二）用药护理

观察药物副作用。抗生素应用要及时、准确。注意抗生素的毒副作用，如氨基苷类对肾脏和听力的影响；头孢菌素类抗生素引起的二重感染和止血、凝血功能障碍等。

（三）健康教育

向家长讲解新生儿败血症的治疗、预后情况，宣传并指导家长掌握护理和喂养新生儿的正确方法。

第八节　新生儿黄疸

黄疸是血中胆红素增高而出现皮肤、巩膜等黄染，重者可导致胆红素脑病（核黄疸），并引起严重后遗症。新生儿黄疸是新生儿期的一种常见症状，其发病率在足月儿为50％～70％，早产儿可高达80％。

（一）新生儿胆红素代谢特点

1. 胆红素生成较多　胎儿在宫内所处环境为低氧环境，红细胞代偿性增多，但红细胞寿命短，破坏快，胆红素生成较多，旁路胆红素来源亦多。血红素加氧酶在出生后7日内含量高，产生胆红素的潜力大。

2. 肝功能不成熟　肝细胞内Y、Z蛋白含量不足，使肝对胆红素摄取不足；尿苷二磷酸葡萄糖醛酸基转移酶的量和活力不足，形成结合胆红素的能力差；排泄结合胆红素的功能差，易导致胆汁淤积。

3. 肝肠循环特殊　新生儿刚出生时肠道内正常菌群尚未建立，不能将进入肠道的胆红素转化为尿胆原和粪胆原。且新生儿肠道内 β-葡萄糖醛酸酶活性较高，将肠道内的结合胆红素水解成葡萄糖醛酸和未结合胆红素，后者又被肠壁吸收，经肝门静脉达肝，加重肝脏负担。因此，新生儿摄取、结合、排泄胆红素的能力明显不及成人，极易出现黄疸。

（二）新生儿黄疸分类

1. 生理性黄疸　大多数新生儿出生后 2～3 日出现黄疸，5～7 日达高峰，足月儿 10～14 日消退，早产儿延迟至第 3～第 4 周消退，一般情况好。生理性黄疸血清胆红素的上限值，足月儿≤221 μmol/L，早产儿≤257 μmol/L。

2. 病理性黄疸

（1）特点：①黄疸出现过早，于出生后 24 小时内出现；②黄疸进展快，每日胆红素上升超过 85 μmol/L；③黄疸程度重，足月儿＞221 μmol/L，早产儿＞257 μmol/L；④黄疸持续时间长，足月儿在第 2 周末或早产儿在第 3～第 4 周末仍有黄疸，或黄疸退而复现；⑤血清结合胆红素＞34 μmol/L。

（2）原因：

1）感染：①新生儿肝炎，大多因病毒通过胎盘或经产程感染，病原以巨细胞病毒、乙型肝炎病毒为常见；②新生儿败血症、尿路感染：由于细菌毒素加快红细胞破坏，损坏肝细胞而出现病理性黄疸。

2）非感染：①新生儿溶血症；②胆道闭锁；③胎粪延迟排出；④母乳性黄疸；⑤遗传性疾病，如红细胞 6-磷酸葡萄糖脱氢酶（G-6-PD）缺陷、遗传性球形红细胞增多症等；⑥药物性黄疸，如维生素 K_3 等；⑦其他：如低血糖、缺氧、酸中毒等。

（三）治疗要点

1. 查明病因，积极治疗原发病。

2. 降低血清胆红素　蓝光疗法、换血疗法、使用酶诱导剂、中药、提早喂养和保持大便通畅、输适量的血浆和白蛋白等措施。

3. 保护肝脏，不使用对肝有损害的药物。

4. 控制感染　准确应用抗生素或抗病毒药物。

5. 纠正酸中毒、缺氧、低血糖等。

新生儿溶血病

【疾病概论】

新生儿溶血病（hemolytic disease of the newborn）是指母婴血型不合，母亲对胎儿红细胞发生同种免疫反应引起的溶血病。以 ABO 血型不合最常见，约占 85%，Rh 血型不合引起者约占 15%。

（一）病因与发病机制

胎儿红细胞（含有从父亲遗传而来，恰为母亲缺少的血型抗原）进入母体，刺激母体产生 IgG 血型抗体，此抗体经胎盘进入胎儿循环引起特异性抗原抗体反应，发生溶血。

1. ABO 血型不合　主要指母亲为 O 型血，胎儿为 A 型或 B 型之间发生的溶血。由于自然界广泛存在 ABO 血型的抗原物质，使 O 型血的母亲虽未妊娠，体内亦含有抗 A 或抗 B 的抗体，因此 ABO 血型不合的发生与胎次无关，首次妊娠即可发生。

2. Rh 血型不合　母亲为 Rh 阴性，子为 Rh 阳性发生溶血多见，且第 1 胎很少发生，多在第 2 胎或第 2 胎以后发生。这是因为 Rh 溶血病只能由人类细胞作为抗原，才能产生抗体。Rh 阳性胎儿的红细胞进入 Rh 阴性母体，刺激母体产生抗体，但这种抗体产生较慢，且为 IgM 抗体，故对第 1 胎胎儿无影响。当再次妊娠 Rh 阳性胎儿时，Rh 阳性的红细胞再次进入已致敏的 Rh 阴性母体时，则迅速产生 IgG 型抗体，并快速进入胎儿体内导致溶血。

（二）临床表现

1. 贫血　血红蛋白可降至 80～140 g/L，ABO 溶血病多数患儿贫血不明显，Rh 溶血病贫血出现早且重。贫血严重者常伴水肿，易发生贫血性心脏病或心力衰竭，如不及时抢救，患儿大多数死亡，严重者为死胎。

2. 黄疸　出生后 24 小时内出现，并迅速加深，以未结合胆红素升高为主。

3. 肝脾大　由髓外造血引起。

4. 胆红素脑病　是指游离胆红素通过血-脑屏障引起的脑组织的病理性损害，又称核黄疸。胆红素脑病一般发生在出生后 4～7 日，早产儿尤易发生。首先出现嗜睡、反应极差、肌张力减低，12～24 小时后出现肌张力增高、尖叫、抽搐等。如不及时治疗，1/2～1/3 的患儿死亡，幸存者多于 2 个月左右出现后遗症，表现为听力障碍、眼球运动障碍、手足颤动和智力落后等。

（三）辅助检查

1. 血常规　红细胞计数、血红蛋白均降低，网织红细胞显著增加。

2. 血清胆红素　升高，以未结合胆红素升高为主。

3. 血型测定　母子血型不合。

4. 抗体检查　①患儿红细胞直接抗人球蛋白试验阳性；②患儿红细胞抗体释放试验阳性；③患儿血清与标准细胞做间接抗人球蛋白试验阳性。

（四）治疗要点

1. 产前监测和治疗　羊水中胆红素升高或抗体滴度很高时，可根据病情采用预产期前苯巴比妥治疗、反复血浆置换、宫内输血或终止妊娠。

2. 出生后早期诊断和治疗　出生后 24 小时内出现黄疸者，应立即查明原因，给予相应对因治疗，并且在换血或光疗等治疗的同时，纠正重度贫血、心衰等危重状态。

【护理评估】

（一）健康史

了解患儿母亲既往有无不明原因的流产、早产及死胎、死产史，患儿的姐妹、兄弟在新生儿期死亡或明确有新生儿溶血病史者均应警惕母子血型不合性溶血病的发生。

（二）身心状况

1. 症状、体征　评估患儿有无黄疸，黄疸出现的时间、程度及黄疸进展情况，患儿大、小便的颜色；评估患儿有无贫血、贫血的程度、是否伴有心衰、水肿、肝脾大；对严重黄疸的患儿应注意评估是否有胆红素脑病症候。

2. 社会、心理因素　评估家长对该病的病因、治疗，尤其是预后的认识程度。

（三）辅助检查

母亲为 O 型，子为 A 型或 B 型；或母为 Rh 阴性，子为 Rh 阳性，证实母子血型不合。血红蛋白降低，网织红细胞增多，有核红细胞增加，血清间接胆红素升高提示存在溶血。抗人球蛋白试验，红细胞抗体释放试验及患儿血清游离抗体检查阳性，对诊断新生儿溶血病有重要意义。

【护理诊断/问题】

1. 潜在并发症——胆红素脑病。
2. 知识缺乏（家长）——缺乏黄疸相关知识。

【护理目标】

1. 患儿住院期间黄疸得到有效控制，无胆红素脑病发生。
2. 家长能说出黄疸发生的原因，对其预后有足够正确的认识。

【护理措施】

（一）一般护理

注意患儿保暖，细心喂养。注意皮肤、口腔清洁，保证输液通畅，维持水电解质平衡。

（二）专科护理

1. 光疗和换血　做好光疗和换血治疗的准备工作和护理工作。
2. 准确无误执行医嘱，密切观察治疗效果。
3. 严密观察病情

（1）呼吸困难和心力衰竭的表现。
（2）皮肤、巩膜、大小便的色泽变化（表 6-7）。
（3）肌张力、哭声、精神反应等改变，有无抽搐。
（4）蓝光或换血等特殊治疗过程中和治疗后的病情变化。

表 6-7　　　　　　　　　皮肤黄疸分布与血清胆红素浓度的关系

黄疸出现的部位	血清胆红素 μmol/L ($\overline{X}\pm SD$)	血清胆红素（μmol/L）
头面部	100.9±5.1	73.5～135.1
躯干上半部	152.2±29.1	92.3～208.6
躯干下半部及大腿	201.8±30.8	138.5～282.2
手臂及膝关节以下	256.5±29.1	189.8～312.9
手及脚	256.5	

（三）健康教育

1. 向家长交待患儿病情严重程度、预后、治疗效果，给予安慰。
2. 对可能有后遗症的患儿，应对家属提前进行康复护理的培训。
3. 若为母乳性黄疸，可继续母乳喂养，但应改为隔次母乳逐步过渡到正常母乳喂养，若黄疸严重，患儿一般情况差，可考虑暂停母乳喂养，待黄疸消退后再恢复母乳喂养。

【护理评价】

1. 患儿住院期间黄疸是否得到有效控制。
2. 家长是否已了解黄疸发生的原因，并对其预后有足够正确的认识。

第九节　新生儿低血糖

【疾病概论】

低血糖（hypoglycemia）可发生在任何年龄，但新生儿，尤其是低出生体重儿更常见。凡足月儿出生 3 日内血糖＜1.67 mmol/L，3 日后＜2.2 mmol/L；低体重儿出生 3 日内＜1.1 mmol/L，1 周后＜2.2 mmol/L 均为低血糖。但目前许多专家认为上述低血糖的诊断值偏低，已有人提出以全血糖 2.8 mmol/L 作为血糖最低限较为合理。

（一）病因与发病机制

1. 糖原储存不足　胎儿肝糖原的储存主要在胎龄最后 4～8 周，故早产儿体内糖原储存量少。宫内生长迟缓或小于胎龄儿，糖原合成酶系统活力较低，糖原形成障碍。新生儿出生后头几天能量来源主要是糖，因此如不提早喂养，尤其是早产儿、双胎儿、低体重儿很容易发生低血糖。

2. 消耗过多　新生儿在寒冷、患严重疾病时肝脏代谢增加，糖消耗增多，为正常新生儿的 2 倍，故易发生低血糖。

3. 糖摄入不足　饥饿、上消化道畸形或严重疾病时，摄入不足或消化吸收功能障碍，均易导致低血糖。

4. 高胰岛素血症　糖尿病母亲所生新生儿，出生后胰岛素分泌亢进，胰岛素促进糖原合成，加速糖的分解，可使血糖降低发生低血糖。严重新生儿溶血症、胰岛素 β-细胞瘤等亦可使胰岛素分泌增加，发生低血糖。

5. 遗传代谢障碍　糖原累积病、半乳糖血症、先天性果糖不耐受症、肾上腺生殖器综合征等，均可使血中葡萄糖减少发生低血糖症。

（二）临床表现

多数新生儿无症状（无症状性低血糖较临床表现明显的低血糖多 10～20 倍），出现的症状也无特异性，主要表现为反应差、嗜睡、哭声弱、喂养困难、呼吸暂停、阵发性青紫、震颤及惊厥，某些患儿体温不升、多汗、苍白甚至昏迷等。

（三）辅助检查

对有发生低血糖可能和已发生低血糖者应密切监测血糖，常用纸片法，出生后 4 小时内每小时测 1 次，以后每 4 小时测 1 次，直至度过危险期。对反复发生低血糖者应同时做其他相应检查。

（四）治疗要点

1. 无症状者　哺乳或口服葡萄糖水，无效再改为静脉给予葡萄糖。
2. 有症状者　立即静脉给予葡萄糖。
3. 严重患儿或上述两种情形治疗效果仍不佳时，可用肾上腺皮质激素。
4. 治疗原发疾病。

【护理诊断/问题】

1. 营养失调（低于机体需要量）——与摄入不足、消耗增多有关。
2. 潜在并发症——惊厥、呼吸暂停。

【护理措施】

（一）一般护理

1. 保证能量供给　尽早哺乳，无母乳可先试喂糖水，10％葡萄糖5～8 mL/kg，每小时1次，2～3次后开始喂乳。如仍不能满足小儿需要，应遵医嘱静脉给予葡萄糖。对窒息儿或低出生体重儿应尽快静脉给予葡萄糖。在输液时应注意输液速度和葡萄糖的浓度，避免造成高渗状态及高血糖状态。对常规方法不能维持血糖正常水平时，可遵医嘱给予肾上腺皮质激素等。如因代谢性疾病引起者给予相应的饮食护理。

2. 对症护理　低体温儿应注意保暖，缺氧儿给予氧气吸入，有感染时遵医嘱给予抗感染药物等，以减少热量消耗。

3. 观察病情变化

（1）监测患儿血糖，以供诊断和治疗参考。
（2）观察患儿有无惊厥、昏迷，及时与医生取得联系，配合治疗。
（3）观察患儿呼吸节律、频率等变化，以便及时抢救。

（二）健康教育

新生儿低血糖，尤其是无症状的低血糖较为常见。但严重的、反复发作的、持续时间久的低血糖，易发生神经系统不可逆的损害，影响智力。因此，应大力宣传新生儿的正确哺乳方法，尤其是有可能发生新生儿低血糖的婴儿，应注意病情观察，注意及时哺乳或补充葡萄糖。对糖尿病母亲所生的、已发生低血糖的新生儿，出院后还应定期复查血糖2年。

第十节　新生儿呼吸窘迫综合征

【疾病概论】

新生儿呼吸窘迫综合征（neonatal respiratory distress syndrome，NRDS）为肺表面活性物质缺乏所致，表现为进行性呼吸困难、发绀和呼吸衰竭。病理特征为肺泡壁上和细支气管壁上附着嗜伊红性透明膜，又称新生儿肺透明膜病（hyaline membrane disease of the newborn，HMD）。多见于早产儿。

（一）病因与发病机制

本病主要由缺乏肺泡表面活性物质引起。肺泡表面活性物质具有降低肺泡表面张力，使肺泡张开不萎缩的作用。缺乏时，肺泡不能张开，气体交换面积减少，造成缺氧。缺氧、酸中毒使肺血管痉挛，导致肺阻力增加，右心压力增高，血液经动脉导管和卵圆孔发生右向左分流，更加重缺氧。肺组织缺氧后毛细血管通透性增加，血浆外漏，其中纤维蛋白沉着，形成透明膜，进一步阻碍气体交换。肺泡表面活性物质由肺泡Ⅱ型细胞产生，在胎龄 20～24 周出现，胎龄 35 周以后迅速增加。表面活性物质的生成还部分依赖正常的 pH、体温和肺血流量的影响。因此窒息、低血容量、冷冻损伤等，均可诱发 NRDS。糖尿病母亲所生新生儿因肺发育未成熟而易发病。

（二）临床表现

本病多见于早产儿，胎龄越小，发生率越高。一般出生时即开始或 6 小时内逐渐出现进行性呼吸困难，如呼吸急促、鼻翼扇动、三凹征、呼气呻吟、发绀、胸廓下陷。听诊呼吸音低，若听到细湿啰音应警惕并发有肺部感染、肺水肿或肺出血。本病患儿 3 日内死亡率较高，多死于呼吸衰竭、心力衰竭和脑水肿等。能存活 3 日以上，好转希望较大。

（三）辅助检查

1. 胃液振荡试验　出生后 1 小时内从新生儿胃内抽出胃液 0.5～1 mL，加等量 95％乙醇，振荡 15 秒，再静置 15 分钟，观察管内液面泡沫多少来判断病情：阴性为无泡沫，提示本病；（＋）为泡沫占管周＜1/3，（＋＋）为泡沫占管周＞1/3 或整个管周有一层泡沫，为本病可疑；（＋＋＋）为双层或多层泡沫，可排除本病。

2. 血气分析　PaO_2 降低，$PaCO_2$ 升高，pH 值降低。

3. 血生化　血钠、血钙、血糖偏低，血钾可略高。

4. X 线检查　可有特征性改变：两肺普遍透明度降低，内有均匀的细小颗粒网状阴影，严重者可融合成片，有支气管充气征，重者可整个肺野不充气，呈"白肺"。

（四）治疗要点

立即给氧、纠正酸中毒和电解质紊乱、支持和对症治疗、必要时使用表面活性物质替代治疗。

【护理诊断/问题】

1. 气体交换受损——与表面活性物质缺乏、肺透明膜形成有关。
2. 有感染的可能——与免疫力下降、侵入性抢救有关。
3. 潜在并发症——呼吸衰竭、心力衰竭。
4. 营养失调（低于机体需要量）——与摄入不足，消耗增加有关。
5. 恐惧（家长）——与病情危重、预后差有关。

【护理措施】

（一）维持呼吸道通畅，改善呼吸功能

1. 彻底吸净呼吸道分泌物。

2. 供氧及辅助呼吸　氧疗是最重要的治疗护理措施，吸入氧气要温化到 36 ℃左右，并通过盛有蒸馏水的雾化器。根据病情轻重和血气分析结果，选择供氧方式和调节氧流量，以无发绀为宜。简单的鼻前庭给氧无效，一般应采用头罩或人工呼吸机供氧。

（1）头罩给氧：应选择与患儿相适应的头罩，头罩过小不利于二氧化碳排出，头罩过大，氧气易溢出，两者均降低实际吸入氧浓度。氧流量≥5 L/min，以防止二氧化碳积聚在头罩内。

（2）持续正压呼吸（CPAP）给氧：一旦发生呼吸性呻吟，立即给予呼吸机 CPAP 给氧（鼻塞接呼吸机行 CPAP 通气）或用简易鼻塞瓶装法，即鼻塞一端接氧气，另一端接水封瓶长管，长管深入水面下的深度即为呼气末正压的数值，一般为 0.49～0.98 kPa，以免影响静脉回流使心排出量减少，避免肺泡破裂造成气胸、纵隔气肿。操作时一般水封瓶放在距患儿水平位下 30～50 cm 处。CPAP 使肺在呼气末保持一定的正压，防止肺泡萎陷，能增加肺泡气体交换面积，改善缺氧。一般用于轻型和早期患儿的抢救。

（3）气管插管给氧：对反复呼吸暂停或自主呼吸浅表患儿，用 CPAP 后病情无好转，应采用间歇正压通气（IPPV）及呼气末正压呼吸（PEEP）。

3. 气管内滴入表面活性物质　表面活性物质能使肺泡的顺应性提高，改善呼吸道通气，纠正低氧血症。使用时患儿头稍后仰，使气道伸直，彻底吸净气道分泌物后从气管中滴入药液，然后用复苏囊加压给氧，使药液更好的弥散。用药后 4～6 小时内禁止气道吸引。

（二）预防感染

在各项抢救治疗护理过程中，尤其是在呼吸机使用时，应严格执行无菌操作规程。如疑有感染时，应及时做血培养，针对病原选用抗生素。

（三）严密观察病情

有条件者使用监护仪并专人守护，定期对患儿进行评估，密切与医生联系，及时处理各种并发症，监测内容包括：

1. 症状、体征　观察患儿面色、呼吸的节律和频率，如出现啰音，要考虑继发感染。如心前区听到收缩期杂音或连续性杂音，考虑动脉导管未闭。

2. 尿量及血压　记录 24 小时的出入水量，如尿量减少或无尿，考虑肾衰竭，如尿少、血压低、四肢冷要考虑休克的发生。

3. 及时采集标本进行各项检查，并注意分析血气、血电解质、血糖、肾功能等检查结果。

（四）保证营养和液体供给，维持内环境的稳定

重症患儿常有水、电解质紊乱及酸碱平衡失调，在保证热量供给的同时应及时予以纠正。静脉补液不宜过多，以免造成肺水肿和动脉导管开放。第 1 天按 60～80 mL/kg 计算，以后渐增至 100～200 mL/(kg·d)。

（五）心理护理

NRDS 病情重，病死率高。近年来由于机械通气技术的改善，病死率已明显下降，但仍较高。家长对肺透明膜病的认识，尤其是预后的严重性认识不足。应注意评估家长对该病的认识情况，有无焦虑和恐惧，并安慰家长，使其能理解和配合治疗护理工作。

第十一节　新生儿脐炎

【疾病概述】

脐炎（omphalitis）指与脐带相连组织的感染。

（一）病因

本病主要因断脐时或出生后处理不当，脐残端被细菌入侵、繁殖所引起。最常见的化脓菌为金黄色葡萄球菌，其次为表皮葡萄球菌、大肠埃希菌和链球菌等。

（二）临床表现

脐轮与脐周皮肤红肿，伴脓性分泌物。重者常有臭味并向周围组织扩散，如细菌经脐动脉侵入血液可引起败血症或腹膜炎。

（三）治疗原则

正确处理局部病灶，应结合临床表现及致病菌、药物敏感试验的结果选用抗生素全身用药。

【护理诊断/问题】

1. 皮肤完整性受损——与脐部感染有关。
2. 潜在并发症——败血症　与脐残端处理不当，细菌侵入血循环有关。

【护理措施】

1. 配合医生取脐带部分泌物做细菌培养及药物敏感试验。
2. 预防感染　①断脐后严格执行无菌操作技术，经常保持脐部清洁、干燥。②清洗脐部，局部用3％过氧化氢和70％乙醇或2％碘酊，方法正确直至痊愈。勤换尿布，避免尿液污染脐部。③教会家属沐浴后的脐部护理。

第十二节　新生儿低钙血症

【疾病概述】

当新生儿血清总钙＜1.75 mmol/L，血清游离钙＜0.9 mmol/L时称新生儿低钙血症（neonatal hypocalcemia），是新生儿惊厥的常见原因之一，主要与暂时的生理性甲状旁腺功能低下有关。

（一）病因和发病机制

胎盘能主动向胎儿转运钙，故胎儿通常血钙不低。妊娠晚期母血甲状旁腺激素（PTH）

水平高，分娩时脐血总钙利游离钙均高于母血水平（早产儿血钙水平低），使胎儿及新生儿甲状旁腺功能暂时受到抑制。出生后因母亲钙供应停止，外源性钙供应不足，新生儿PTH水平低，骨质中钙不能入血，导致低钙血症。

1. 甲期低血钙　发生于出生后72小时内，常见于早产儿、小样儿、孕妇患妊娠糖尿病或妊娠高血压综合征所生婴儿。有难产、窒息、感染及产伤史者也易发生低钙血症，可能是由于细胞破坏，其中磷与血钙结合所致。

2. 晚期低血钙　指出生72小时后发生的低血钙，常发生于牛乳喂养的足月儿，主要是因为牛乳中磷含量高（900～1000mg/L，人乳150mg/L），钙∶磷比例不适宜（1.35∶1，人乳2.25∶1），因此钙吸收差，同时新生儿肾小球滤过率低，肾小管对磷再吸收能力强，导致血磷过高血钙沉积于骨，发生低钙血症。

3. 其他　因碳酸氢钠等碱性药物可使血中游离钙变为结合钙，换血时抗凝剂枸橼酸钠可结合血中游离钙，故两者均可使血中游离钙降低。若低血钙持续时间长或反复出现，应注意有无下述情况：①母亲患有甲状旁腺功能亢进；②暂时性先天性特发性甲状旁腺功能不全；③先天性永久性甲状旁腺功能不全。

（二）临床表现

症状多出现在出生后5～10日。主要表现为烦躁不安、肌肉抽动及震颤，可有惊跳及惊厥等，手足搐搦和喉痉挛少见。抽搐发作时常伴有呼吸暂停和发绀；发作间期一般情况良好，但肌张力稍高，腱反射增强，踝阵挛可呈阳性。早产儿出生后3天内易出现血钙降低，其降低程度一般与胎龄成反比，通常无明显体征，可能与其发育不完善、血浆蛋白低和酸中毒时血清游离钙相对较高等有关。

（三）治疗要点

1. 抗惊厥　惊厥发作时应立即静脉推注10%葡萄糖酸钙，若惊厥仍不缓解，应加用镇静剂。

2. 补充镁剂　使用钙剂后，惊厥仍不能控制，应检查血镁。若血镁<1.2mEq/L（1.4mg/dL），可肌内注射25%硫酸镁。

3. 减少肠道磷吸收　可服用10%氢氧化铝3～6mL/次，因为氢氧化铝可结合牛乳中的磷，从而减少磷在肠道的吸收。

4. 调节饮食　因母乳中钙磷比例适当，利于肠道的吸收，故应尽量母乳喂养或应用钙磷比例适当的配方乳。

5. 甲状旁腺功能不全者需长期口服钙剂，同时给予维生素D_2或二氢速变固醇。

【护理诊断/问题】

1. 有窒息的危险——与低血钙造成喉痉挛有关。

2. 知识缺乏（家长）——与缺乏育儿知识有关。

【护理措施】

1. 备好吸引器、氧气、气管插管、气管切开等急救用物，一旦发生喉痉挛等紧急情况，便于争分夺秒组织抢救。

2. 遵医嘱补钙。

（1）10％葡萄糖酸钙静脉推注或静脉滴注时均要用5％～10％葡萄糖液稀释至少一倍，推注要缓慢，经稀释后药液推注速度≤1mL/min，并专人监护，以免注入过快引起呕吐、心搏骤停导致死亡等毒性反应。因血钙浓度升高可抑制窦房结引起心动过缓，甚至心脏停搏，如心率<80次/分，应停用。

（2）静脉用药整个过程应确保输液通畅，以免药物外溢而造成局部组织坏死。一旦发现药液外溢，应立即拔针停止注射，局部用25％～50％硫酸镁湿敷。

（3）口服补钙时，应在两次喂奶间给药，禁忌与牛奶搅拌入一起，影响钙吸收。

3. 做好家属宣教工作　介绍育儿知识，鼓励母乳喂养，多晒太阳。在不允许母乳喂养的情况下，应给予母乳化配方奶喂养，保证钙的摄入。或在牛奶喂养期间，加服钙剂和维生素 D。

〔吴健珍　朱念琼〕

第七章　消化系统疾病患儿的护理

消化系统疾病在儿科比较多见，包括消化系统的各种功能性和器质性病变，其中最多见的是小儿腹泻病，居小儿常见病多发病的第二位，是我国儿童保健工作中重点防治的"四病"之一。本章介绍小儿消化系统解剖生理特点及口炎之外，重点介绍小儿腹泻病的护理。

第一节　小儿消化系统解剖生理特点

一、口腔

新生儿两颊有较厚的脂肪垫，有助于吸吮。新生儿及小婴儿口腔黏膜柔嫩，唾液腺发育不够完善，唾液分泌少，口腔黏膜相对干燥，易受损伤而感染。3～4 个月时唾液分泌逐渐增加，由于口腔较小，不能及时吞咽全部唾液，常有生理性流涎。

二、食管

新生儿及小婴儿食管呈漏斗状，黏膜柔嫩、腺体缺乏、弹力组织及肌层不发达，下食管括约肌发育不成熟，控制能力差，易发生胃食管反流。新生儿食管长 8～10 cm，1 岁时约 12 cm，5 岁时约 16 cm，学龄儿童 20～25 cm。此长度可为临床上不同年龄小儿经口插管时提供插入长度参考（经鼻插管时应加上鼻尖至耳垂的距离）。

三、胃

新生儿及婴儿的胃呈水平位，随年龄增长，逐渐变为垂直位。小儿胃的容量较小，新生儿为 30～60 mL，1～3 个月时为 90～150 mL，1 岁时为 250～300 mL，5 岁时为 700～850 mL。婴儿贲门括约肌发育不完善而幽门括约肌发育较好，易发生溢乳。新生儿胃液中含丰富的凝乳酶、蛋白酶、脂肪酶，适合乳汁消化；缺乏淀粉酶，故 3～4 个月以内不宜吃淀粉类食物；新生儿胃酸分泌少，消化力较差。胃的排空时间与食物种类有关，一般水的排空时间为 1～1.5 小时，母乳为 2～3 小时，牛乳为 3～4 小时。早产儿、低体重儿排空较足月儿慢。

四、肠

婴儿肠管总长度约为身长的 6 倍（成人约为 4.5 倍），吸收面积相对大，肠黏膜富含血管与淋巴组织，肠壁薄，绒毛发育良好，易吸收各种营养物质。但肠内毒素、消化不全产物和过敏原等也容易被吸收并进入血液循环，导致全身感染和变态反应性疾病发生。

五、肝

年龄愈小肝脏相对愈大。正常婴幼儿，在右锁骨中线上，肋缘下 1～2 cm 处可触及肝脏下界，6 岁以后即触不到。婴幼儿肝脏结缔组织发育较差，肝细胞再生能力强，不易发生肝硬化，但受各种不利因素如缺氧、感染、药物中毒等影响时，可因肝细胞肿胀、脂肪浸润等病理变化而发生肝大。

六、胰

胰液中含有胰蛋白酶、胰脂肪酶和胰淀粉酶，经胰管送入十二指肠，与胆汁及小肠的分泌物相互作用，共同参与对蛋白质、脂肪及糖类的消化。婴幼儿期各种消化酶的含量较少，活性又比较低，且极易受炎热气候和各种疾病影响而被抑制，因而容易发生消化不良。

七、肠道细菌

新生儿初生时肠道内无菌，哺乳后肠道正常菌群开始生长繁殖，单纯母乳喂养儿以双歧杆菌占绝对优势，人工喂养和混合喂养儿肠道内双歧杆菌、嗜酸杆菌、大肠埃希菌和肠球菌所占的比例几乎相等。各种内外因素引起肠道正常菌群失调时，对侵入肠道的致病菌的拮抗作用减弱，容易发生消化功能紊乱。

八、婴儿粪便

正常婴儿粪便性状与食物种类有关。

1. 胎便　新生儿出生 1 日内即开始排出胎便，3～4 日排完，呈墨绿色，黏糊状，无臭味；2～3 日后逐渐变浅过渡为正常婴儿粪便。

2. 人乳喂养儿粪便　呈黄色或金黄色，均匀糊状，或带少许粪便颗粒，无明显臭味，每日 2～4 次。

3. 人工喂养儿粪便　牛、羊乳喂养儿粪便呈淡黄色或灰黄色，较干稠，常带奶瓣，多成形，有臭味，每日 1～2 次。

4. 混合喂养儿粪便　呈暗褐色，量多，质软，有明显臭味，添加谷类、蛋、肉、蔬菜等辅食后，粪便性状接近成人粪便，每日 1 次。

第二节　口　　炎

【疾病概论】

口炎（stomatitis）是指口腔黏膜的炎症。它可累及整个口腔黏膜，也可局限于舌、齿龈、口角等部位，则称为舌炎、齿龈炎、口角炎等。口炎可单独发生，也可继发于全身性疾病，如急性感染、腹泻、营养不良或维生素缺乏等疾病，婴幼儿时期较多见。

（一）病因

常因细菌、病毒、真菌感染，或理化刺激、口腔卫生不良、长期应用广谱抗生素或皮质激素等原因引起。

（二）临床表现

临床常见的口炎有鹅口疮、溃疡性口炎及疱疹性口炎，主要表现见表7-1。

表7-1　　　　　　　　　　　常见口炎的比较

	病原体	黏膜完整性改变	全身症状及淋巴结肿大
鹅口疮	白假丝酵母菌	白色点状或片状乳凝块状物	无全身症状及淋巴结肿大
溃疡性口炎	金黄色葡萄球菌、链球菌等	红肿、糜烂、溃疡、灰白色或黄色假膜覆盖	口臭、流涎、拒食、疼痛、烦躁、发热、淋巴结大
疱疹性口炎	单纯疱疹病毒	单个或成簇疱疹、周围有红晕、破溃后形成溃疡	疼痛、拒食、流涎、发热、颌下淋巴结大

1. 鹅口疮（thrush, oral candidiasis）　又称雪口病，为白假丝酵母菌感染所致。患儿口腔黏膜出现白色点状或片状乳凝块状物为本病的特征。常见于颊黏膜、舌面、齿龈、上腭等处，严重者蔓延至咽部。患处无红肿、疼痛，患儿不流涎。一般不影响吸乳，也无全身症状。

2. 溃疡性口炎（ulcerative stomatitis）　又称急性球菌性口炎，常为链球菌、金黄色葡萄球菌、肺炎链球菌等球菌感染所致。初起时常于唇内、牙龈、舌、颊黏膜等处出现黏膜充血、水肿，继而发展为大小不等、散在的溃疡或糜烂，可融合成片，有较厚的纤维素性渗出物形成的灰白色或黄色假膜覆盖创面。局部疼痛明显，轻微口臭，流涎增多，拒食，烦躁，多有发热，高达39 ℃～40 ℃，局部淋巴结常肿大。

3. 疱疹性口炎（herpetic stomatitis）　为单纯疱疹病毒感染所致。常由发热起病，体温达38 ℃～40 ℃，1～2日后口腔黏膜充血，齿龈肿胀，在唇、舌、上腭等处黏膜上可见散在的或成簇的黄白色小疱疹，直径2～3 mm，迅速破溃后形成溃疡，上面覆盖黄白色膜样渗出物，绕以红晕。患儿口腔疼痛，拒食，流涎增多，常伴颌下淋巴结肿大。

（三）辅助检查

鹅口疮时可取白膜少许放在玻片上，加10％氢氧化钠1滴，在显微镜下可见真菌的菌丝和孢子。溃疡性口炎时做假膜涂片培养，可发现致病菌。

（四）治疗要点

主要是消除病因，对症治疗和口腔护理。

【护理诊断】

1. 口腔黏膜改变——与各种感染有关。
2. 疼痛——与口腔黏膜糜烂、进食刺激有关。
3. 体温过高——与感染有关。
4. 知识缺乏（家长）——缺乏口腔卫生、口腔炎的防护知识。

【护理措施】

（一）口腔黏膜改变的护理

1. 注意观察患儿口腔黏膜与体温的变化以及患儿的精神、食欲变化，发现炎症范围扩大时，应报告医生，以便调整治疗方案。

2. 口腔护理 见表（7-2）。

表7-2 常见口炎的口腔护理

口　炎	口腔清洗液	局部涂药
鹅口疮	2％碳酸氢钠溶液	（10～20）万 U/ mL 制霉菌素溶液
溃疡性口炎	3％过氧化氢或 1:2 000 高锰酸钾	2.5％～5％金霉素鱼肝油、锡类散、冰硼散
疱疹性口炎	等渗盐水、冷开水	碘苷、锡类散、2.5％～5％金霉素鱼肝油

（1）鹅口疮：用2％碳酸氢钠溶液清洗口腔后，涂以 10 万～20 万 U/ mL 制霉菌素溶液，每日 3 次，并少量多次喂白开水。

（2）溃疡性口炎：用3％过氧化氢溶液清洗溃疡面后，涂 2.5％～5％金霉素鱼肝油，或用冰硼散、锡类散涂敷，鼓励多饮水以清洁口腔。

（3）疱疹性口炎：勤喂水，用棉签或棉球蘸等渗盐水或冷开水清洗口腔，每日 2～4 次，于进食后 1～2 小时进行。清洗患处后涂疱疹净或锡类散，为防继发感染，亦可涂 2.5％～5％金霉素鱼肝油，每 1～2 小时 1 次。

（二）减轻疼痛，合理喂养

1. 对口腔疼痛较重的患儿，可于进食前局部涂 2％利多卡因。涂药时，动作要轻、快、准，尽量减轻患儿痛苦。

2. 患儿大多因口腔疼痛而拒食，可影响其生长发育和营养状况，故应耐心喂养，及时补充营养。患儿所进食物以微温或凉的流质为宜，避免酸、辣、碱性及粗、硬食物的刺激。对不能进食的患儿可采用鼻饲法喂养，注意补充 B 族维生素和维生素 C，必要时由静脉补充热量、水分及营养物质。

（三）降温与防治感染

除加强口腔护理外，患儿的食具应保持清洁，并定期消毒。鹅口疮患儿用过的食具，应先放入 4％碳酸氢钠液内浸泡 30 分钟，然后再煮沸备用。并嘱其母亲注意乳头清洁，经常更换内衣及洗澡，注意个人卫生。护理人员进行口腔护理前后，要洗净双手。疱疹性口炎患儿应与健康小儿隔离，防止传染。遵医嘱合理使用抗感染药物或退热药物。

（四）健康教育

告诉患儿家长口炎发生的原因（如抵抗力下降、未注意食具清洁消毒、滥用抗生素等）及预防方法，教给患儿家长口腔护理的方法（如多喂开水、食后漱口、饮食应少刺激、局部涂药方法等），解释注意口腔卫生的重要性，嘱咐家长注意患儿的口腔卫生，发现疱疹性口炎应注意隔离，不要滥用抗生素等。

第三节　小儿腹泻病

【疾病概论】

小儿腹泻病（infantile diarrhea）又称小儿腹泻，是由多种原因引起的，以大便次数增多及大便性状改变为主要表现的一组临床症状。肠道内感染所致且病原体明确者，又称肠炎。2岁以下较多见，1岁以内约占半数，夏秋季节高发，小儿腹泻病是我国儿童保健工作中重点防治的"四病"之一。该病临床以腹泻、呕吐为主要特征，严重者可出现水、电解质、酸碱平衡紊乱乃至死亡。

（一）病因与发病机制

1. 感染性因素　病原体主要为病毒和细菌，尚可有真菌、原虫、寄生虫等。病毒主要为轮状病毒，次为肠道病毒等；细菌以致病性大肠埃希菌最常见，空肠弯曲菌、耶尔森菌也较常见；长期使用广谱抗生素的患儿，可引起肠道菌群失调而诱发白假丝酵母菌、金黄色葡萄球菌等致病菌感染。此外，梨形鞭毛虫或结肠小袋虫感染，或肠道外感染亦可引起腹泻。

2. 非感染性因素　饮食不当，气候突然变化时护理不当，对某些食物过敏为婴儿腹泻的常见诱因。

不同病因腹泻的发病机制见图7-1。

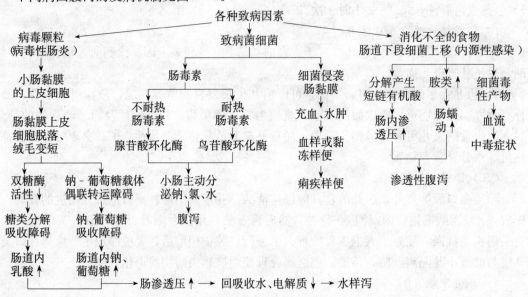

图7-1　小儿腹泻的发病机制

（二）临床表现

1. 急性腹泻　病程在2周以内，根据病情分轻重两型。

（1）轻型腹泻：患儿无明显的全身症状及水、电解质与酸碱平衡紊乱，主要表现为大便次数增多，每日大便多在10次以内，呈黄绿色稀糊状或蛋花汤样，常见白色或黄白色奶瓣，量不多，大便镜检可见大量脂肪球，伴有或不伴有呕吐。

（2）重型腹泻：吐泻频繁，同时伴有全身中毒症状及水、电解质与酸碱平衡紊乱，甚至因循环衰竭、休克而死亡。

1）胃肠道症状：食欲低下，腹泻频繁，大便每日10余次或数十次，呈水样或蛋花汤样，量多，常伴有呕吐、腹痛，严重者可吐咖啡样物。

2）中毒症状：发热，面色苍白或发灰，腹胀，烦躁不安，精神委靡，嗜睡，甚至惊厥、昏迷。

3）脱水：因吐泻丢失大量体液，加上摄入不足引起脱水，临床根据失水量将脱水分为轻度、中度、重三度（表7-3）。

表7-3　　　　　　　　　　脱水程度评估

程度	失水占体重	精神状态	皮肤及黏膜	眼眶及前囟	尿量	周围循环状况
轻度	＜5％	稍差	皮肤弹性尚好或稍差,唇稍干燥	稍凹陷	略少	面色尚好或稍苍白,四肢尚温暖
中度	5％～10％	烦躁或委靡	皮肤弹性差,口唇干燥	明显凹陷	明显减少	皮肤苍白,四肢凉
重度	＞10％	嗜睡或昏迷	皮肤弹性极差,口唇极干燥	深度凹陷	极少或无尿	皮肤苍灰,可见花纹,四肢冰凉

根据水与电解质丢失比例的不同，又可将脱水分为等渗性、低渗性和高渗性脱水（表7-4）。

4）代谢性酸中毒：由于腹泻丢失大量碱性物质；进食少及肠吸收不良，引起体内脂肪分解增多，产生大量酮体；在中、重度脱水时，血液黏稠，流速缓慢，组织缺氧，乳酸堆积；肾血流量减少，排酸减少；均可致酸性代谢产物堆积而发生代谢性酸中毒。表现可分为轻、中、重三度（表7-5）。

表7-4　　　　　　　　　　脱水性质评估

	低渗性	等渗性	高渗性
原因或诱因	以失钠为主,补充非电解质过多,常见于病程长,营养不良的患儿	水与电解质丢失大致相当	以失水为主,补充含钠液体过多,高热,大量出汗,入水量少,病毒性肠炎
血钠浓度	＜130 mmol/L	130～150 mmol/L	＞150 mmol/L
口　渴	不明显	明显	极明显
皮肤弹性	极差	稍差	尚可
血　压	很低	低	正常或稍低
神　志	嗜睡或昏迷	精神委靡	烦躁易激惹

表7-5　　　　　　　　　　不同程度酸中毒的评估

	轻度酸中毒	中度酸中毒	重度酸中毒
CO_2CP	13～18 mmol/L	9～13 mmol/L	＜9 mmol/L
呼吸	呼吸稍快	呼吸深、快	呼吸深、快、节律不齐,呼吸有丙酮味
心率	稍快	增快	增快→减慢→低血压、心力衰竭
口唇	无明显变化	樱红	苍白、发绀
精神、神志	无明显变化	疲乏无力、精神委靡、烦躁不安	嗜睡、昏睡、昏迷

5）低钾血症：由于吐泻丢失钾，进食不足，摄入钾少，肾脏保钾功能差，即使是在缺钾时，尿中仍排钾，因此腹泻患儿常出现低钾血症。表现为精神委靡，四肢无力，腱反射减弱，肠鸣音减弱甚至肠麻痹、腹胀，严重时可出现呼吸肌麻痹，心音低钝、心律失常等。

6）低钙血症与低镁血症：多见于久泻患儿或病重且伴有活动性佝偻病的患儿，往往发生于纠正酸中毒之后，若患儿出现惊厥、四肢抽搐，应考虑为低钙血症；低镁血症患儿表现为补液之后出现震颤、手足发抖，用钙剂治疗无效，多见于新生儿、小婴儿。

2. **迁延性腹泻和慢性腹泻**　病程在 2 周～2 个月者称迁延性腹泻，病程在 2 个月以上者称慢性腹泻。

（三）辅助检查

1. **血常规**　细菌性肠炎白细胞计数及中性粒细胞比例可增高，病毒性肠炎白细胞计数及中性粒细胞比例可正常或减少。

2. **血生化**　血清钾、钠、氯、钙变化，提示有水、电解质紊乱，二氧化碳结合力降低提示有酸中毒。

3. **大便检查**　大便常规在轻型腹泻大多正常，或可见大量脂肪球，重型腹泻者可见大量白细胞，大便病原学检查找到病原菌，对细菌性肠炎的诊断有较重要的意义。

（四）治疗要点

主要是调整饮食，加强护理，控制感染，纠正水、电解质、酸碱失衡。

【护理评估】

（一）健康史

应评估患儿有无饮食不当及受凉史，评估是否患有营养不良、上呼吸道感染、肺炎，有无长期应用广谱抗生素、激素等用药史。

（二）身心状况

1. **症状、体征**　应注意评估患儿的腹泻、呕吐情况，包括开始的时间、次数、量、性质；有无水、电解质紊乱的表现，如口渴、尿少、皮肤弹性差、前囟和眼眶凹陷；有无全身中毒症状，如发热、腹胀、惊厥、昏迷；有无周围循环衰竭的症候，如脉速、血压降低等。检查肛周皮肤有无破损。

2. **社会、心理反应**　注意评估家长科学育儿知识的水平，尤其是喂养知识的掌握程度。有无忽视轻型腹泻的治疗，或自己滥用抗感染药、止泻药的情况。了解家中的经济状况，治疗经费有无困难等。还应注意评估家庭的居住条件和卫生习惯。

（三）辅助检查

评估患儿血常规、大便常规、血生化检查结果，以帮助判断患儿脱水的程度、性质与酸中毒情况。

【护理诊断】

1. 腹泻——与肠道内、外感染，饮食不当及气候骤变等因素有关。
2. 体温过高——与肠道内感染有关。
3. 有皮肤完整性受损的危险——与大便次数增多，刺激臀部皮肤有关。
4. 体液不足——与呕吐、腹泻有关。

5. 知识缺乏（家长）——缺乏预防疾病、科学育儿等知识。

【护理目标】

1. 患儿腹泻逐渐减轻或停止。
2. 患儿体温逐渐恢复正常。
3. 患儿住院期间未发生尿布皮炎。
4. 患儿的水、电解质紊乱在 24 小时内得到纠正。
5. 患儿家长能说出婴儿腹泻的病因，并学会观察病情，掌握饮食、皮肤护理方法。

【护理措施】

（一）腹泻的护理

1. 密切观察病情变化　注意患儿生命体征有无变化，观察吐泻的次数、量及吐泻物的性状与尿量变化，注意水、电解质、酸碱平衡紊乱的表现及纠正的效果，注意有无发生尿布皮炎等。

2. 做好饮食护理　母乳喂养儿继续哺乳，可适当缩短每次哺乳的时间，延长间隔时间，暂停辅食；人工喂养儿采用米汤或稀释乳方喂养；病毒性肠炎患儿应限制糖量，以减少腹泻次数；严重呕吐进食困难者可暂禁食（4～6 小时），待病情好转后由少到多，由稀到稠，逐渐恢复到正常饮食。

3. 防治感染　遵医嘱给予抗生素及抗病毒药物是控制肠道内感染的重要措施，应认真执行，对病毒性肠炎患儿不可滥用抗生素。护理过程中要严格执行无菌操作，注意病室消毒，做好床旁隔离，患儿的食具、衣物应专用，对伴营养不良的患儿应加强保护性隔离，喂食前及护理腹泻患儿后要洗手，防止医院内感染的发生。

（二）发热的护理

遵医嘱给予药物或物理降温，注意观察体温的变化并做好记录，及时为高热患儿换掉汗湿的衣服等。

（三）加强皮肤护理

患儿呕吐物及粪便常污染衣、被，应及时更换，每次大便后均应及时洗净臀部（禁用肥皂），更换干净尿布。如发生尿布皮炎，应及时做好臀部皮肤护理，使用灯光照烤时必须有人守护，并注意灯泡与臀部的距离（30～40 cm）及每次照烤的时间（15～20 分钟），防止发生烫伤。

（四）正确执行液体疗法

1. 轻型腹泻　可遵医嘱采用口服补液，用 ORS 液少量多次喂给。ORS 液适于急性腹泻伴轻、中度脱水，无腹胀及呕吐患儿的累积损失量与继续损失量的补充，轻度脱水补50～80 mL/kg，中度脱水补 80～100 mL/kg。由于 ORS 液张力较高（约为 2/3 张），不宜用来补充生理需要（吐、泻停止即停止服用），新生儿及有严重腹胀，心、肾功能不全，休克的患儿不宜使用。

2. 重型腹泻　对于水、电解质和酸碱失衡严重的患儿，应遵医嘱执行静脉补液，尽快纠正水、电解质和酸碱失衡，根据对患儿的评估结果来决定溶液的成分、量和滴注持续时间，遵循输液原则，遵医嘱随时调整输液方案。具体方法见表 7 - 8。

（五）心理护理

入院后患儿因环境陌生，输液注射引起的局部疼痛，都会使其产生焦虑或恐惧。护理人员应多与患儿及其父母接触、交谈，消除他们的焦虑及恐惧，争取他们的信任与合作。

（六）健康教育

1. 喂养指导　大力宣传母乳喂养的优点，提倡母乳喂养。腹泻期间，暂停辅食添加，适当减少食量，或喂稀释乳方等。做好饮食卫生、食品卫生指导，教给家长食具消毒方法和食物选择原则等。

2. 护理指导　教给家长如何观察病情，若患儿出现精神委靡、尿少、易惊、抽搐不止，应及时报告医务人员。教给家长护理的方法，如腹部的保暖、腹胀时给予热敷、尿布性皮炎的预防和护理等。

3. 防治指导　教给家长 ORS 液的配制及服用方法，强调不要擅自滥用抗生素及止泻药物等。

【护理评价】

1. 患儿腹泻是否停止。
2. 患儿体温是否恢复正常。
3. 患儿住院期间尿布性皮炎是否得到有效的预防和控制。
4. 患儿的水、电解质紊乱是否得到及时的纠正。
5. 家长能否说出婴儿腹泻的病因，是否学会了病情观察，是否掌握了饮食与皮肤护理方法。

第四节　腹泻患儿的液体疗法与护理

一、小儿体液特点

1. 体液总量与分布情况　小儿年龄越小，体液总量占体重的百分比相对越高，间质液的比例也相对越高，血浆和细胞内液的比例与成人相近（表7-6）。

表7-6　　　　　　　　　不同年龄小儿的体液总量和分布（占体重的%）

体液总量	细胞内液	细胞外液	间质液	血浆
新生儿	80	35	40	5
～1岁	70	40	25	5
2～14岁	65	40	20	5

2. 水的交换　小儿年龄越小，每日体内外水的交换量也相对越多。婴儿每日体内外水的交换量约占细胞外液的1/2，而成人仅为1/7。因此，小儿在病理情况下，较成人易发生体液紊乱。

3. 体液调节　小儿肾脏、肺脏及神经与内分泌系统对体液的调节功能均较成人差，故较成人易发生水、电解质代谢紊乱。

二、常用溶液及其配制

（一）非电解质溶液

临床常用的 5％葡萄糖液为等渗溶液，10％葡萄糖液为高渗溶液。由于葡萄糖液输入体内后逐渐被氧化为二氧化碳和水，或转变成糖原储存于体内，失去维持渗透压的作用，故在液体疗法中可不计算其张力。葡萄糖液在液体疗法中的主要作用是供给水分和部分热量，纠正体液的高渗状态或酮中毒。

（二）电解质溶液

各种不同的电解质溶液主要用来补充机体丢失的电解质与水分，纠正体液的低渗状态及酸碱失衡。

1. 等渗盐水（0.9％氯化钠溶液）　其渗透压与血浆中离子渗透压接近，为等张溶液。其钠离子与氯离子浓度均为 154 mmol/L，与血浆中钠离子浓度（142 mmol/L）和氯离子浓度（103 mmol/L）相比，氯离子浓度远比血浆中浓度高，大量单独输入易致高氯性酸中毒，临床很少单独使用。

2. 复方氯化钠溶液　除含氯化钠外，尚含少量钾与钙，为等张溶液。其作用与缺点与等渗盐水基本相同。

3. 碱性溶液　常用于纠正酸中毒。临床常用的为碳酸氢钠溶液，其纠正酸中毒作用迅速，为儿科纠正酸中毒之首选。5％碳酸氢钠为高张溶液，常用于重症酸中毒的抢救。1.4％碳酸氢钠溶液为等张溶液，临床常以 5％碳酸氢钠用 5％或 10％葡萄糖稀释 3.5 倍配制而成。

乳酸钠溶液需在有氧条件下经肝脏代谢产生 HCO_3^- 而发挥作用，显效较慢；且在缺氧、休克、肝功能不全、新生儿及乳酸潴留性酸中毒等情况下不宜使用，目前临床已很少应用。

4. 氯化钾溶液　用以纠正低钾血症，临床常用 10％氯化钾溶液。静脉滴注时，浓度不可超过 0.3％，速度不可太快，万万不可直接静脉推注，以防心肌抑制导致心脏骤停。

（三）混合溶液

将几种等张溶液按不同比例配制成各种混合溶液（表 7-7），可减少或避免各自的缺点，互补不足，以适应临床不同情况的需要。

表 7-7　　　　　　　　　　　　几种常用混合溶液的组成

混合溶液名称	等渗盐水	5％或 10％葡萄糖溶液	1.4％碳酸氢钠
2：1溶液（等张）	2		1
4：3：2溶液（2/3张）	4	3	2
2：3：1溶液（1/2张）	2	3	1
1：1溶液（1/2张）	1	1	
1：2溶液（1/3张）	1	2	
1：4溶液（1/5张）	1	4	

（四）口服补液盐

口服补液盐简称 ORS 溶液，ORS 液是世界卫生组织推荐用于治疗小儿急性腹泻合并脱水的一种溶液。临床常用的塑料袋包装口服补液盐，每袋含有氯化钠 0.35 g，碳酸氢钠 0.25 g，氯化钾 0.15 g，葡萄糖 2 g。服用时加温开水至 100 mL，分次口服。

三、液体疗法

液体疗法的目的是纠正机体的水、电解质及酸碱失衡，恢复机体的正常生理功能。液体疗法的基本原则是首先要正确把握定量、定性、定速问题，同时考虑纠正酸碱失衡与电解质紊乱。

1. 定量　第 1 日补液总量应包括累积损失量、继续损失量和生理需要量 3 个部分，根据对患儿脱水程度的评估来计算。轻度脱水补 90～120 mL/kg，中度脱水补 120～150 mL/kg，重度脱水补 150～180 mL/kg。

以上为禁食情况下 24 小时内婴幼儿补液总量的估算，由于机体的自身调节作用，实际运用时只用上述剂量的 2/3。3 岁以上小儿补液时，补液总量应酌情减少 1/4～1/3。

2. 定性　根据脱水性质决定。

累积损失量部分：低渗性脱水可补 2/3 张含钠液，等渗性脱水可补 1/2 张含钠液，高渗性脱水可补 1/5～1/3 张含钠液，若一时无法判断脱水性质，可先按等渗性脱水处理。

继续损失量部分：一般补充 1/3～1/2 张含钠液。

生理需要量部分：可给 1/5～1/4 张含钠液。

3. 定速　根据脱水程度和性质确定。一般可分为纠正脱水与继续补液两个阶段，但重度脱水伴有周围循环衰竭或休克者，首先应快速扩容，纠正休克。

快速扩容时，可酌情选用 2：1 等张含钠液或 1.4% 碳酸氢钠 20 mL/kg，在 30～60 分钟内快速输入，以迅速扩充血容量，改善微循环。

纠正脱水阶段主要补充累积损失量。一般取总液量的 1/2（扣除扩容量）在 8～12 小时内完成。重度脱水、低渗性脱水应稍快，在 8 个小时内完成。轻度脱水、高渗性脱水宜稍慢，可在 12 个小时内完成。

继续损失量与生理需要量的补充，一般将剩余的量在剩余的时间内以均匀的速度输入。

4. 纠正酸中毒　一般轻、中度酸中毒，在脱水得到纠正的同时，可自行纠正，不必另作处理。重度酸中毒（二氧化碳结合力 < 9 mmol/L）时，则需另补碱性溶液来纠正。在无条件或来不及测定二氧化碳结合力时，先用 5% 碳酸氢钠 3～5 mL/kg。以后，根据治疗后的评估情况，再决定是否需要继续给药以及给药量。

5. 纠正低钾血症　补钾的原则是有尿（4 小时内排过尿或膀胱区叩诊呈浊音）补钾，尽量口服。静脉补钾应注意不可直接推注，速度不可太快（静脉滴注时间不少于 6～8 小时），浓度不可太高（< 0.3%），量不可太大，中、重症每日可用 10% 氯化钾 3～4.5 mL/kg（包括口服量）。

补液的方法有口服补液法与静脉补液法两种。

1. 口服补液法　常采用 ORS 液。此法适于急性腹泻伴轻、中度脱水，无腹胀和呕吐患儿的累积损失量与继续损失量的补充，由于张力较高（约为 2/3 张），不宜用来补充生理需要。新生儿及有严重腹胀，心、肾功能不全，休克的患儿不宜使用。

2. 静脉补液法　此法（表7-8）适于水、电解质和酸碱失衡严重的患儿，能在短期内纠正失衡，并能帮助有害物质的排泄，便于静脉给药。根据对患儿的评估后进行三定，输液过程中应遵循先快后慢、先浓后淡、先盐后糖、有尿补钾、抽搐补钙的原则，注意根据评估情况，随时调整输液方案。

第2日以后的输液方案：第2日以后的补液主要是补充继续损失量和生理需要量，继续补钾和供给热量。

表7-8　　　　　　　　　　　　　　第1日的输液方案

		累积损失	继续损失	生理需要	总量
补液量	轻度脱水	50 mL/kg	10～40 mL/kg	60～80 mL/kg	90～120 mL/kg
	中度脱水	50～100 mL/kg	10～40 mL/kg	60～80 mL/kg	120～150 mL/kg
	重度脱水	100～120 mL/kg	10～40 mL/kg	60～80 mL/kg	150～180 mL/kg
补液成分	低渗脱水	2/3 张	1/3～1/2 张	1/5～1/4 张	
	等渗脱水	1/2 张	1/3～1/2 张	1/5～1/4 张	
	高渗脱水	1/5～1/3 张	1/3～1/2 张	1/5～1/4 张	
完成时间		8～12 小时内完成，或每小时 8～10 mL/kg	补充累积损失量后 12～16 小时内完成，或每小时 5 mL/kg		

四、几种常见疾病患儿的液体疗法要点

（一）新生儿

1. 体液特点　初生新生儿血钾、氯、磷和乳酸偏高，血钠、钙和碳酸氢盐偏低，心、肺、肾功能发育不够完善，对水、电解质、酸碱平衡的调节能力比较差。

2. 输液注意事项　①补液量宜少一点；②液体张力宜低一点，液体张力以 1/5 张为宜，低张性脱水时宜补 1/2 张含钠液；③输液速度宜慢一点；④因有生理性溶血，初生头几日一般不补钾。

（二）肺炎伴腹泻患儿

1. 体液特点　一般肺炎患儿多无明显的水、电解质紊乱，重症肺炎患儿因高热、呼吸增快、进食少等原因可有脱水、酸中毒、血钾增高，伴有腹泻者可有明显的水、电解质紊乱。

2. 输液注意事项　①补液量宜少一点，按腹泻的补液量约减少 1/3；②液体张力宜低一点，含钠量应比腹泻补液减少 1/3；③输液速度宜慢一点；④烦躁不安者，输液前可适当用一点镇静剂使患儿安静，以减轻心脏负担及耗氧量。

（三）营养不良伴腹泻患儿

1. 体液特点　营养不良患儿体液呈低渗状态，血钾、血钙、血钠均偏低，皮肤弹性差，易将脱水程度估计过重。

2. 输液注意事项　①输液总量宜少一点，比一般腹泻减少 1/3；②含钠量应高一点，以 2/3 张为宜；③输液速度宜慢一点，全日总量以在 24 小时内输完为妥，一般每小时为 3～5 mL/kg。

五、液体疗法的护理

（一）补液前的注意事项

1. 全面评估患儿，确定护理诊断，制订护理计划。

2. 遵医嘱备好输液用品，如药物、液体、器械等，熟悉液体的成分、性能、配制方法与配制注意事项。

3. 严格按查对制度核对患儿姓名、床号及药物（含液体）名称、剂量、浓度、有效期，检查药瓶有无裂痕、瓶盖有无松动，液体有无混浊、沉淀及絮状物等。

4. 严格遵守无菌操作规程，做好输液前的准备工作。

5. 做好患儿及家长的心理护理，消除紧张、恐惧、焦虑心理，争取他们的合作，以利输液顺利进行。

（二）输液中注意事项

1. 严格掌握输液速度　心肺功能较好的呕吐和腹泻患儿，可按先快后慢的原则输入。低血容量休克患儿，应快速静脉滴注或直接静脉推注等张含钠液，以便迅速扩充血容量，改善微循环，纠正休克。对新生儿及有心、肺、肾、脑疾病或营养不良患儿，输液速度宜稍慢些，以免导致心力衰竭、肺水肿、脑水肿的发生。

2. 保证输液管道的通畅　注意输液管有无扭曲、受压，针头有无阻塞、滑脱，液体有无外漏，局部有无红肿、疼痛等。有上述情况发生时，应及时采取补救及处理措施。

3. 观察输液效果　注意患儿的一般情况及水、电解质紊乱和酸碱失衡的症状，体征有无改善或消失。输液后患儿排尿，说明血容量已恢复。眼窝、前囟凹陷及皮肤弹性恢复，无口渴，说明脱水已纠正。若输液后患儿出现眼睑浮肿，说明液体中含钠量过多。若输液后尿多而皮肤弹性及眼窝凹陷未恢复，说明液体中含钠量过少，应予补充。若输入液体后，患儿精神委靡、心音低钝，出现腹胀、四肢无力等表现，应考虑低钾的可能性大。此时应立即报告医生，并配合及时处理。

4. 观察输液反应　输液中若出现寒战、发热、恶心、呕吐等情况，应暂时停止输液，立即报告医生，查明原因，更换液体，及时做出妥善处理。

〔王亿之〕

第八章 呼吸系统疾病患儿的护理

小儿呼吸系统疾病中，急性呼吸道感染最多见，对小儿身心健康发展影响极大，其中肺炎占婴儿期病死率的首位，是我国儿童保健工作中重点防治的"四病"之一。因此，防治呼吸道感染成为儿童保健及儿科医疗护理工作中的一项重要任务。本章主要介绍急性上呼吸道感染、急性支气管炎、肺炎及急性呼吸衰竭患儿的护理。

第一节 小儿呼吸系统解剖生理特点

小儿时期尤以婴幼儿时期易发生呼吸系统感染，与小儿呼吸系统的解剖生理特点及小儿免疫的特点有较密切的关系。呼吸系统以环状软骨为界，分为上、下呼吸道。上呼吸道包括鼻、鼻窦、咽、咽鼓管及喉管，下呼吸道包括气管、支气管、毛细支气管直至肺泡。

一、解剖特点

1. 上呼吸道 婴幼儿鼻腔及鼻咽腔相对短小，鼻道狭窄，黏膜柔嫩，血管丰富，炎症时易因充血水肿而致阻塞，影响呼吸和吸吮。咽鼓管相对宽、短、直，且呈水平位，鼻咽部炎症蔓延时易并发中耳炎。1岁以前扁桃体发育不全，4～10岁发育达高峰，14～15岁逐渐退化。因此，扁桃体炎多见于学龄前期与学龄期儿童，1岁以内少发生。小儿喉呈漏斗形，喉腔狭窄，软骨柔软，黏膜柔嫩，血管丰富，炎症时易发生声音嘶哑和呼吸困难。

2. 下呼吸道 小儿气管与支气管相对狭窄，软骨弹性组织缺乏，纤毛运动差，黏膜柔嫩，血管丰富，黏液腺分泌不足，易因炎症而引起呼吸道阻塞。右侧支气管相对粗、短且较垂直，故异物易进入右侧支气管内。小儿肺脏的弹力组织发育较差，血管丰富，间质发育旺盛，肺泡数量少，因而含血量多，含气量相对较少，故易发生感染，引起肺不张、肺气肿、坠积性肺炎及间质性肺炎。

3. 胸廓 婴幼儿胸廓呈圆桶状，肋骨呈水平位，膈肌位置较高，呼吸肌发育不完善，呼吸时胸廓的活动范围小，故使肺组织扩张受限，通气、换气不充分，肺炎时易因缺氧及二氧化碳潴留而发生发绀。

二、生理特点

1. 呼吸频率与节律 小儿由于呼吸系统的解剖特点，代谢所需的氧只能通过增加呼吸频率来满足，故年龄越小呼吸频率越快（表8-1）。

小儿呼吸频率可受多种因素影响，如哭吵、活动、贫血、发热等，均可致呼吸增快，测量小儿呼吸频率时应在安静或睡眠时进行。

婴幼儿期由于呼吸中枢发育尚不完善，易出现呼吸节律不齐，新生儿、尤以早产儿最为明显。

表 8-1　　　　　　　　　　　　不同年龄小儿的呼吸频率

年　　　龄	平均呼吸次数（次/min）
新生儿	40～45
1 岁以内	30～40
2～3 岁	25～30
4～7 岁	20～25
8～14 岁	18～20

2. 呼吸形态　新生儿及婴幼儿呈腹式呼吸，随年龄增长，呼吸肌逐渐发育，开始站立行走时，出现胸腹式呼吸。

3. 呼吸功能的特点

（1）肺活量：指一次深吸气后的最大呼气量，小儿为 50～70 mL/kg。在安静状态下，婴幼儿需用肺活量的 30％左右，而年长儿仅用 12.5％，说明婴幼儿的呼吸潜力较差。

（2）潮气量：指安静呼吸时每次吸入或呼出的气量。年龄越小，潮气量越小。

（3）每分通气量：指每分钟呼吸次数与潮气量的乘积。小儿由于呼吸频率较快，每分通气量如按体表面积计算与成人相近。

（4）气体弥散量：二氧化碳的排出主要靠弥散作用，二氧化碳的弥散速率比氧气大，故比氧气易于弥散。小儿肺脏小，肺泡毛细血管总面积及总容积比成人小，故气体总弥散量也小，但若以单位肺容积计算则与成人相近似。

4. 血气分析　新生儿及婴幼儿做肺功能测定较困难，可通过血气分析了解患儿呼吸功能是否能满足其生理需要。常用的测定项目有氧饱和度、动脉血氧分压、动脉血二氧化碳分压和 pH 值等（表 8-2）。

表 8-2　　　　　　　　　　　　小儿血气分析正常值

年龄组	pH 值	PaO$_2$(kPa)	PaO$_2$(kPa)	HCO$_3^-$ (mmol/L)	BE(mmol/L)	SaO$_2$
新生儿	7.35～7.45	8～12	4～4.67	20～22	−6～+2	0.90～0.965
～2 岁	7.35～7.45	10.6～13.3	4～4.67	20～22	−6～+2	0.95～0.97
＞2 岁	7.35～7.45	10.6～13.3	4.67～6.0	22～24	−4～+2	0.955～0.977

三、免疫特点

分泌型 IgA 是保护黏膜组织局部免受感染的重要因素。新生儿与婴幼儿由于缺少分泌型 IgA，同时血中其他免疫球蛋白的含量均较低，故易患呼吸道感染。

第二节　急性上呼吸道感染

【疾病概论】

急性上呼吸道感染（acute upper respiratory infection，AURI）主要指鼻、鼻咽及喉部的急性炎症，简称上感，为小儿时期最常见的疾病。

（一）病因

本病90%以上为病毒所致，少数为细菌所致，亦有经病毒感染后继发细菌感染者。常见的病毒有呼吸道合胞病毒、流感病毒、副流感病毒、腺病毒、鼻病毒、柯萨奇病毒等，常见的细菌有链球菌、肺炎链球菌、葡萄球菌等。婴幼儿由于呼吸系统的解剖、生理及免疫的特点易患上呼吸道感染；此外，抵抗力下降、气候骤变护理不当常为本病的诱因。

（二）临床表现

婴幼儿全身症状较重，常可出现发热、呕吐、腹泻，甚至高热惊厥，年长儿局部症状较明显，常有鼻塞、咽痛、声音嘶哑等症状。

1. 全身症状　重者大多全身症状明显，常有发热、头痛、乏力、食欲减退、呕吐、腹泻、腹痛、烦躁不安等。

2. 局部症状体征　主要有鼻塞、喷嚏、流涕、轻咳、咽部不适、声音嘶哑等。检查时可见咽部充血或有淋巴滤泡，扁桃体肿大，颌下淋巴结肿大、压痛、呼吸音增粗等。

3. 两种特殊类型的上呼吸道感染

（1）疱疹性咽峡炎：由柯萨奇病毒感染引起，好发于夏秋季节，除高热、咽痛等症状外，咽部充血，咽腭弓、腭垂、软腭等处有疱疹及疱疹破溃后形成的小溃疡。

（2）咽结合膜热：由腺病毒所致的，春夏季多见。是一种以发热、咽炎与结合膜炎同时存在为特征的急性传染病，可在集体儿童机构中流行。

并发症：重症患儿或治疗不合理者，炎症可波及邻近器官或向下蔓延引起中耳炎、鼻窦炎、咽后壁脓肿、气管炎、支气管炎、肺炎等。年长儿由链球菌感染引起的上呼吸道感染尚可能导致急性肾炎、风湿热等。

（三）辅助检查

病毒感染时白细胞计数及中性粒细胞比例正常或偏低，细菌感染时白细胞计数及中性粒细胞比例多可增高。

（四）治疗要点

加强护理，注意督促休息和多饮水，注意呼吸道隔离，预防并发症；控制感染，可使用利巴韦林或有抗病毒作用的中成药，如板蓝根冲剂、双黄连口服液等。抗生素只用于病情较重，合并细菌感染或有并发症者，常用药物有复方磺胺甲噁唑、青霉素等；对症处理，降温、麻黄碱滴鼻、镇静、止惊、含服喉片等。

【护理评估】

（一）健康史

应询问患儿平时的健康状况，本次发病有无明显的诱因，有无受凉史和与呼吸道感染患者密切接触史；以往有无高热惊厥史等。

（二）身心状况

1. 症状、体征　应注意评估患儿发热的程度，精神状态如何，有无高热惊厥的先兆；评估患儿有无鼻塞影响呼吸或吸乳；检查患儿咽部有无充血、口腔黏膜有无疱疹或溃疡；评估患儿有无并发症，如中耳炎、肺炎、肾炎等。

2. 社会、心理反应　评估家长的文化程度和对小儿护理知识的掌握程度；有无擅自滥用抗生素的情况；对严重病例应注意评估家长有无恐惧、焦虑；了解患儿家庭的居住环境、清洁卫生条件、室内通风条件等，以及有无经常被动吸烟等情况。

（三）辅助检查

病毒感染者血白细胞计数正常或偏低，病毒分离和血清反应可明确病原体；细菌感染者血白细胞计数可增高、中性粒细胞比例增高、咽拭子培养可有病原菌生长，链球菌感染所致者血中 ASO 滴度可增高。

【护理诊断/问题】

1. 体温升高——与感染有关。
2. 舒适改变——与鼻塞、咽部不适、发热等有关。
3. 潜在并发症——惊厥、中耳炎、支气管炎、肺炎。

【护理目标】

1. 患儿体温逐渐恢复正常。
2. 患儿舒适感逐渐增加，呼吸平稳，睡眠安静，体温和进食情况恢复正常。
3. 患儿住院期间未发生并发症，或并发症的先兆被及时发现与控制。

【护理措施】

（一）一般护理

1. 维持正常体温　观察患儿的体温变化，并做好记录；保持室内空气新鲜，注意通风，维持室内适宜的温度、湿度；督促休息；给予营养丰富、易消化吸收、清淡而少刺激的食物，多吃新鲜水果蔬菜，注意补充维生素 C，多饮开水，以利体温恢复；遵医嘱给高热患儿进行物理降温或药物降温，防止高热惊厥及并发症发生。

2. 保持呼吸道通畅　帮助或指导患儿清除呼吸道分泌物，遵医嘱为鼻塞患儿滴麻黄碱保持呼吸道通畅；及时更换汗湿的衣服，保持皮肤清洁、干燥，以促进患儿舒适感增加。

3. 细心观察病情　发现患儿出现惊厥或一般上呼吸道感染不能解释的症状时，应及时报告医生并配合进行处理，防止并发症的发生。

（二）健康教育

为患儿及家属做好防治上呼吸道感染的宣教工作，如加强锻炼，不带小儿去人多拥挤、空气污浊的公共场所，注意呼吸道隔离等。

【护理评价】

1. 患儿的生命体征是否恢复正常。
2. 患儿是否呼吸平稳、睡眠安静、进食好、舒适感增加。
3. 患儿住院期间惊厥等并发症是否得到有效的防治。

第三节　急性支气管炎

【疾病概论】

急性支气管炎（acute bronchitis）是指由于各种致病原引起的支气管黏膜的急性炎症。常继发于急性上呼吸道感染，或为急性呼吸道传染病的早期表现。婴幼儿多见，且症状较重，向下蔓延可发展成肺炎。

（一）病因

病原体可由多种病毒或细菌引起，亦可为两者混合感染，凡引起上呼吸道感染的病原体均可引起支气管炎。营养不良、维生素 D 缺乏性佝偻病、特异性体质、免疫功能失调为本病常见诱因。

（二）临床表现

咳嗽为主要症状，初为干咳，以后咳嗽有痰。婴幼儿除症状较重外，常可伴有发热、呕吐、腹泻等症状。肺部呼吸音较粗糙，可听到不固定的干湿啰音。

哮喘性支气管炎（asthmatic bronchitis）是婴幼儿时期一种特殊类型的支气管炎，其特点为：3 岁以下多见，患儿多有过敏史，如荨麻疹、湿疹等；常在上呼吸道感染后 1～2 日突然出现哮喘症状，发作时呈呼气性呼吸困难，双肺布满哮鸣音及少量中、细湿啰音，肺部叩诊呈过清音；常反复发作，症状昼重夜轻。

（三）辅助检查

白细胞计数正常或稍高，细菌感染者明显增高；X 线胸片正常或有肺纹理增粗。

（四）治疗要点

主要是控制感染和对症处理，合并细菌感染者可选用复方磺胺甲噁唑、青霉素、乙酰螺旋霉素等。一般不用镇咳剂，痰多时可选用复方甘草合剂、小儿止咳糖浆等；平喘可选用氨茶碱、异丙嗪；烦躁不安者可加用镇静剂；哮喘严重的病例可采用地塞米松静脉滴注 1～3 日，缓解后应及时停药。

【护理诊断】

1. 清理呼吸道无效——与痰液黏稠及小婴儿咳嗽无力有关。
2. 低效性呼吸形态——与支气管痉挛有关。
3. 恐惧——与喘息性呼吸困难、环境陌生有关。

【护理措施】

（一）一般护理

1. 保持室内安静和适宜的温度与湿度，严禁在室内吸烟，以防止诱发咳嗽和哮喘发作。

2. 给予营养丰富、清淡可口的食物，多喂温开水以湿润咽喉，减少咳嗽。

3. 密切观察患儿生命体征的变化，注意有无发绀、三凹征，注意患儿神志、情绪的变化，发现生命体征异常时应立即报告医生，并积极配合做好抢救工作。

4. 改善呼吸功能

（1）经常给患儿变换体位，给予雾化吸入，及时清除呼吸道的分泌物以保持呼吸道通畅。

（2）呼吸困难、发绀严重者给予氧气吸入。

（3）遵医嘱正确给予抗感染药物及平喘药物，控制炎症及解除支气管痉挛。

（二）心理护理

患儿哮喘发作时，给予最舒适的体位并陪伴在其身边，用亲切的语言与温和的态度给予安慰，遵医嘱进行对症处理，帮助患儿减轻痛苦，消除恐惧，获得安全感。

（三）健康教育

宣讲本病的常见病因及诱因、防治与护理措施，如加强锻炼、防止烟尘刺激、避免接触致敏源、积极治疗维生素 D 缺乏性佝偻病与营养不良等原发病以及病情观察等。

第四节　肺　炎

【疾病概论】

肺炎（pneumonia）为小儿时期常见疾病，尤以婴幼儿时期较多见，为我国儿童保健工作重点防治的"四病"之一，四季均可发生，寒冷季节发病率较高。

（一）病因与病理生理

肺炎的病原体主要为细菌和病毒，常见细菌有肺炎链球菌、金黄色葡萄球菌、链球菌、流感嗜血杆菌和大肠埃希菌等；常见病毒有腺病毒、流感和副流感病毒、呼吸道合胞病毒等；近年支原体肺炎的发病率有上升趋势，真菌感染所致者临床较少见。

病原体多经由上呼吸道向下蔓延而来，少数可经血行侵入，引起肺泡、支气管及周围炎症，造成通气、换气障碍，导致以缺氧和二氧化碳潴留为主的一系列病理生理变化，从而影响机体的代谢和各系统器官的功能。重症患儿因严重缺氧和二氧化碳潴留，可发生呼吸性和（或）代谢性酸中毒；同时由于病原体及其毒素的作用，常致其他系统受累，可发生中毒性心肌炎、心力衰竭、中毒性脑病、脑水肿、中毒性肠麻痹及 DIC 等，尤以心力衰竭为多见。

（二）临床表现

临床以发热、咳嗽、气促和肺部中、细湿啰音为主要表现，重症肺炎可出现其他系统器官功能受损的表现。

1. 一般支气管肺炎的表现

(1) 普通肺炎：患儿一般都有发热、咳嗽、气促。热型及发热程度不一，早产儿、新生儿、重症营养不良患儿可不发热，甚至体温低于正常。咳嗽在病初为刺激性干咳，以后咳嗽伴痰鸣。患儿可出现呼吸增快、鼻翼扇动，重者可出现三凹征、点头呼吸、发绀等呼吸困难的表现。肺部可听到较为固定的中、细湿啰音，病变融合成大片时可出现相应的肺实变体征。

(2) 重症肺炎：除呼吸系统症状加重外，其他系统多受到累及。合并心力衰竭时可表现为：①呼吸困难突然加重，呼吸频率每分钟达 60 次以上；②心率突然增快，婴儿心率每分钟 180 次以上，幼儿心率在每分钟 160 次以上，不能以体温升高和呼吸困难解释；③患儿极度烦躁，面色苍白或发绀，不能以肺炎或其他合并症解释；④出现心音低钝和奔马律；⑤肝脏短时间内迅速增大；⑥尿少或无尿，颜面眼睑或下肢浮肿。前 5 项可作为心力衰竭的评估依据。当患儿出现惊厥、意识障碍、呼吸不规则、前囟隆起、脑膜刺激征阳性反应等表现时，应考虑中毒性脑病和脑水肿的可能。发生中毒性肠麻痹时，患儿可出现严重腹胀和呼吸困难加重，肠鸣音消失。

2. 几种临床常见肺炎的特点（表 8 - 3）

表 8 - 3   几种临床常见肺炎的比较

	肺炎链球菌肺炎	金黄色葡萄球菌肺炎	腺病毒肺炎	毛细支气管炎	支原体肺炎
好发年龄	婴幼儿、学龄儿童	新生儿、小婴儿	6 个月～2 岁	2 岁以内，尤以 6 个月左右多见	年长儿、婴幼儿
热 型	不定或稽留热	弛张热	稽留热或弛张热	低热（很少超过 35.5 ℃）	不规则
热 程	1～2 周	1～3 周	1～3 周	1～5 日	1 周以上
症 状	一般较轻，重者可见休克	起病急，中毒症状重，常有皮疹	咳憋重，中毒症状出现早且重	喘憋严重，呼气性喘鸣	频咳
体 征	早期不明显	早期出现中、细湿啰音	出现较晚，湿啰音，肺实变体征	哮鸣音为主，湿啰音，肺气肿体征	不明显
血 常 规	白细胞增高	白细胞增高，出现中毒颗粒	白细胞正常或减少	白细胞正常或减少	白细胞正常或偏高
X 线	点、斑片状阴影	常见脓胸、脓气胸、肺大疱及小片状浸润影像	出现较早的大片状阴影	肺气肿或点片状阴影	絮状斑片阴影
青霉素治疗	有效	大剂量可能有效	无效	无效	无效

(1) 金黄色葡萄球菌肺炎：①起病急、病情重、进展快；②多呈弛张热或稽留热；③中毒症状重，肺部体征出现早，皮肤常可有猩红热样或荨麻疹样皮疹；④易并发脓胸、脓气胸、肺大疱、败血症等。

(2) 腺病毒肺炎：①6 个月～2 岁小儿多见；②稽留热型，咳憋严重，抗生素治疗无效；③中毒症状出现早且重，肺部体征出现较晚；④易并发心力衰竭、呼吸衰竭及中毒性脑病。

(3) 呼吸道合胞病毒肺炎：①2 岁以内，尤以 6 个月左右婴儿多见；②体温很少超过 38.5 ℃；③喘憋严重，呼吸困难明显，肺部体征以哮鸣音为主，呼气性喘鸣，有时呼吸音减弱，肺底部可闻及细湿啰音；④易因严重呼吸困难而导致心力衰竭和呼吸衰竭。呼吸道合胞病毒肺炎又可分为毛细支气管炎和喘憋型肺炎两型，前者全身中毒症状轻，而后者全身中毒症状重。

3. 并发症 在治疗过程中若出现中毒症状或呼吸困难突然加重，体温持续不退或退而复升，应考虑有可能发生了脓胸、脓气胸、肺大疱等并发症。

（三）辅助检查

1. 外周血检查 细菌性肺炎白细胞计数增多，中性粒细胞比例增高，并可能有核左移，胞浆中可见中毒颗粒。病毒性肺炎白细胞总数正常或降低，分类有时可见异形淋巴细胞。

2. 中性粒细胞碱性磷酸酶测定 病毒性肺炎时此酶活性受抑制，用血涂片检查法计算此酶积分偏低，若积分＜60 提示有病毒感染可能，细菌性肺炎时积分＞200 。

3. 病原学检查 取咽拭子或气管分泌物做细菌培养与病毒分离，可帮助做出病原学的诊断。

4. X 线检查 早期可见肺纹理增粗，以后两侧中、下肺野可见大小不等的点状或片状阴影，病灶融合成大片时可见斑片状阴影。并发脓胸、脓气胸、肺大疱、肺不张、肺气肿者可有相应的改变。

5. 血气分析 并发呼吸衰竭者 $PaO_2\downarrow$、$PaCO_2\uparrow$、$CO_2CP\downarrow$、$SaO_2\downarrow$。

（四）治疗要点

本病的治疗要点是：控制感染、改善呼吸、对症处理及防治并发症。

【护理评估】

（一）健康史

患儿常可有营养不良、维生素 D 缺乏性佝偻病、贫血、先天性心脏病、反复上呼吸道感染等病史，或接触呼吸道感染患儿的病史以及气候骤变时护理不当等情况。

（二）身心状况

1. 症状、体征 应注意评估患儿的咳嗽情况，有无呼吸困难、喘憋、发绀。监测体温、呼吸和脉搏。密切观察患儿有无突发严重的烦躁不安、呼吸困难、心率增快、肝大等心力衰竭表现。有无惊厥、昏迷，有无腹胀等。

2. 社会、心理反应 由于呼吸困难、缺氧及注射治疗等原因，患儿常有烦躁、焦虑与恐惧。重症患儿及其家长，还可能为预后而担忧，也可由于知识缺乏，对并发症的发生无心理准备。

（三）辅助检查

细菌感染时白细胞计数可增高，X 线可见肺纹理增粗及点片状阴影，重症患者可有 $PaO_2\downarrow$、$PaCO_2\uparrow$ 等血气变化。

【护理诊断/问题】

1. 气体交换受损——与炎症导致的呼吸道狭窄、阻塞，肺弥散受阻、通气换气功能障碍有关。

2. 清理呼吸道无效——与不会咳痰、痰液黏稠或病重无力咳出痰液有关。

3. 体温过高——与感染有关。

4. 潜在并发症——心力衰竭。

5. 恐惧——与环境陌生、呼吸困难、注射治疗有关。

6. 焦虑（家长）——与预后有关。

【护理目标】

1. 患儿的呼吸逐渐恢复平稳，能安静休息与入睡。

2. 患儿呼吸道的分泌物被及时清除，呼吸道保持通畅。

3. 患儿体温逐渐恢复正常。

4. 患儿住院期间未发生心力衰竭，或心力衰竭先兆被及时发现与控制。

5. 患儿的恐惧逐渐消除，能安静卧床休息并配合各项治疗与护理。

6. 患儿家长的焦虑逐渐消除，能协助进行各种治疗及护理。

【护理措施】

（一）一般护理

1. 改善呼吸功能

（1）注意保持呼吸道通畅，及时帮助清除呼吸道分泌物（如经常为患儿更换体位、拍背、给予雾化吸入，或遵医嘱给予祛痰、平喘药物等）。

（2）给予氧气吸入以纠正低氧血症。一般采用鼻前庭导管给氧法，氧流量为 $0.5\sim1$ L/min，氧浓度不超过 40%；缺氧严重采用面罩给氧时，氧流量为 $2\sim4$ L/min；氧浓度为 $50\%\sim60\%$。

（3）保持室内安静与空气流通，维持适宜的室内温度与湿度。室内温度 $18\ ℃\sim22\ ℃$，相对湿度为 60%。

（4）鼓励患儿少量多餐，多饮水，安排患儿足够的睡眠时间与适当活动，以利降低耗氧量与促使痰液排出。

2. 密切观察病情　注意患儿的体温、脉搏、呼吸、血压、神志、瞳孔的改变，注意心力衰竭的评估依据及其他并发症的表现，发现病情变化立即报告医生。

（二）用药护理

心力衰竭患儿除给予氧气吸入、镇静外，必须遵医嘱正确使用洋地黄类药物（表 9-1）、血管扩张剂或利尿剂，积极配合医生进行抢救。

1. 使用洋地黄制剂

（1）用药前应了解患儿近期有无使用过洋地黄类药物。

（2）用药前必须先听心率 1 分钟，若新生儿患儿＜每分钟 100 次、1 岁患儿＜每分钟 90 次、2 岁患儿＜每分钟 85 次，4 岁患儿＜每分钟 80 次，8 岁以上患儿＜每分钟 70 次，应及时报告医生，并停止给药。

（3）避免与钙剂同用（询问近 4 小时内是否用过钙剂）。

（4）观察有无洋地黄中毒的表现，如心动过缓、心律紊乱（期前收缩或传导阻滞）、恶心、呕吐、视物模糊等。

2. 抗生素应用

(1) 选择对病原菌敏感且渗入下呼吸道浓度高的药物。

(2) 早期治疗、联合用药、足够剂量、足够疗程。

(3) 重症患儿宜采用静脉途径给药。

目前临床常使用的 4 种第一线抗生素为 WHO 推荐的：复方磺胺甲噁唑、青霉素、氨苄西林和羟氨苄西林（阿莫西林）。其中首选药物是青霉素，新生儿不宜使用复方磺胺甲噁唑。另一组被推荐的抗生素有：氨苄西林、苯唑西林或氯唑西林，适用于可疑为金黄色葡萄球菌性肺炎的患儿。我国卫生部对轻症肺炎推荐用头孢氨苄。抗生素用药时间应持续到体温正常后 5～7 日，临床症状基本消失后 3 日。

3. 抗病毒治疗　临床常用的有利巴韦林，对多种 RNA 和 DNA 病毒有抑制作用，如流感病毒、鼻病毒等，对腺病毒肺炎有一定防治作用。人 α-干扰素雾化吸入比肌内注射疗效好。

4. 遵医嘱应用肾上腺皮质激素　对有严重中毒症状、严重喘憋、脑水肿、中毒性脑病、感染性休克、呼吸衰竭等情况的患儿，应用皮质激素可减轻中毒症状，解除支气管痉挛，降低颅内压，改善微循环。

5. 纠正水、电解质、酸碱失衡　注意输液速度及药物配伍禁忌，正确使用各种抢救药品，配合医生及时抢救心力衰竭、呼吸衰竭、脑水肿等。

（三）心理护理

关心、同情患儿，通过耐心解释、安慰和鼓励消除患儿及家长的焦虑与恐惧；建立良好的护患感情，通过语言或非语言的有效沟通取得信任与合作；及时向家长说明病情与预后以及诊治、护理措施，争取他们对医疗、护理计划的理解与支持。

（四）健康教育

教给患儿及家长呼吸道疾病的预防、护理方法，如加强锻炼、做好呼吸道隔离，气候变化时及时增加衣服等。告诉家长，小儿患呼吸道感染时，应及时去医院就诊，不要擅自滥用药物，以免延误病情而造成严重后果。

【护理评价】

1. 患儿的呼吸是否逐渐恢复平稳，能安静休息与入睡。

2. 患儿呼吸道分泌物能否被及时清除，呼吸道是否通畅。

3. 患儿体温是否逐渐恢复正常。

4. 患儿住院期间心力衰竭能否被及时发现与控制。

5. 患儿的恐惧感是否逐渐消除，与护理人员建立了良好关系。

6. 患儿家长的焦虑是否消除，并能协助进行各种治疗及护理。

第五节　急性呼吸衰竭

【疾病概论】

急性呼吸衰竭（acute respiratory failure，ARF）是指呼吸中枢或呼吸器官的各种病变，导致呼吸功能（通气与换气）障碍等一系列功能紊乱的临床综合征。根据动脉血的血气分析做出的诊断较为可靠，并对指导治疗具有重要意义。动脉血 $PaO_2 < 8$ kPa（60mmHg），$PaCO_2 > 6$ kPa（45mmHg），$SaO_2 < 0.91$ 为呼吸功能不全；$PaO_2 \leqslant 6.65$ kPa（50mmHg），$PaCO_2 \geqslant 6.65$ kPa（50mmHg），$SaO_2 < 0.85$ 为呼吸衰竭。

（一）病因

急性呼吸衰竭可分为中枢性和周围性呼吸衰竭两大类。前者主要是由于呼吸中枢病变或因颅内高压影响导致呼吸衰竭，常见疾病有脑膜炎、颅内出血、脑水肿等。后者是由于呼吸器官本身疾病或呼吸肌麻痹引起，常见有气管异物、重症肺炎、哮喘持续状态、脓气胸、急性感染性多发性神经根炎、脊髓灰质炎、重症肌无力等。

（二）临床表现

1. 原发疾病的临床表现　如肺炎、脑炎等症状和体征。

2. 呼吸困难　周围性呼吸衰竭的呼吸节律整齐，但有呼吸频率增快、鼻翼扇动和三凹征。呼吸动作由强到弱，幅度由深到浅呈点头样呼吸。中枢性呼吸衰竭的呼吸节律不整齐，如潮式呼吸、抽泣样呼吸、下颌运动样呼吸、双吸气样呼吸等。

3. 发绀　为缺氧的主要症状之一，以口唇、口周、甲床等处明显，但如有严重贫血、血红蛋白在 50 g/L 以下时，发绀可不明显。

4. 缺氧、高碳酸血症表现　早期表现烦躁不安，心率增快、面色苍白，继而意识模糊，甚至昏迷、惊厥等。

（三）辅助检查

血气分析可有 PaO_2 降低、$PaCO_2$ 增高、SaO_2 降低（$PaO_2 \leqslant 6.65$ kPa，$PaCO_2 \geqslant 6.65$ kPa，$SaO_2 \leqslant 0.85$）；血生化检查可见 CO_2CP 降低，pH 值降低，血钾增高或正常。

（四）治疗要点

急性呼吸衰竭的治疗：①治疗原发疾病；②改善呼吸功能；③纠正缺氧；④纠正酸碱平衡紊乱；⑤对症治疗。

【护理诊断/问题】

1. 气体交换功能受损——与呼吸中枢或呼吸器官损害有关。

2. 活动无耐力——与机体严重缺氧有关。

3. 潜在并发症——心力衰竭、颅内压增高。

4. 焦虑——与家属和年长患儿对病情预后不能估计有关。

【护理措施】

（一）一般护理

1. 密切观察生命体征、面色、瞳孔、意识、囟门、尿量等情况的变化，并及时做好记录，病情有特殊变化时应立即报告医生并配合抢救。

2. 改善呼吸功能

（1）保持呼吸道通畅，及时清除呼吸道分泌物；吸入温湿化氧气（湿化瓶内水温为60 ℃）；定时雾化吸入；保持室内适宜温湿度；供给适宜液体；意识不清者协助定时翻身、拍背；必要时可用吸痰器吸痰、做气管插管或气管切开。

（2）呼吸微弱或中枢性呼吸衰竭者，在保持呼吸道通畅的前提下，遵医嘱正确使用呼吸兴奋剂。

（3）不能自主呼吸或呼吸突然停止者立即行人工辅助呼吸。在使用呼吸器操作过程中应严格执行无菌操作。使用人工辅助呼吸器停用指征是：①病情改善，呼吸循环功能稳定；②持续自主呼吸 2 小时以上无异常；③吸氧浓度为 50%，$PaO_2 > 6.65$ kPa，$PaCO_2 < 6.65$ kPa。

（4）遵医嘱正确执行静脉输液，及时纠正酸碱失衡。

（5）及时送检血气分析标本，以指导治疗。

3. 提高机体血氧含量，降低血中二氧化碳的浓度

（1）合理安排休息，烦躁者按医嘱使用镇静剂，以减少机体氧消耗。

（2）给氧：多采用持续低流量给氧，氧浓度一般为 30%～50%，流量为 2～3 L /min，可用鼻导管或口罩给氧，重度缺氧用头罩、面罩或氧帐给氧。经鼻导管给氧其浓度与流量关系：

$$吸氧浓度(\%) = 21 + 4 \times 氧流量(L/min)$$

（二）心理护理与健康教育

向家属及年长儿耐心解释引起呼吸衰竭的病因及预后与治疗是否及时的关系，说明配合医护人员护理对病情恢复的作用；教给家长如何观察生命体征和并发症，以及保持呼吸道通畅、给氧等护理的方法；关心体贴患儿，理解家属的心情，以获得家属的支持。

第六节　气管异物

【疾病概论】

气管异物（foreign bodies in the air passage）多见于 5 岁以内小儿，其严重性与异物的性质、大小、形状，以及阻塞的部位和程度、存留时间有关，轻者可致肺部损害，重者可致猝死，所以要及时诊断，早期排除异物。

（一）病因

小儿气管异物可见于以下原因：①饮食不当。婴幼儿尚未生出臼齿，咀嚼功能差，喉部

保护性反射功能不全。②照顾不周。如进食时哭闹、说笑、进食过快、边吃边跑等。③药物麻醉。麻醉中呕吐误吸，气管切开外套管脱落等。④神志不清。因呕吐误吸等。气管异物以植物类占多数，如花生、黄豆、瓜子等，其他还有动物类（鱼骨）、金属类（钉、针）和化学制品等。

异物进入气管后，根据异物的大小、性质及阻塞部位、程度和时间产生继发感染、肺不张、肺气肿，时间久者可发展成为支气管扩张症。

（二）临床表现

1. 咳嗽　98%的气管异物患儿就诊的首要症状是反复咳嗽。咳嗽的性质、剧烈程度与吸入异物停留的部位是否与活动相关。患儿发生误吸时，当时会引起剧烈呛咳，持续数秒钟至数分钟不等。随病程发展，异物如停留于一侧支气管，大部分患儿表现为咳嗽反复，呈阵发性、连声咳，较剧烈，大多数为干咳无痰。声门下异物可出现犬吠样咳嗽。刺激性干咳在气管内异物患儿中尤为典型。异物嵌顿紧，堵塞严重的患儿，异物远端支气管肺泡内分泌物引流完全受阻，咳嗽反而轻微，异物取出后1～2天内，受阻的分泌物逐渐排出，刺激性咳嗽较术前加重。

2. 喉鸣　是气管异物患儿就诊的第2大症状。大部分患儿误呛异物后反复咳嗽还伴反复喉鸣，而且以活动时明显。甚至一些患儿就诊时的主要症状就是反复喉鸣，咳嗽单声且轻微。这也往往成为与支气管哮喘相鉴别的一个难点。气管异物的喉鸣表现为吸气性喉鸣，异物堵塞大气管，吸气时，气流通过异物停留狭窄处时产生气流涡流而出现喘鸣。支气管哮喘由于细支气管痉挛表现出的是呼气性喉鸣。声门或声门下异物可出现高调吸气性喉鸣。中空的异物如口哨、圆珠笔套深呼吸时可出现高调哨鸣音。

3. 呼吸困难　异物吸入气管，使气管管腔变窄或阻塞，呼吸道阻力增加，患儿用力呼吸以克服阻力，增加气体交换，表现出吸气性呼吸困难，活动时呼吸费劲、呼吸不畅、呼吸急促，出现吸气性三凹征。最严重的是呼吸道完全阻塞，患儿突然不能说话、咳嗽或呼吸，不能回答询问，脸色迅速发绀或苍白，呼吸极度困难，可发生昏迷甚至死亡。异物阻塞气管时，患儿出现一种特有的"窒息痛苦样表情"，即表情十分痛苦，用拇指、示指掐住颈部，以示痛苦和求救（图8-1）。

4. 发热　异物进入呼吸道，大部分会并发肺部感染，出现发热，且病程反复。

（三）治疗

当发现患儿有异样的呼吸时，应立即抢救。将患儿头部放低，并叩击背部，少数异物可自行咳出，但不得将患儿倒置。对声门下异物，更应列为禁忌。此时应取直立位，重拍背部，使异物落入气管或支气管，然后再进行钳取。如发现患儿已出现窒息，则宜立即进行气管切开，改善缺氧后，再作处理。

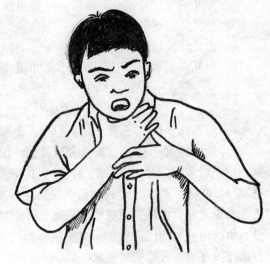

图8-1　气管异物患儿的"窒息痛苦样表情"

【护理评估】

（一）健康史

了解患儿发病前是否进食、是否口含易呛物品，进食时是否摔跤、哭闹、大笑，当时是否发生剧烈呛咳、憋气、呼吸困难等，以及物品的种类、大小及发生呼吸道阻塞的时间等。

（二）身心状况

1. 症状、体征　评估患儿有无气管异物的表现、出现的时间及进展情况；评估患儿是否并发呼吸道炎症、气肿及其程度。

2. 社会、心理因素　评估患儿是否有恐惧等反应；评估家长焦虑程度及对该病的病因、治疗及预后的认知程度。

（三）辅助检查

实验室检查显示，血白细胞增多、中性粒细胞占多数，血沉可增快；胸部 X 线检查示，确定不透光异物的部分、大小和形状，透光的则根据气管梗阻情况，观察有无纵隔摆动、肺不张、肺气肿等。

【护理诊断/问题】

1. 有窒息的危险——与误吸异物或异物移位有关。
2. 清理呼吸道无效——与异物嵌顿有关。
3. 体温过高——与异物刺激呼吸道黏膜，或并发肺炎有关。
4. 潜在行发症（感染）——与围急救手术期的无菌操作不当有关。
5. 知识缺乏——与缺乏安全知识、气管异物现场急救知识有关。

【护理目标】

1. 患儿的呼吸恢复平稳。
2. 患儿的气管异物及时排除，呼吸道恢复通畅。
3. 患儿体温逐渐恢复正常。
4. 患儿住院期间未发生感染。
5. 患儿家长掌握了安全喂养小儿知识和气管异物的现场急救措施。

【护理措施】

（一）急救护理

1. 现场急救　包括自救法和互救法。前者有咳嗽、腹部手拳冲击、上腹部倾压椅背两种方法，后者有拍背法、手拳冲击法。详细操作如下：

（1）咳嗽：当医务人员赶到事发地点，发现异物仅造成患儿发生不完全性呼吸道阻塞，患儿尚能发音、说话、有呼吸和咳嗽时，应鼓励患儿自行咳嗽和尽力呼吸，不应干扰患儿自己力争排出异物的任何动作。自主咳嗽所产生的气流压力比人工咳嗽高 4～8 倍，通常用此方法排除呼吸道异物的效果较好。

（2）腹部手拳冲击：如患儿通过咳嗽不能将异物咳出时，可应用此法。具体方法是患儿将一手握拳置于自己上腹部，相当于脐上远离剑突处，另一手紧握该拳，用力向内、向上做

4~6次快速连续冲击，通过产生的呼吸道气流压力促使异物排出。

（3）上腹部倾压椅背：患儿通过以上方法均不能排出异物者，可考虑行上腹部倾压椅背法促使异物排出。具体方法是患儿将上腹部迅速垂直倾压于椅背、桌角、铁杆和其他硬物上，然后做迅猛向前倾压的动作，以造成人工咳嗽，驱出呼吸道异物（图8-2）。

（4）拍背法：对于意识尚清楚的患儿，可取立位或坐位，急救者站在患儿的侧后位。一手置患儿胸部以围扶患儿；另一手掌根在患儿肩胛区脊柱上给予6~8次连续急促拍击（图8-3）。拍击时应注意，患儿头部要保持在胸部水平或低于胸部水平，充分利用重力使异物驱出体外；拍击时应快而有力。

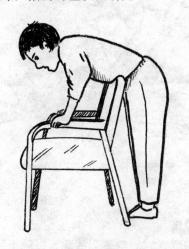 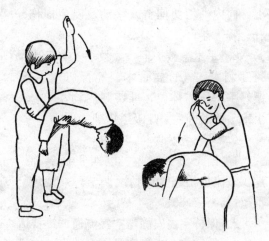

图8-2　上腹部倾压椅背驱出气管异物　　　　图8-3　意识清楚患儿的拍背法

对于意识欠清或不清的患儿，应使患儿屈膝蜷身，面向急救者侧卧，头低于胸部水平，急救者以膝和大腿抵住患儿胸部，然后迅速、用力地拍背6~8次（图8-4）。

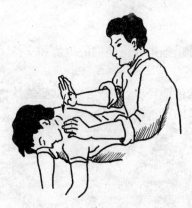 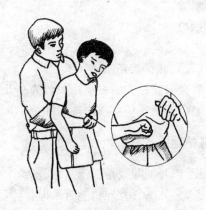

图8-4　意识不清患儿的拍背法　　　　图8-5　意识清楚患儿的腹部手冲拳法

（5）手拳冲击法：腹部手拳冲击法，又称heimlich急救法。手拳冲击腹部时，使腹压升高，横膈抬高，胸腔压力瞬间增高后，迫使肺内空气排出，形成人工咳嗽，使呼吸道内的异物上移或驱出。

对于意识清楚的患儿，取立位或坐位，急救者站于患儿身后，用双臂环抱其腰部。一手握拳以拇指侧抵住腹部，位于腹中线脐上远离剑突处，另一手紧握该拳，并用力快速向内、向上冲压6～8次，以造成人工咳嗽，驱出异物（图8-5）。要注意施力方向，防止胸部和腹内脏器损伤。

对于意识不清楚的患儿：将患儿放置于仰卧位，使头后仰，开放气管。急救者以双膝夹住患儿两髋部，呈骑跨式，或跪于患儿一侧（图8-6），以双膝抵住患儿一侧的髋部。急救者用力方向应向上、向内，切勿偏斜或移动，以免损伤肝、脾等器官。

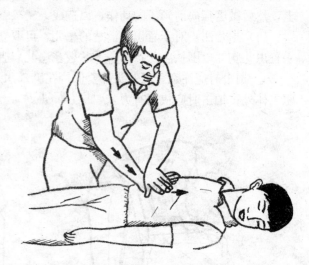

图8-6　意识不清患儿的腹部手冲拳法

2. 手术急救护理　急救手术有环甲膜穿刺术、气管插管术、气管切开术。摆好手术所需体位，准备好用物，配合手术，并做好人工呼吸道护理。

（二）一般护理

1. 给予氧气吸入，以纠正低氧血症。氧流量根据具体情况调节，氧浓度不超过50%～60%。

2. 保持室内安静与空气流通，维持适宜的室内温度与湿度。

3. 鼓励患儿少量多餐，多饮水，安排患儿足够的睡眠时间与适当活动，以降低氧耗。

4. 密切观察病情及人工呼吸道情况，发现病情变化立即报告医生。

（三）用药护理

遵医嘱给予抗生素、化痰药，以控制感染；给予地塞米松静脉注射或雾化吸入，以消除喉部水肿。

（四）心理护理

关心患儿，及时向家长说明病情、诊疗、护理措施，取得他们的理解和支持。

（五）健康教育

教会家长相关的安全知识，为小儿布置安全的生活环境，培养孩子良好的饮食和生活习惯。教会家长现场急救的知识和技术，以减少后果的严重程度。

【护理评价】

1. 患儿的呼吸是否恢复平稳。

2. 患儿的气管异物能否及时排除，呼吸道是否通畅。

3. 患儿体温是否逐渐恢复正常。

4. 患儿住院期间有无发生感染。

5. 患儿家长是否掌握了安全喂养小儿知识，以及气管异物的现场急救措施。

〔王伦之〕

第九章　循环系统疾病患儿的护理

　　循环系统疾病在小儿时期占有重要地位。小儿循环系统疾病的发病率以先天性心脏病占首位，其次为风湿性心脏病、病毒性心肌炎及心包炎等。心力衰竭则是小儿危急重症之一。本章阐述小儿循环系统解剖生理特点和先天性心脏病、病毒性心肌炎、心力衰竭患儿的护理。

第一节　小儿循环系统解剖生理特点

　　小儿心脏如果在胚胎发育时期受到某些物理、化学和生物因素的影响，则易引起心血管发育畸形，导致先天性心脏病；小儿在出生前后的血液循环也有较大差异；不同年龄小儿的心率、脉搏、血压也各有特点。

一、解剖特点

（一）心脏胚胎发育

　　心血管系统是胚胎发育中最早形成并执行功能的系统。原始心脏从胚胎第 3 周开始形成，至第 8 周完成。第 3 周末血液循环建立，第 5 周心房间隔形成，第 8 周心室间隔、主动脉和肺动脉形成。故胚胎在第 3～第 8 周如遭受不利因素的影响，则易发生心血管畸形。

（二）胎儿血液循环及出生后的改变

　　1. 正常胎儿的血液循环　胎儿的新陈代谢是通过脐血管在胎盘与母体之间进行物质交换来完成的。由胎盘来的富含营养物质和氧的动脉血经脐静脉流入胎儿体内，至肝脏下缘分成两支：一支入肝与门静脉血混合，经肝静脉入下腔静脉；另一支经静脉导管直接注入下腔静脉，与来自下半身的静脉血混合后，流入右心房。由于下腔静脉入右心房的含氧量较高的血液，大部分经开放的卵圆孔流入左心房，与来自肺静脉的少量血混合后，经左心室入主动脉，其中大部分流入主动脉弓的 3 个分支供应脑、心脏和上肢，小部分流入降主动脉。由于胎儿肺泡处于压缩状态，肺小动脉管壁肌层厚、管腔狭窄，肺动脉压力高于主动脉，故由右心室进入肺动脉的血（以静脉血为主）只有小部分流入肺再经肺静脉回流到左心房，而大部分（约80%）经动脉导管流入降主动脉，与来自主动脉弓的小部分血混合后，供应腹腔脏器及下肢，最后经脐动脉回流到胎盘，重新与母体进行物质交换（图 9-1）。综上所述，胎儿血液循环有以下特点：①胎儿通过脐血管在胎盘与母血进行物质交换，以完成新陈代谢；②静脉导管、卵圆孔、动脉导管是胎儿血循环的特殊通道；③左、右心都向全身输送血液；④只有体循环而几乎无肺循环，肺动脉压力高于主动脉；⑤血氧含量肝脏最高，心、脑及上肢次之，腹腔脏器及下肢血氧含量最低。

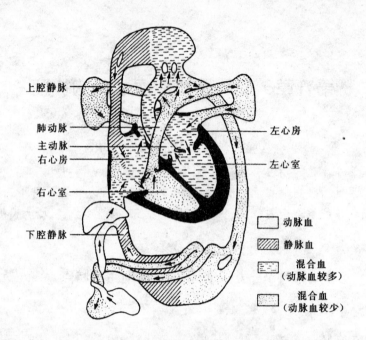

图中标注：

上腔静脉

肺动脉
主动脉
右心房

右心室

下腔静脉

左心房

左心室

图例：
☐ 动脉血
▨ 静脉血
▤ 混合血（动脉血较多）
▦ 混合血（动脉血较少）

图 9-1 胎儿血液循环示意图

2. 出生后血液循环的改变　胎儿娩出脐带结扎后，胎血循环终止，自主呼吸建立，肺泡扩张，肺小动脉管壁平滑肌迅速被吸收，管壁变薄、管腔扩大，肺循环压力下降，流入肺循环进行气体交换的血量增多，流入左心房的血量也相应增多，从而使左心房的压力增高。当左心房压力高于右心房时，开向左心房的卵圆孔瓣膜关闭（先是功能性关闭，5～7 个月解剖上大多关闭）。同时，由于脐带结扎而使体循环阻力增高，使流经动脉导管的血量减少直至停止。而自主呼吸建立后血氧含量增高，使动脉导管平滑肌收缩，加上出生后体内前列腺素含量减少，故动脉导管关闭。足月儿约 80％在出生后 10～15 小时内动脉导管形成功能性关闭；约 80％婴儿于出生后 3 个月左右、95％于出生后 1 年内形成解剖上关闭。

（三）心室壁增长速度　·

胎儿期肺循环压力高，右心室负荷大，胎盘循环阻力低，左心室负荷小，故新生儿期左右心室壁厚度几乎相等。出生后，左心室负荷增加而肺循环阻力下降，故左心室壁厚度的增长较右心室壁快。6 岁时左心室壁厚 10 mm，而右心室壁仅 6 mm，15 岁时，左心室壁的厚度是右心室壁的 2 倍。所以，小儿出生后，左心房、左心室、主动脉的压力高于右心房、右心室、肺动脉，且其压力差随年龄增长而加大。

（四）心脏的位置

小儿心脏的位置随年龄的增长而改变。2 岁以下的小儿，因其横膈位置较高，心脏多呈横位，以后随横膈的下降渐变为斜位。所以，2 岁以下小儿心尖搏动的体表位置多在第 4 肋间左锁骨中线外侧 1～2 cm 处，以后逐渐移至第 5 肋间左锁骨中线内侧。

二、生理特点

1. 心率　小儿新陈代谢旺盛，需要较多的血液供应，但心脏容积小，每搏输出量少，同时小儿心脏的迷走神经兴奋性较低，交感神经兴奋性较高，10 岁时心脏神经装置的发育才完全成熟，故小儿年龄愈小，心率愈快。新生儿心率平均每分钟 120～140 次，1 岁为每分钟 110～130 次，3 岁为每分钟 100～120 次，7 岁为每分钟 80～100 次，学龄期儿童为每分钟 70～90 次。婴幼儿心率易因内外环境的改变而变化，故测心率应在小儿安静时进行。若小儿安静时心率显著增快，应考虑有器质性心脏病存在。

2. 动脉血压　小儿年龄越小，心排血量越少，动脉口径相对越粗，动脉壁弹性越好，故动脉血压相对越低。2 岁以上小儿血压的正常值可按以下公式推算：收缩压（mmHg）＝2×年龄＋80，或收缩压（kPa）＝年龄×0.26＋0.7，此数值的 2/3 为舒张压。实际收缩压比此标准高 20 mmHg 为高血压，低 20 mmHg 为低血压。一般下肢动脉血压比上肢约高20 mmHg。小儿血压应在小儿安静时用适合该年龄的小儿血压计测量。血压计袖带的宽度，应以相当于该年龄小儿上臂长度的 2/3 为合适，过宽则测得的血压低于实际值，过窄则测得的血压高于实际值。

第二节　先天性心脏病

先天性心脏病（congenital heart disease）是在胚胎期心脏和/或大血管发育异常所致的一组心脏畸形，是小儿时期最常见的心脏病。其发病率占活产婴儿的 0.6%～0.8%。若未得到及时治疗，1/3 的患儿可在出生后 1 个月内死亡，1/2 的患儿 1 岁以内死亡。近年来，由于诊疗技术的发展，许多常见甚至复杂的先天性心脏病都能及时得到确诊和彻底根治，预后已大为改观。

1. 病因　先天性心脏病的确切病因尚未明了，目前认为与下列因素相关性较强：

（1）遗传因素：主要与染色体异位和畸变有关。

（2）感染因素：母亲妊娠早期患病毒性疾病，如风疹、流行性感冒、流行性腮腺炎和柯萨奇病毒感染等，尤其是风疹病毒感染，使胎儿致畸的几率较高。

（3）理化因素：母妊娠早期服用某些药物和接触大剂量放射线等均可使胎儿心血管发生畸形。

（4）疾病影响：孕妇患有某些代谢性疾病（如糖尿病、高钙血症等）、营养缺乏病（缺乏叶酸等）以及引起宫内缺氧的慢性疾病，均可使胎儿心血管发生畸形。

2. 分类　临床上根据心脏两侧及主、肺动脉之间有无血液分流、分流方向以及机体有无发绀，将先天性心脏病分为三类：

（1）左向右分流型（潜伏青紫型）：室间隔缺损、房间隔缺损和动脉导管未闭属于这一类。小儿出生后，通常情况下，体循环压力高于肺循环，血液通过异常通道从左向右分流，体循环血量减少但还原血红蛋白量未增加，故机体不出现青紫。但当剧哭、屏气或任何病理因素使肺循环压力增高并超过体循环时，则血液自右逆向左分流，大量的还原血红蛋白进入体循环，使机体出现暂时性青紫，故也称潜伏青紫型。

此类先天性心脏病病程进展到晚期，由于肺循环血量长期大量增多，压力增高，使肺小动脉管壁平滑肌增生、内膜增厚而产生梗阻型肺动脉高压，血液自右逆向左分流，机体出现永久性青紫时，则称为艾森门格（Eisenmenger）综合征。

（2）右向左分流型（青紫型）：法洛四联症和大动脉易位等属于此类。某些畸形使右心室压力增高并超过左心室且左右心之间有异常通道，使血液从右向左分流，或因主动脉起源异常（如大动脉错位），使大量静脉血流入体循环而出现持续性青紫。

（3）无分流型（无青紫型）：肺动脉狭窄及主动脉缩窄等属于此类。因心脏左右两侧及主、肺动脉之间无异常通道，故无血液分流，也不出现青紫。

【疾病概论】

（一）室间隔缺损

室间隔缺损（ventricular septal defect）是最常见的先天性心脏病，在我国约占先天性心脏病总数的50%。室间隔缺损可单独存在，也可与心脏其他畸形并存；缺损大多一个，也可多个，根据分流量多少大致可分为3种类型。①小型室缺：缺损直径<5 mm或缺损面积<0.5 cm²/m²体表面积；②中型室缺：缺损直径5～15 mm或缺损面积0.5～1.0 cm²/m²体表面积；③大型室缺：缺损直径>15 mm或缺损面积>1.0 cm²/m²体表面积（图9-2）。

1. 病理生理　血液分流量的大小取决于缺损的大小及心脏左右两侧的压力差。通常情况下，左心室压力高于右心室，左心室的血液通过缺口向右心室分流，因而右心室、肺动脉和肺循环血量增多，从肺静脉回流到左心房、左心室的血量也增多，使左心房、左心室舒张期负荷增大，

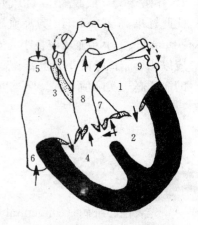

图9-2　室间隔缺损示意图
1. 左心房；2. 左心室；3. 右心房；
4. 右心室；5. 上腔静脉；6. 下腔静脉；
7. 主动脉；8. 肺动脉；9. 肺静脉

增加了左心室的射血工作量，导致左心房扩大、左心室肥大，大型缺损者右心室也肥大。相反，到主动脉和体循环的血量减少，使患儿生长发育落后。晚期可发展成艾森门格综合征。

2. 临床表现

（1）症状：小型缺损（缺损直径<0.5 cm）者多无明显症状，仅在体检时发现胸骨左缘第3、第4肋间有响亮粗糙的收缩期杂音。

大、中型缺损者，可出现：①体循环供血不足的表现：患儿生长发育落后、消瘦、乏力、多汗、喂养困难、气促、心悸等；②肺循环充血的表现：患儿易患支气管肺炎，易发生心力衰竭；③肺动脉扩张的表现：扩张的肺动脉有时可压迫喉返神经而出现声音嘶哑；④潜在青紫：婴幼儿期，当剧哭、屏气或患肺炎时可出现暂时性青紫。

（2）体征：体检可见心前区隆起，心尖搏动弥散，心界扩大，胸骨左缘第3、第4肋间可闻及Ⅲ～Ⅳ级响亮粗糙的全收缩期杂音，向四周广泛传导。杂音最响处可触及收缩期震颤。肺动脉瓣区第二音增强。疾病后期，当发生梗阻型肺动脉高压时可见持续性青紫。

（3）并发症：室间隔缺损易并发支气管肺炎、充血性心力衰竭及亚急性感染性心内膜炎。

3. 辅助检查

（1）心电图：大、中型缺损者可见左、右心室肥大波形。

（2）X线检查：小型缺损者心肺X线检查仅可见左心室轻度增大或肺充血。大、中型缺损者左、右心室增大，左心房也增大；肺动脉段突出，肺门血管影增粗、搏动增强；主动

脉影缩小。

（3）超声心动图：M超可见左心房、左右心室内径增宽，主动脉内径缩小。多普勒彩色血流显像可直接见到缺损的数目、位置、血液分流的大小和方向。

（4）心导管检查：右心导管检查可发现右心室血氧含量高于右心房，右心室及肺动脉压力增高。

4. 治疗要点　小型缺损及能用内科疗法控制心力衰竭或呼吸道感染者，手术治疗可延缓至4～5岁，因肌部和膜部缺损者5岁前有可能自行愈合。凡并发内科难以控制的心力衰竭或肺炎者，均应及时予以手术或介入治疗。大中型缺损者需及早手术根治。

（二）房间隔缺损

房间隔缺损（atrial septal defect）占先天性心脏病总数的20%～30%，是成年人最常见的先天性心脏病。其解剖病变分为：①原发孔型房缺，又称1孔型房缺；②继发孔型房缺，又称中央型房缺；③静脉窦型房缺；④冠状静脉窦型房缺（图9-3）。

1. 病理生理　血液分流量的大小取决于缺损的大小及左右心房之间的压力差。婴儿或者小型缺损者，分流量小。随年龄的增长，体循环压力增高，左心房压力高于右心房的差增大，左心房的血液通过缺损分流入右心房的量增多。右心房除接纳从腔静脉来的血液外，还同时接受从左心房分流过来的血。这样，右心房、右心室、肺动脉和肺循环的血量增加，导致右心房扩大、右心室肥大、肺动脉扩张、肺循环充血。大型缺损者的肺循环血量可达体循

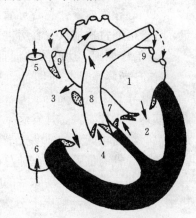

图9-3　房间隔缺损示意图
1. 左心房；2. 左心室；3. 右心房；
4. 右心室；5. 上腔静脉；6. 下腔静脉；
7. 主动脉；8. 肺动脉；9. 肺静脉

环的2～4倍。相反，进入左心室、主动脉及体循环的血量减少，影响患儿的生长发育。少数患儿晚期可产生梗阻型肺动脉高压，当右心房压力高于左心房时，便出现右向左分流而引起持久的青紫。

2. 临床表现

（1）症状：小型缺损者无症状，中型缺损者婴儿期也多无症状，仅在体格检查时发现胸骨左缘第2、第3肋间有收缩期杂音。分流量大者可出现：①体循环供血不足的表现。体格消瘦、面色苍白、乏力、多汗、心悸、气促等。②肺循环充血的表现。易患支气管肺炎，易发生心力衰竭。③潜在青紫。婴幼儿患者当剧哭、屏气或患肺炎时，使右心房压力暂时性高于左心房而出现青紫。

（2）体征：多数患儿在婴幼儿期体征不明显。2～3岁后可有心前区隆起，心尖搏动弥散；一般无震颤，心界扩大；胸骨左缘第2、第3肋间可闻及Ⅱ～Ⅲ级收缩期喷射性杂音。此杂音为右心室排血量增多使肺动脉瓣相对狭窄所致，较柔和，不传导。分流量大者，可在三尖瓣区闻及舒张期隆隆样杂音，这是由于舒张期从右心房流入右心室的血大量增多使三尖瓣相对狭窄所致；肺动脉瓣区第二音明显亢进，伴不受呼吸影响的固定分裂（由于右心室血量增多，排空时间延迟，肺动脉瓣关闭落后于主动脉瓣所致）。疾病后期（一般在成年后）发生梗阻型肺动脉高压时可出现持续青紫。

（3）并发症：大型缺损分流量大者易并发支气管肺炎、充血性心力衰竭及亚急性感染性

心内膜炎。

3. 辅助检查

（1）心电图：典型的心电图表现为电轴右偏和不完全性右束支传导阻滞。部分病例可有右心房和右心室肥大。

（2）X线检查：大型缺损分流量大者可见右心房右心室增大、肺动脉段突出、肺门血管影增粗、肺门"舞蹈"、肺野充血、主动脉影缩小。

（3）超声心动图：M超可见右心房、右心室和右室流出道内径增宽，主动脉内径缩小。多普勒彩色血流显像可见血液分流的位置、方向和大小。

（4）心导管检查：右心导管检查可发现右心房血氧含量高于上、下腔静脉平均血氧含量，导管可通过缺损从右心房进入左心房。

4. 治疗原则　房间隔缺损宜在学龄前予以手术或介入治疗。

（三）动脉导管未闭

动脉导管未闭（patent ductus arterious，PDA）是指小儿出生后，动脉导管持续开放并产生病理生理改变者。其发病率占先天性心脏病总数的15%～20%，女性多见。早产儿发病率高，约占早产儿的20%，伴呼吸窘迫综合征者发病率更高。

动脉导管的位置一端在肺总动脉分叉处，另一端接左锁骨下动脉开口远端的主动脉弓的降部。根据未闭动脉导管的粗细、长短和形态，临床上分为管形（最多见）、漏斗形和窗形三类（图9-4）。

1. 病理生理　血液分流量的大小取决于导管的粗细及主、肺动脉之间的压力差。1岁后，主动脉的压力，无论在收缩期还是舒张期，均高于肺动脉，故主动脉的血液通过未闭的动脉导管连续不断地向肺动脉分流。这样，肺动脉除了接纳来自右心室的血液外，还同时接受从主动脉连续不断地分流来的血液，使肺循环血量显著增加，通过肺静脉回流到左心房、左心室、升主动脉和主动脉弓的血量也显著增加（可达正常的2～3倍），使左心室舒张期和收缩期负荷均加重，导致左心房扩大、左心室肥大、升主动脉和主动脉弓扩张，甚至发生左心衰竭。相反，流入降主动脉供应下半身的

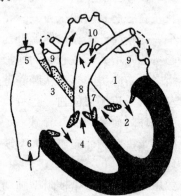

图9-4　动脉导管未闭示意图
1. 左心房；2. 左心室；3. 右心房；4. 右心室；5. 上腔静脉；6. 下腔静脉；7. 主动脉；8. 肺动脉；9. 肺静脉；10. 动脉导管

血量减少，影响患儿的生长发育。长期大量血流对肺循环的冲击，使肺小动脉管壁增厚及硬化，产生器质性肺动脉高压，导致右心室肥大甚至衰竭。当肺动脉压力高于主动脉时，肺动脉内的静脉血通过未闭动脉导管分流入降主动脉、左锁骨下动脉（少量），患儿出现差异性青紫，即左上肢轻度青紫，右上肢正常，下半身青紫，双下肢青紫尤其明显。周围动脉舒张压因舒张期有血液分流而降低，导致脉压增宽，产生周围血管征。

2. 临床表现

（1）症状：动脉导管细小者可无临床症状，仅在体检时发现心脏有连续性杂音。导管粗分流量大者，临床可有：①下半身供血不足的表现为体格消瘦、苍白、乏力、多汗、气急等；②肺循环充血的表现为易患支气管肺炎，易发生心力衰竭，可有咯血；③少数患儿可由于扩大的肺动脉压迫喉返神经而声音嘶哑。

（2）体征：①心室肥大。心前区隆起，心尖搏动强烈呈抬举性、心界扩大。②心脏杂音。在胸骨左缘第 2 肋间可闻及粗糙响亮的连续性机器样杂音，占据整个收缩期和舒张期，向左锁骨下及颈、背部传导。杂音最响处可触及收缩期震颤，少数患儿舒张期震颤也可触及。婴幼儿期，因肺循环压力较高，主、肺动脉压力差在舒张期不明显，往往只听到收缩期杂音；当合并肺动脉高压或心力衰竭时，也仅听到收缩期杂音。③肺动脉瓣区第二音增强，但可被连续性杂音所掩盖。④脉压增宽（＞40 mmHg），产生周围血管征：水冲脉、毛细血管搏动及股动脉枪击音等。

（3）并发症：支气管肺炎、亚急性感染性心内膜炎是动脉导管未闭的常见并发症；分流量大者早期即可并发充血性心力衰竭。

3. 辅助检查

（1）心电图：分流量大者有左心室肥大的表现；合并肺动脉高压者可显示右心室肥大；部分病例可有左心房肥大的图形。

（2）X 线检查：分流量大者可见左心室、左心房增大；合并肺动脉高压者，右心室也增大。主动脉弓影增大，根据这一点可与房间隔缺损和室间隔缺损加以鉴别。肺动脉段凸出，肺野充血，肺门血管影增粗。

（3）超声心动图：M 超可见左心房、左心室和升主动脉及主动脉弓的内径增宽。多普勒彩色血流显像可直接观察到血液分流的位置、方向和大小。

（4）心导管检查：右心导管检查结果：①肺动脉血氧含量高于右心室；②部分病例导管可通过未闭的动脉导管从肺动脉插入降主动脉，据此诊断肯定无疑。

4. 治疗原则　动脉导管未闭者，不论年龄大小、导管粗细，均应手术或用介入疗法予以关闭。在手术或介入疗法前，要有效地防治并发症。

（四）法洛四联症

法洛四联症（tetralogy of Fallot）是存活婴儿中最常见的青紫型（右向左分流型）先天性心脏病，占先天性心脏病总数的 10%～15%。

法洛四联症由以下 4 种畸形组成：①肺动脉狭窄。以漏斗部狭窄多见，狭窄程度可随年龄增长而加重。②室间隔缺损。缺损位于主动脉瓣下，直径较大，接近主动脉口的直径。③主动脉骑跨。主动脉根部骑跨于室间隔之上。④右心室肥厚。为肺动脉狭窄使右心室收缩期负荷增加所致。以上 4 种畸形中，以肺动脉狭窄（右心室流出道梗阻）对患儿的病理生理改变及临床表现的影响最大（图9-5）。

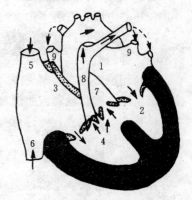

图 9-5　法洛四联症示意图
1. 左心房；2. 左心室；3. 右心房；
4. 右心室；5. 上腔静脉；6. 下腔静脉；
7. 主动脉；8. 肺动脉；9. 肺静脉

1. 病理生理　由于肺动脉狭窄（右心室流出道梗阻），右心室的血进入肺循环受阻，使氧合血量减少，右心室因收缩期压力增高而肥厚；由于主动脉骑跨于两心室之上，右心室的血可直接泵入主动脉；由于室间隔缺损，当右心室压力高于左心室时，右心室的血可通过缺损分流入左心室，与来自左心房的血混合后泵入主动脉。由上可知，右心室的静脉血通过两条途径进入主动脉而达全身，产生青紫。肺动脉狭窄的程度愈重，进入体循环的氧合血量愈少、静脉血量愈多，机体青紫的程度愈重，其他临床表现亦愈重。但在动脉导管关闭前，肺循环血量可通过导管从主动脉分流得到补偿，青紫可不明显。

法洛四联症患儿虽然右心室收缩时由于肺动脉狭窄遇到很大的阻力，但室间隔缺损和主动脉骑跨的存在可起到调整双室压力的作用，故很少发生心力衰竭。由于肺循环血量减少，故很少发生呼吸道感染。

2. 临床表现

（1）症状：①青紫。青紫是该病最主要的表现，以唇、指（趾）甲床、鼻尖等毛细血管丰富的浅表部位最明显，多数患儿在出生后 3～6 个月出现，也有在 1 岁左右才逐渐明显的；肺动脉严重狭窄者在新生儿期即可出现明显的青紫。②蹲踞症状。约 80％患儿有此表现，这是因为机体缺氧，活动耐力下降，不能长时间站立及活动，故活动后主动蹲下休息片刻。这是一种被迫的保护性体位，因为蹲下时，下肢屈曲，增加体循环阻力，减少右向左分流量，增加肺循环血量，同时下肢屈曲使静脉回心血量减少，减轻心脏负荷，使缺氧症状暂时得以缓解。③脑缺氧症状。年长儿常诉头痛、头昏；婴儿当吸奶、哭吵、排便或惊恐时，由于交感神经兴奋性增强，使右心室流出道肌肉痉挛，引起一时性肺动脉梗阻，使脑缺氧加重而出现阵发性呼吸困难，发绀加重，突然昏迷或抽搐，甚至猝死。

（2）体征：①生长发育落后，心前区稍隆起。②心脏杂音：胸骨左缘第 2 肋间可闻及Ⅱ～Ⅲ级收缩期粗糙的喷射性杂音，向心尖区及左锁骨下传导，多可触及震颤。此杂音为肺动脉狭窄所致。③肺动脉瓣区第二音减弱或消失，主动脉第二音增强。④杵状指（趾）：发绀持续 6 个月以上者，由于长期缺氧，指趾端毛细血管增生与扩张，局部软组织及骨组织增生肥大所致。

（3）并发症：因缺氧，红细胞数代偿性增多，血黏稠度增高，血流速度减慢，易引起脑血栓，若为感染性血栓，则易形成脑脓肿。亚急性感染性心内膜炎也是常见并发症。

3. 辅助检查

（1）血常规：红细胞数和血红蛋白量增加。

（2）心电图：右心室肥大或合并右心房肥大，电轴右偏。

（3）X 线检查：可见右心室增大，心尖圆钝上翘，肺动脉段凹陷，呈"靴形"心影；肺野清晰，肺门血管影减少，主动脉影增宽。

（4）超声心动图：M 超可见主动脉骑跨于室间隔之上，内径增宽；右心室内径增宽，流出道狭窄。多普勒彩色血流显像可见右心室直接将血液注入骑跨的主动脉。

（5）心导管检查：导管可自右心室直接插入主动脉和左心室，但不易进入肺动脉。主动脉血氧饱和度降低。

4. 治疗原则

（1）内科疗法：主要是急症处理脑缺氧发作，即解除右心室流出道肌肉痉挛。轻者取胸膝卧位即可缓解，重者需静脉注射普萘洛尔 0.1 mg/kg 或皮下注射吗啡 0.1～0.2 mg/kg并及时给予吸氧和纠正代谢性酸中毒。从新生儿期开始用前列腺素以维持动脉导管的开放。

（2）手术疗法：对能安全活到 6～12 个月的患儿，完整的矫正手术是最佳选择。在此年龄之前的严重患儿，则选择姑息性体-肺分流术，可以增加肺循环血量。

【护理评估】

（一）健康史

应询问家庭遗传病史和母亲妊娠早期是否患过病毒感染性疾病、是否应用过某些药物和接触过大剂量的放射线；询问母亲是否患有代谢性疾病及引起宫内缺氧的慢性疾病等；询问患儿是否经常患呼吸道感染。

（二）身心状况

1. 症状和体征　评估患儿的生命体征有无异常；评估患儿有无生长发育落后、喂养困难、咳嗽、气促、乏力、多汗等症状；检查患儿有无心前区隆起、心尖搏动弥散、震颤、心脏杂音、肺动脉第二音亢进或减弱及分裂，有无杵状指趾及周围血管征；检查有无青紫及其范围和程度等。

2. 社会、心理反应　评估家长及年长患儿对该病知识的了解程度，有无担心、焦虑及其程度；了解其家庭经济状况。

（三）辅助检查

及时阅读心电图、X线检查、超声心动图及心导管检查的报告，分析其临床意义。

【护理诊断/问题】

1. 活动无耐力——与体循环供血不足或缺氧有关。
2. 营养失调（低于机体需要量）——与体循环供血不足、组织缺氧及喂养困难有关。
3. 有感染的危险——与肺循环充血及心脏畸形易致心内膜损伤有关。
4. 潜在并发症——心力衰竭、脑血栓。
5. 焦虑（家长）——与对疾病的预后担忧或经济困难有关。

【护理目标】

1. 患儿活动耐力逐渐增强，活动后气促与疲乏得到改善。
2. 患儿住院期间获得足够的营养，体重逐渐接近正常。
3. 患儿住院期间未发生感染，或虽发生但被及时发现与控制。
4. 患儿住院期间未发生并发症，或虽发生但被及时发现与处理。
5. 家长及年长患儿的焦虑情绪逐渐消除，对疾病的预后持乐观态度，与医护人员合作。

【护理措施】

（一）一般护理

1. 舒适的环境　病室要阳光充足，空气清新，清洁整齐，安静，温、湿度适宜。

2. 营养与喂养　供给患儿足够的热量、蛋白质、各种维生素、铁、钾；饮食要清淡容易消化吸收，少量多餐，勿食过饱，勿吃刺激性食物，钠盐要适当限制，要供给一定量的粗纤维食物。人工喂养的婴儿，奶嘴孔的大小要适中，以免吸吮费力或呛咳、窒息，必要时用滴管哺喂。

3. 充分休息与适度活动　建立合理的生活制度，患儿起居要有规律，休息与睡眠要充分；适度的户外活动是有益的，但要禁止剧烈活动；诊疗护理操作要集中进行，尽量减少扰动患儿。

4. 预防感染　除心力衰竭患儿暂缓外，均应实行计划免疫，预防各种传染病。对患儿实行保护性隔离，病室要定期消毒，严格探视制度，勿与感染性疾病患儿同住一室，避免医院内感染；随气温的变化，根据患儿的体质及时增减衣被，防止受凉感冒，预防肺炎的发生；患儿接受任何手术，均应遵医嘱给予足量抗生素，预防感染性心内膜炎。

（二）症状护理

1. 预防心力衰竭、脑缺氧发作和脑血栓　对左向右分流型先天性心脏病患儿，应记录24小时出入水量，需静脉输液者，应严格控制输液量与速度。避免剧烈哭闹与情绪激动；保持大便通畅，如有2日未排大便者，应予开塞露通便；对法洛四联症患儿应供给充足的水分，以预防脑血栓。

2. 脑缺氧发作时的处理　法洛四联症患儿发生脑缺氧发作时，应立即将患儿置于胸膝卧位，及时清除呼吸道分泌物，并给予氧气吸入，同时立即报告医生，配合医生做好抢救工作。

3. 发现和处理并发症　观察和记录体温、脉搏、呼吸、青紫等的变化，检查有无肝脾肿大、颈静脉怒张、下肢水肿、有无栓塞及血管病损征象；听诊肺部有无湿性啰音等。发现异常变化，立即报告医生，积极配合处理。

（三）心理护理

耐心地向家长及年长患儿介绍近年来先天性心脏病诊疗技术的进展，告诉他们，许多常见甚至复杂的先天性心脏病现在能得到准确诊断和彻底根治；部分新生儿时期的复杂畸形，亦可及时确诊，手术治疗，并且室间隔缺损和部分小型房间隔缺损有自愈的可能。因此，劝说他们不必过虑，解除精神负担，与医护人员密切配合，早日获得康复。

（四）健康教育

先天性心脏病是可预防性疾病，应做好如下宣传教育工作：

1. 普遍开展生殖健康教育、遗传咨询和婚前检查。

2. 加强孕期保健：孕早期勿接触放射线和化学毒物，勿用致畸药物，预防病毒感染，注意补充叶酸及其他维生素。

3. 对高危孕妇进行产前诊断，一旦确诊则及时处理。

4. 对新生儿进行疾病筛查，以便早期诊断、及时治疗。

5. 对家长及年长患儿宣传防治各种并发症的知识。

【护理评价】

1. 患儿活动耐力是否增强，活动后气促与疲乏是否得到改善。

2. 患儿住院期间营养是否得到保证，体重有无增加。

3. 患儿住院期间感染是否被及时发现与控制。

4. 患儿住院期间并发症是否被及时发现与处理。

5. 家长及年长患儿的焦虑情绪是否消除，能否与医护人员合作。

第三节 病毒性心肌炎

【疾病概论】

病毒性心肌炎（viral myocarditis，VMC）是病毒感染所引起的心肌炎症性疾病，现已成为危害小儿健康的常见病。本病大多预后良好，但极少数急性重症者可导致猝死；部分患儿可演变为扩张性心肌病。

（一）病因与发病机制

很多病毒可引起心肌炎（MC），其中以肠道病毒包括柯萨奇 A、B 组病毒、埃可病毒等较为常见，尤其柯萨奇 B 组病毒最多见，约占 50% 的病毒性心肌炎由其感染引起。此外，流感病毒、风疹病毒、单纯疱疹病毒、腺病毒等均可引起心肌炎。

病毒性心肌炎的发病机制虽尚未完全阐明，但许多研究结果显示，它主要包括：①病毒通过血流直接侵入心肌细胞并在其中复制增殖，引起心肌细胞变性、坏死；②病毒感染后激活机体自身免疫反应可能是造成心肌损害的主要机制；③病毒感染后引起红细胞超氧化物歧化酶活性降低，导致心肌细胞内氧自由基增多而损害心肌。

（二）临床表现

1. 症状

（1）前驱症状：大多数患儿曾有过呼吸道或消化道病毒感染症状，如发热、周身不适、咽痛、咳嗽、恶心、呕吐、腹痛、腹泻、肌痛及皮疹等。

（2）心肌炎症状：病情轻重变异很大，轻者可无任何症状，重者可发生心源性猝死。临床可分为 3 型：①轻型。无任何症状，仅心电图显示 ST-T 改变，预后良好，康复较快。②普通型。约占 90%，表现为心前区不适，胸闷、头晕、心悸、气短、乏力、多汗、委靡、面色苍白、食欲不振、恶心、呕吐等，预后大多良好。③重型。极少见。可发生急性心力衰竭、心源性休克、肝肾衰竭，预后甚差，甚至猝死。

2. 体征 ①心尖区第一心音低钝；②心律失常：如期前收缩（尤以室性期前收缩多见）、房室传导阻滞等；③心动过速或奔马律；④心脏扩大。

（三）辅助检查

1. 心电图 多显示为 ST 段下移，T 波低平、双向或倒置，Q-T 间期延长及各种心律失常。

2. X 线检查 心影可呈不同程度的增大，心脏搏动大多减弱，可伴肺淤血或肺水肿；伴心包炎者可见心包积液，心影常显著增大。

3. 血清酶测定 本病有心肌炎症性坏死时，血清心肌酶可升高，其中肌酸磷酸激酶（CK）及其同工酶（CK-MB）的升高对本病的诊断意义较大，尤其是后者的升高可作为早期诊断依据。

4. 病原学检查

（1）血清特异性 IgM 测定：急性期抗体滴度在 1∶128 以上，恢复期血清同型病毒抗体滴度比急性期升高 4 倍以上，都有助于病原学诊断。

（2）抗心肌抗体测定：在病毒感染 1～2 周后，血清中可检测出抗心肌抗体，阳性率可达 93％。

（3）聚合酶链反应（PCR）：在疾病早期用此法自血中查到病毒核酸，可作为病毒存在的依据。

（四）治疗要点

本病目前尚无特效治疗，应根据具体情况选择以下治疗措施：

1. 休息　急性期需卧床休息，以减轻心脏负荷。

2. 改善心肌营养及代谢　应用能量合剂、辅酶 Q_{10}、1,6-二磷酸果糖（FDP）、维生素 E、复合维生素 B 和大剂量维生素 C。

3. 肾上腺皮质激素　通常仅用于合并心源性休克及致死性心律失常的严重病例，应早期、足量应用。常用氢化可的松。

4. 控制心力衰竭　心肌炎患者对常规剂量的洋地黄易发生中毒，故剂量宜偏小，并注意补钾，常用速效剂毛花苷 C。烦躁不安者宜予镇静剂。

5. 抢救心源性休克　大剂量肾上腺皮质激素和维生素 C，及时应用血管活性药物等，可获较好效果。

【护理评估】

（一）健康史

应询问患儿近日有无呼吸道及消化道感染、劳累、受寒等病史，有无传染病接触史。

（二）身心状况

1. 症状与体征　测量患儿的体温、脉搏、呼吸及血压；检查有无心律失常、心音低钝、心界扩大，评估患儿活动耐力情况；了解患儿的进食情况；评估有无心力衰竭、心源性休克的症状和体征。

2. 社会、心理反应　评估家长及年长患儿对本病知识的了解程度，对疾病的预后有无担心，能否与医护人员配合。

（三）辅助检查

及时阅读心电图、X 线检查、血清酶谱测定及病原学检查报告，分析其临床意义。

【护理诊断/问题】

1. 活动无耐力——与心肌收缩无力致心每搏输出量减少有关。

2. 营养失调（低于机体需要量）——与发热、呕吐、腹泻有关。

3. 潜在并发症——心力衰竭、心源性休克。

4. 焦虑——与对疾病的预后担忧有关。

【护理目标】

1. 患儿活动耐力逐渐增强，随心肌功能的改善可逐渐增加活动量。

2. 患儿住院期间能获得足够而均衡的营养，体重不下降。

3. 患儿住院期间未发生心力衰竭与心源性休克，或虽发生，但能被及时发现与处理。

4. 家长及年长患儿的焦虑情绪消除，能积极配合医护人员的诊疗与护理。

【护理措施】

（一）一般护理

1. 严密观察病情　严重心律失常、急性心力衰竭和心源性休克，是导致本病死亡的三大原因。所以，在病程中应密切观察生命体征及精神状态、面色有无改变，并作好记录；对重症患儿应实行持续心电监护，准备好抢救器材与药物，发现异常情况，立即报告医生，积极配合抢救。

2. 督促患儿休息，减轻其心脏负荷　急性期患儿至少卧床休息到体温正常后3～4周；对有心力衰竭及心脏扩大者，应强调绝对卧床休息，以减少心肌的耗氧量，减轻心脏负荷，改善心功能，增加心排血量。一般总的休息时间不少于3～6个月。以后活动量的增加，应视心功能恢复情况而决定。静脉输液者，要严格控制输液的速度和量。

3. 饮食护理　应供应足量的热能、蛋白质和各种维生素，但宜少量多餐，勿食过饱；应选择易消化吸收的食物；勿吃刺激性食物。对重症患儿可用滴管喂哺。

（二）用药护理

应熟悉抗心律失常和抗心衰药的名称、作用、用途、给药途径、副作用及使用注意事项。用药期间应密切观察、及时发现药物的中毒症状，及时报告，及时处理。

（三）心理护理

向家长及年长患儿介绍本病的知识，使他们知道，本病90％以上预后良好，劝其不必过虑，消除紧张、焦虑心理，积极配合医护人员的诊疗及护理。

（四）健康教育

1. 要改善居住环境，积极锻炼身体，供给均衡而充足的营养，按时接受预防接种，以增强体质、提高机体免疫力，预防各种感染。

2. 应特别强调患儿充分休息的重要性。

3. 要详细介绍各种心血管药物的副作用，使家长及年长患儿配合医护人员及时发现药物中毒的早期征象，以便及时处理。

4. 嘱患儿出院后定期到医院复查。

【护理评价】

1. 患儿活动耐力有无增强。
2. 患儿住院期间能否获得足够而均衡的营养。
3. 患儿住院期间并发症能否被及时发现与处理。
4. 家长及年长患儿的焦虑情绪是否消除，能否积极配合医护人员的诊疗与护理。

第四节　心力衰竭

【疾病概论】

心力衰竭（heart failure）是在各种致病因素的作用下，心肌的收缩和（或）舒张功能下降，导致心排血量绝对或相对减少，不能满足机体组织代谢需要的一种病理生理过程或临床综合征。其中心力衰竭呈慢性经过，并伴有血容量和组织间液量增多及静脉系统淤血者，称为充血性心力衰竭（congestive heart failure，CHF）。

小儿心力衰竭以1岁以内发病率最高，其中先天性心脏病引起者最为多见，重症肺炎及毛细支气管炎并发的也较为常见。儿童期心力衰竭则以风湿性心脏病所致者最为常见。

（一）病因与发病机制

1. 基本因素

（1）原发性心肌损害致心肌收缩力减弱：如心肌炎、心肌病、缺血性心肌病变等。

（2）心脏前、后负荷过重：各种心脏瓣膜病、先天性心脏病、缺氧致肺小动脉痉挛等。

（3）心室充盈受限：缩窄性心包炎、限制性心肌病、肥厚性心肌病等。

2. 诱发因素　在基本因素的基础上可由严重心律失常、感染、贫血、钠盐摄入过多、电解质紊乱、药物中毒、过量快速输液等诱发。

上述各种致病因素通过损害心肌、增加心室前后负荷、心室充盈不足或高排血量等，使心肌收缩和（或）舒张功能发生障碍，引起心力衰竭，导致机体静脉系统淤血，动脉系统则供血不足，使组织缺血、缺氧，交感神经兴奋，出现一系列临床症状和体征。组织缺氧，使肾血管收缩，肾血流量减少，引起肾素和醛固酮分泌增多，导致钠水潴留、血容量增加，使心力衰竭加重，形成恶性循环。

（二）临床表现

1. 组织缺血、缺氧　无论左心衰竭还是右心衰竭，由于心排血量减少，均可出现精神委靡、乏力、多汗、心慌、气短、食欲减退和青紫等症状。

2. 肺静脉淤血　由左心衰竭引起。除咳嗽、咳痰、咯血外，主要是程度不等的呼吸困难，如劳力性呼吸困难、端坐呼吸、夜间阵发性呼吸困难。最严重者发生急性肺水肿：突发重度呼吸困难，三凹征，咯粉红色泡沫状痰，严重发绀或面色灰白，听诊肺部大量湿啰音。

3. 体循环静脉淤血　由右心衰竭引起。主要有水肿、颈静脉怒张、肝颈静脉回流征阳性和肝大。此外，尚有食欲不振、恶心、呕吐、腹胀等消化道症状及劳力性呼吸困难。

4. 心脏体征　除原发病的体征外，心力衰竭的心脏体征可有心界扩大、心音低钝、心动过速或奔马律等。

5. 婴幼儿心力衰竭的特点　常急骤发生，多为左、右心力衰竭同时或相继发生；颈静脉怒张多不显现，水肿多不明显而体重却迅速增加。可有以下四大表现：①突发呼吸困难；②心率显著增快；③肝脏急剧增大；④突发烦躁不安、面色灰白、呻吟、要竖抱，须伏在成人肩上才稍能安睡。

6. 临床诊断的主要依据　①安静时心率显著增快：婴儿每分钟＞180次，幼儿每分钟＞160次，儿童每分钟＞140次，不能用发热或缺氧等加以解释者；②呼吸困难及发绀突然加重，安静时呼吸：婴儿每分钟＞60次，幼儿每分钟＞50次，儿童每分钟＞40次；③肝脏在短时间内增大1.5 cm以上；④心音明显低钝或出现奔马律。

（三）辅助检查

除原发病应做的检查外，还应做以下检查：

1. 心电图　有助于病因诊断及指导洋地黄的应用。

2. X线检查　心影多普遍增大，心脏搏动减弱，肺野充血。

3. 超声心动图 心室、心房内径增大，心室收缩时间间隔延长，射血分数降低。

（四）治疗要点

心力衰竭的治疗应采取充分休息、限制钠水摄入、利尿、扩张血管以及吸氧等措施以减轻心脏负荷；正确应用洋地黄类药物以改善心功能；用心肌代谢复活药（辅酶 Q_{10} 和 1,6-二磷酸果糖）以保护衰竭心脏。心力衰竭的根本治疗是去除病因。

1. 洋地黄类药物的应用 地高辛为儿科最常用的强心苷，用于慢性心力衰竭，现多主张每日给予维持量的疗法；婴幼儿重症肺炎、毛细支气管炎等并发的急性心力衰竭则选用毛花苷 C（西地兰），按洋地黄化量分次给予（表 9-1）。

表 9-1 洋地黄类药物的临床使用方法

洋地黄制剂	给药途径	洋地黄化量（mg/kg）	维持量	效力开始时间	达高峰时间	中毒作用消失时间	效力完全消失时间	用法
毛花苷 C（西地兰）	静脉	<2 岁 0.03～0.04 >2 岁 0.02～0.03		10～30 分钟	1～2 小时	1 日	2～4 日	首剂用量的 1/2,余量分 2 次,每 4～6 小时 1 次
地高辛	口服	<2 岁 0.05～0.06 >2 岁 0.03～0.05（总量不超过 1.5 mg）	1/5 洋地黄化量	2 小时	4～8 小时	1～2 日	4～7 日	每日给予维持量
	静脉	口服量的 1/2～2/3		10 分钟	1～2 小时			

2. 利尿剂的应用 目的是排出体内过多的钠和水，减轻体、肺循环淤血。急性心衰或肺水肿者选用快速强效的呋塞米或依他尼酸，不可过量，以防低钠、低钾、低血压的发生。慢性心力衰竭则采用间歇疗法联合应用噻嗪类与保钾利尿剂。

3. 血管扩张剂的应用 目的是扩张小动脉，以减轻心脏的后负荷，扩张静脉以减轻心脏的前负荷，从而改善心功能。常用的药物有酚妥拉明、硝普钠和肼苯达嗪等。

【护理诊断】

1. 心排血量减少——与心肌舒缩功能障碍有关。
2. 体液过多——与心排血量及肾血流量减少有关。
3. 气体交换受损——与肺循环淤血有关。
4. 营养失调（低于机体需要量）——与胃肠道淤血有关。
5. 药物副作用可能——与洋地黄、利尿剂及血管扩张剂的使用不当有关。
6. 焦虑——与疾病的痛苦及对疾病的担忧有关。

【护理措施】

（一）一般护理

1. 休息 休息是减轻心脏负荷的主要方法。休息可减少心脏工作量，减少耗氧量，使心力衰竭得到控制或减轻。

（1）病室要安静，空气清新，温、湿度适宜，使患儿有一个舒适的休息环境。

（2）避免患儿哭闹和烦躁不安、情绪激动，必要时遵医嘱用适量镇静剂；诊疗护理操作集中迅速完成，避免对患儿不必要的扰动；避免患儿过多活动而劳累。

（3）对心力衰竭较轻者，限制其体力活动，给予充足的午睡和夜间睡眠时间即可；重度心力衰竭者，则需绝对卧床休息，年长儿取半卧位，婴儿取 $20°\sim30°$ 头偏斜位。对较长时间卧床者，要预防压疮的发生。

2. 饮食护理　给营养丰富且易被消化吸收的低盐饮食（钠盐 $0.5\sim1.0$ g/d），少量多餐，勿食过饱；人工喂养的婴儿，奶嘴孔的大小要适中，必要时可用滴管或胃管哺喂。注意保持大便通畅。

3. 详细记录 24 小时出入水量，控制液体入量，静脉输液应谨慎，切不可过量过速；每日测体重 1 次，并及时报告医生。

4. 密切观察病情　随时监测患儿的心率、呼吸和血压的变化，尤其要及时发现急性肺水肿的症状和体征，立即报告，积极配合抢救。有发绀者给予吸氧。

（二）用药护理

1. 在用利尿剂期间，注意及时发现低血钠、低血钾症状，注意血压的监测。

2. 在用血管扩张剂期间，注意监测血压和心率，发现异常，立即停用并及时报告医生。

3. 用洋地黄类药的护理　①用药前详细了解近 $2\sim3$ 周内患儿是否用过洋地黄类药物以及药名、用量、用法。用洋地黄期间避免同时使用钙剂；②准确计算和抽取药物的剂量；③每次用药前，必须数心率，婴儿每分钟<100 次、幼儿每分钟<80 次、儿童每分钟<60次，应暂停药并及时报告医生；④及时发现患儿恶心、呕吐、心动过缓及心律不齐等洋地黄中毒症状，并停用洋地黄和排钾利尿剂，及时报告医生；⑤熟悉洋地黄药达到疗效的指标：心率正常，气促改善，肝脏回缩，尿量增加，情绪稳定。

（三）心理护理

对家长及年长患儿给予耐心的解释与抚慰，使之消除焦虑与恐惧的心理，积极配合医护人员的诊疗与护理。

（四）健康教育

需向家长及年长患儿做如下宣传教育工作：

1. 介绍心力衰竭的病因及症状、体征等知识。

2. 说明必要的辅助检查的过程及其意义。

3. 强调患儿充分休息和避免情绪激动的重要性。

4. 介绍所用药物的名称、作用、给药途径、剂量、用法及常见副作用。

〔欧贤珍〕

第十章　泌尿系统疾病患儿的护理

泌尿系统是维持机体内环境相对稳定最重要的器官之一。它主要通过①排除体内代谢过程中产生的大部分代谢终产物及进入体内的异物；②调节水、盐代谢；③维持酸碱平衡；④产生激素，从而达到维持内环境稳定的目的。小儿时期的一定阶段，因其泌尿系统的发育不够完善，易发生相应的疾病并出现体液平衡的失调，其中肾小球肾炎发病率居首位。本章重点介绍急性肾小球肾炎、肾病综合征和泌尿道感染患儿的护理。

第一节　小儿泌尿系统解剖生理特点

小儿由于泌尿系统解剖特点，易导致感染，整个机体及肾脏调节功能不完善，导致小儿尿量、排尿次数、尿液性质均与成人不同。

一、解剖特点

1. **肾脏**　小儿年龄愈小，肾脏体积相对愈大。婴儿期肾脏位置偏低，2岁以内的小儿在腹部触诊时容易触及肾脏。婴儿肾脏表面呈分叶状，至2～4岁时分叶消失。

2. **输尿管**　婴幼儿输尿管长而弯曲，由于管壁肌肉和弹力纤维发育不良，容易受压及扭曲而导致梗阻，造成排尿不畅而诱发感染。

3. **膀胱**　婴儿膀胱位置相对较高，尿液充盈时可升入腹腔，腹部触诊时易扪及，随年龄增长膀胱逐渐降至盆腔。

4. **尿道**　女婴尿道短（新生女婴尿道长仅1 cm，性成熟期3～5 cm），外口暴露且接近肛门，易被粪便沾染而引起上行性感染；男婴尿道长，常有包皮过长或包茎，积垢后也易引起细菌的上行性感染。

二、生理特点

1. **肾功能**　新生儿出生时肾小球滤过率平均为20 mL/(min·1.73m^2)，早产儿更低，出生后1周为成人的1/4，3～6个月为成人的1/2，6～12个月为成人的3/4，2岁达成人水平，因此不能有效地排除过多的水分和溶质。新生儿排钠能力较差，输入过多钠时易发生钠水潴留而致水肿。新生儿及幼婴由于髓袢较短，尿素形成少及抗利尿激素分泌不足，其浓缩尿液功能不足，故入量不足时易发生脱水，甚至诱发急性肾衰竭。新生儿及幼婴稀释功能接近成人。一般于1～1.5岁时，小儿肾功能达成人水平。

2. **排尿及尿液特点**　93%的新生儿于出生后24小时内排尿，99%的新生儿出生后48

小时内排尿。正常尿液淡黄而透明，初生后几天内尿色较深、稍混浊，放置后有褐色沉淀，为尿酸盐结晶。寒冷季节尿液放置后可因盐类结晶析出而变混浊。新生儿尿中可有微量蛋白，蛋白定性试验阴性，定量每日不超过 100mg。正常小儿尿液中有少量红细胞、白细胞和管型，清洁新鲜尿液离心沉淀后镜检，红细胞<3 个/HP，白细胞<5 个/HP，管型一般不出现；12 小时尿 Addis 计数红细胞<50 万，白细胞<100 万，管型<5000 个。正常小儿每日尿量：1 岁 400～500 mL，3 岁 500～600 mL，5 岁 600～800 mL，8 岁 800～1 000 mL，14 岁 800～1 400 mL，>14 岁 1 000～1 600 mL。当婴幼儿每日尿量<200 mL，学龄前儿童<300 mL，学龄儿童<400 mL 时即为少尿；每日尿量<30～50 mL 为无尿。

第二节　急性肾小球肾炎

【疾病概论】

急性肾小球肾炎（acute glomerulonephritis，AGN）简称急性肾炎，是小儿时期最常见的泌尿系统疾病。临床以急性水肿、尿少、血尿、高血压、蛋白尿为主要表现。本病是由各种不同病原体感染后所致的免疫炎症性肾小球疾病，但临床由 A 组 β 溶血性链球菌感染后引起者占绝大多数，故又称之为急性链球菌感染后肾炎（APSGN），而由其他病原体感染后引起者称非链球菌感染后肾炎。本节主要介绍 APSGN。该病好发于儿童与青少年，以 5～14 岁多见。

（一）病因与发病机制

引起急性肾炎的病原体主要有 A 群 β 溶血性链球菌、甲型溶血性链球菌、肺炎链球菌、金黄色葡萄球菌、乙型肝炎病毒、柯萨基病毒 B4 型、埃可病毒 9 型、真菌、血吸虫、疟原虫等。

A 群 β 溶血性链球菌致肾炎株引起上呼吸道或皮肤化脓性感染后，通过产生自身抗体或形成抗原抗体免疫复合物（原位免疫复合物和循环免疫复合物形成学说）引起肾小球毛细血管炎症病变。急性肾炎的发病机制见图 10-1。

（二）临床表现

急性肾炎临床表现轻重悬殊，轻者可无症状或仅有尿检查异常；重者可短期内出现循环充血、高血压脑病、急性肾衰竭而危及生命。

1. 前驱感染表现　多数患儿起病前 1～3 周曾有链球菌感染病史。北方地区以呼吸道感染，如咽炎、扁桃体炎为主，春季多发。南方地区则以皮肤感染，如脓皮病为主，夏秋季多发。

2. 典型表现　一般急性起病，同时可伴有低热、食欲不振、乏力、恶心、呕吐等症状。

（1）水肿、少尿：70％的患儿有水肿，水肿是患儿最常见的症状之一，也是促使患儿就医的最主要症状。水肿一般为轻度，首先累及眼睑及颜面部，重者遍及全身，水肿呈非凹陷性及下行性。患儿同时可伴程度不同的少尿症状。

（2）血尿：30％～50％的患儿有肉眼血尿，在酸性或中性尿液中血尿呈浓茶样，在碱性尿液中血尿呈鲜红色或洗肉水样。肉眼血尿一般持续 1～2 周后转为镜下血尿。

（3）高血压：30％～70％的患儿有血压增高，学龄前儿童血压>120/80 mmHg，学龄

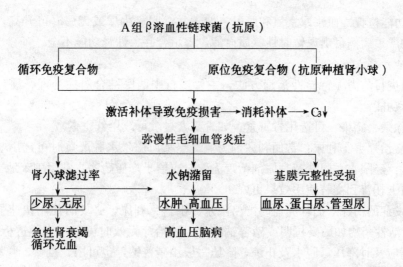

图 10-1　急性肾小球肾炎的发病机制

儿童血压>140/90 mmHg，即为高血压。血压一般 1~2 周后随尿量增多恢复正常。

3. 严重病例表现　少数患儿在起病 2 周内可出现严重并发症，如循环充血、高血压脑病、急性肾衰竭，如不及时治疗常危及生命。

(1) 循环充血：由于少尿致使水钠潴留产生循环血容量增加，导致循环充血。患儿出现烦躁、气促、端坐呼吸、吐粉红色泡沫痰、两肺底湿啰音、心率加快、心界扩大等。体循环血量增加，病人出现颈静脉怒张、肝脏肿大等，如不及时抢救可于数小时内死亡。

(2) 高血压脑病：当血压在 150~160/100~110 mmHg 时，由于脑血管痉挛或脑血管高度充血扩张而致脑水肿，病人出现剧烈头痛、头晕、恶心、一过性失明，严重者甚至惊厥或昏迷。当血压控制后上述症状可迅速缓解。

(3) 急性肾功能不全：由于肾小球滤过率下降导致少尿甚至无尿，引起暂时性氮质血症、电解质紊乱、代谢性酸中毒，持续 3~5 日缓解。如持续时间过长，表明病情严重，预后差。

4. 不典型病例表现　部分患儿可不具有急性肾炎的典型症状，可表现为以下几种类型：

(1) 无症状性：患儿无急性肾炎的临床症状，仅有镜下血尿等实验室检查的变化。

(2) 肾外症状性：患儿以水肿、高血压起病，严重者并发循环充血和高血压脑病，但尿液检查正常或仅有轻微改变。

(3) 以肾病综合征为表现的急性肾炎：患儿以急性肾炎起病，但有严重水肿和明显蛋白尿，同时合并有低蛋白血症和高胆固醇血症。此型患儿症状持续时间长且预后较差。

(三) 辅助检查

1. 尿液检查　尿相对密度增加；尿蛋白定性（＋）~（＋＋＋）；镜检红细胞（＋＋）~（＋＋＋）/HP，白细胞（＋）~（＋＋）/HP，可见透明、颗粒或红细胞管型。

2. 血液检查　轻度贫血，白细胞计数增高或正常；血沉增快，多在 2~3 个月内恢复正常；ASO 增高，>400U，可持续 6 个月左右；起病 2 周内血清补体 C_3 降低，4~8 周内多恢复正常。此外脱氧核糖核酸酶（ANDase-B）、抗玻璃酸酶（AHase）和抗双磷酸吡啶核苷酸酶（ADPNase-B）的滴度可升高。

3. 肾功能检查 血浆尿素氮和肌酐一般正常，明显少尿或无尿时可升高，肌酐清除率降低，少数严重病例可出现暂时性氮质血症，提示合并急性肾功能不全。

（四）治疗要点

急性肾炎目前尚无特异性治疗方法，主要进行中西医结合对症处理，预防和处理并发症，保护肾功能。

1. 清除残余感染 可选用青霉素，如青霉素过敏可改用红霉素。

2. 对症治疗 ①利尿：常用利尿剂为氢氯噻嗪口服，水肿严重时可选用呋塞米静脉注射。②降压：经限水、限盐及利尿剂治疗无效时应给予降压药物，常用硝苯地平口服或舌下含服，或与卡托普利交替使用效果更好。

3. 并发症的治疗 循环充血时严格限水、限盐、利尿，必要时使用快速强心药如毛花苷C，血管活性药物如酚妥拉明或硝普钠等，上述治疗无效时可采用腹膜透析或血液透析。高血压脑病应及时降压、脱水及止惊，降压一般用硝普钠，也可用二氮嗪，脱水剂可选用高渗葡萄糖或呋塞米静脉注射。合并急性肾衰竭时迅速用呋塞米静脉注射，无效后改透析治疗，同时应注意纠正水、电解质及酸碱平衡紊乱。

【护理评估】

（一）健康史

应询问患儿发病前1～3周有无上呼吸道感染或皮肤的化脓性感染的病史，有无水肿、血尿、头痛等症状，以及水肿发生的时间、部位、程度、发展情况等，询问有关治疗的情况，如药物的选择、用药的时间，疗效及副作用出现的情况。

（二）身心状况

1. 症状、体征

（1）评估患儿的生命体征、测量体重、腹围。

（2）评估患儿水肿的程度，水肿为凹陷性或非凹陷性；患儿发病后的尿量尿色；患儿血压是否升高，升高的程度，持续的时间，是否伴有头痛、呕吐等症状；患儿发病后有无呼吸困难、端坐呼吸、心悸、颈静脉怒张等循环充血的症状；有无少尿、无尿，如患儿持续无尿，要监测肾功能，警惕急性肾衰竭的发生。

2. 社会、心理反应 评估患儿及家长对急性肾炎的了解程度，有无急躁或焦虑的情绪，了解患儿的居住环境，家长的文化素质及家庭经济状况，家长对患儿健康状态有何要求。

（三）辅助检查

评估尿液检查结果，有无血尿、蛋白尿及管型尿。评估血液检查结果，有无血沉加快、抗链球菌溶血素"O"滴度增高、血清补体下降等。根据肾功能检查结果评估肾功能的改变情况。

【护理诊断/问题】

1. 体液过多——与肾小球滤过率下降，水钠潴留有关。

2. 潜在并发症——循环充血，高血压脑病，急性肾功能不全。

3. 活动无耐力——与血压升高、水钠潴留有关。

4. 有皮肤完整性受损的危险——与水肿部位受压或摩擦有关。

5. 知识缺乏（家长）——缺乏本病的治疗、护理知识。

【护理目标】

1. 患儿的水肿逐渐消退。
2. 患儿住院期间没有发生并发症或并发症被及时发现与控制。
3. 患儿住院期间没有发生皮肤损伤。
4. 患儿及家长能讲出休息与饮食调整对急性肾炎的重要性。

【护理措施】

（一）一般护理

1. 休息　急性期需卧床2～3周，以减轻心、肾负担，防止并发症的发生；当肉眼血尿消失，水肿消退，血压正常后可下床轻微活动及户外散步；2～3个月后，离心尿每高倍视野红细胞在10个以下，血沉接近正常时可上学，但应避免剧烈活动；尿液Addis计数正常后方可恢复正常活动。

2. 饮食护理　根据水肿及高血压的程度，给予低盐或无盐饮食，食盐一般以60 mg/（kg·d）为宜，有氮质血症时，每日蛋白质的摄入量应＜0.5 g/kg；有并发症者应严格限制水、钠的摄入，供给高热量饮食，以满足患儿的需要。当症状消除后应尽快恢复正常饮食，以满足患儿生长发育的需要。

3. 病情观察

（1）密切观察生命体征的变化，每日定时或遵医嘱测量体温、脉搏、呼吸和血压，并做好记录，注意有无并发症的出现，发现异常应立即报告医生并配合进行处理。

（2）观察患儿水肿增减的情况，每日或隔日测体重1次，使用利尿剂者需要每日测体重并做好记录。

（3）观察尿量、尿色变化，准确记录24小时出入水量，每周送检尿常规2次。

4. 皮肤护理　勤洗澡、勤换衣被，保持床面清洁、平整，尽量避免水肿部位的肌内注射，定时翻身，水肿严重者，受压部位垫棉垫或气垫圈，防止皮肤损伤。

（二）用药护理

遵医嘱给予抗生素、利尿剂、降压药、强心剂、血管活性药物，注意观察有无药物的不良反应，如直立性低血压、低钠血症、低钾血症、洋地黄中毒等，需透析者应做好透析前的护理准备，并遵医嘱采取相应的救治措施。

（三）预防医院内感染

患儿应安置于非感染性疾病病房，实施保护性隔离，避免过多人员探视。

（四）健康教育

向患儿家长及年长儿介绍发生急性肾炎的原因；帮助理解休息与饮食调整的重要性；教给防治与护理的方法，如休息、饮食的安排，防止过于疲劳及感冒。告知家长患儿在疾病恢复正常半年后方可接受预防接种，痊愈出院后需定期随访，随访的时间一般为6个月。

【护理评价】

1. 患儿的水肿是否消退。

2. 患儿住院期间并发症是否被及时发现与控制。

3. 患儿住院期间皮肤的完整性是否保持良好。

4. 患儿及家长能否讲出休息与饮食调整的重要性。

第三节 原发性肾病综合征

【疾病概论】

肾病综合征（nephrotic syndrome，NS）简称肾病，是以肾小球基膜通透性增高为主要病理变化的一组临床症候群。临床特征为全身高度水肿、大量蛋白尿、低蛋白血症和高脂血症。原发性肾病综合征按其临床特征又可分为单纯性肾病、肾炎性肾病和先天性肾病 3 类，其中以单纯性肾病最多见。

肾病综合征的发病率在小儿泌尿系统疾病中仅次于急性肾炎。发病年龄多为 3～5 岁儿童，男女之比为 3.7：1。

（一）病因与发病机制

迄今原发性肾病综合征的病因和发病机制尚未完全明确。目前认为单纯性肾病的发病可能与 T 细胞免疫功能紊乱，导致肾小球基膜的多种阴离子（涎酸蛋白等）丢失，使肾小球基膜的静电屏障受损，血浆中带阴电荷的蛋白（如白蛋白）大量滤出，形成选择性蛋白尿有关。其他类型肾病的发病则与局部免疫病理过程同时损伤了肾小球基膜的分子屏障和静电屏障，导致分子量大小不等的蛋白质从尿中丢失（非选择性蛋白尿）有关。大量蛋白尿又导致了低蛋白血症、高胆固醇血症和高度水肿等一系列病理生理变化（图 10-2），近年的研究表明肾病的发病还可能具有一定的遗传基础。

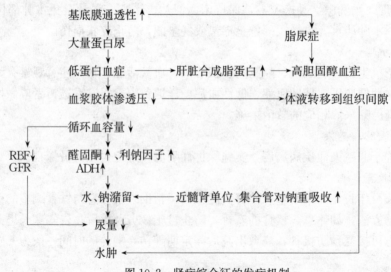

图 10-2 肾病综合征的发病机制

（二）临床表现

1. 单纯性肾病　起病缓慢，主要表现为水肿。多为全身性重度凹陷性水肿。水肿始起于眼睑及面部，随后波及四肢和全身，呈进行性加重，且随体位而改变，常合并有浆膜腔积液，如胸腔积液、腹水等。眼睑水肿明显者可使眼裂变小，两眼不能睁开。男孩阴囊水肿可使皮肤变薄而透明，甚至有液体渗出。水肿可自行消退，自行复发，反复迁延，水肿同时常伴有尿量减少。一般无明显血尿及高血压。

2. 肾炎性肾病　较单纯性肾病少见。发病年龄偏大，多见于学龄期儿童。患儿水肿不如单纯性肾病明显，但常合并有血尿、高血压、氮质血症及低补体血症4项中的1项或几项。

3. 并发症

（1）感染：由于低蛋白血症及肾上腺皮质激素免疫抑制剂的治疗引起。患儿免疫功能低下而易并发各种感染，最常见为呼吸系统感染，其次为皮肤感染、泌尿系统感染、原发性腹膜炎等。而感染常导致肾病的复发或加重。

（2）电解质紊乱：由于肾上腺皮质激素及利尿剂使用、不恰当的禁盐引起。患儿常并发电解质紊乱，常见有低钠血症、低钾血症、低钙血症。并发低钠血症时患儿可出现厌食、乏力、懒言、嗜睡及血压下降等症状；并发低钾血症时，可出现乏力、心音低钝、腱反射减弱或消失；并发低钙血症时，可出现手足搐搦。

（3）高凝状态及血栓形成：临床常见肾静脉血栓，表现为突发性腰痛、血尿或血尿加重、尿少等症状。亦可出现下肢静脉血栓，甚至肺栓塞和脑栓塞。

（4）生长延迟：临床上多见于肾病频繁复发及长期接受大剂量糖皮质激素治疗的患儿。多数患儿在肾病好转后可有生长追赶现象。

（三）辅助检查

1. 尿常规　蛋白定性（＋＋＋）～（＋＋＋＋），24小时尿蛋白定量＞50 mg/kg为大量蛋白尿。

2. 血清蛋白测定　血清总蛋白下降、清蛋白＜30 g/L、清蛋白/球蛋白比值可倒置。

3. 血脂检查　血胆固醇＞5.7 mmol/L。

4. 高凝状态检查　血小板增加、血浆纤维蛋白原增加、尿纤维蛋白裂解产物（FDP）增加。

（四）治疗要点

1. 对症治疗　当合并感染时需选择适当的抗生素进行治疗。在未使用激素治疗之前，水肿严重伴尿少的患儿可配合使用利尿剂。

2. 肾上腺皮质激素治疗　泼尼松2 mg/(kg·d)，分次服用。根据激素减量的间隔时间及其维持的时间不同，分为短程、中程及长程疗法。疗程在8周以内为短程疗法。疗程在6个月以内为中程疗法。疗程在9～12个月为长程疗法。

3. 其他治疗　当患儿出现激素耐药、激素依赖、激素严重副作用和频繁复发时，在使用小剂量激素的同时，可选用免疫抑制剂或免疫调节剂，如环磷酰胺、苯丁酸氮芥、环孢霉素A、左旋咪唑、中药及大剂量丙种球蛋白等药物。

【护理评估】

（一）健康史

应询问患儿发病的情况，如起病的缓急；发病前有无呼吸系统感染或其他系统感染，有无劳累或预防接种等诱因；是首次发病还是复发；患儿发病后是否到医院就诊并进行规律治疗，选择的药物种类，用药的效果；了解患儿的精神、食欲、排尿情况、水肿发生的时间和顺序等。

（二）身心状况

1. 症状、体征　了解患儿体重和腹围增加的程度。评估患儿水肿的程度，是否合并有腹水或睾丸鞘膜积液。评估患儿水肿的性质，是否呈凹陷性水肿。患儿是否合并少尿，每日尿量多少；尿液的颜色，尿中有无泡沫等。同时应注意评估患儿的体温、脉搏、呼吸、血压等生命征的变化。

2. 社会、心理反应　由于肾病病情反复、病程相对较长，因此需评估患儿及家长对肾病的认识程度，对复发的患儿需评估其对待病情反复的态度，了解患儿用激素治疗后产生的形象变化有无焦虑及自卑情绪，了解患儿及其家长对今后的较长期治疗有无心理准备及对治疗的依从性。

（三）辅助检查

尿蛋白阳性，血浆总蛋白下降，以清蛋白降低明显，胆固醇可高出正常几倍。

【护理诊断/问题】

1. 体液过多——与低蛋白血症导致水钠潴留有关。
2. 营养失调（低于机体需要量）——与大量蛋白尿及食欲减退有关。
3. 皮肤的完整性受损——与重度水肿有关。
4. 潜在并发症——感染，电解质紊乱，血栓形成，药物的副作用。
5. 自我形象紊乱——与激素的副作用有关。

【护理目标】

1. 患儿水肿逐渐消退。
2. 患儿低蛋白血症得到纠正，营养状况逐渐改善。
3. 患儿皮肤完整性逐渐恢复。
4. 患儿住院期间未发生并发症，或并发症被及时控制。
5. 患儿能坦然面对激素治疗造成的形象改变。

【护理措施】

（一）一般护理

1. 休息　除严重水肿患儿需卧床休息外，不必过于限制活动。一般可根据患儿的病情，在病房内安排合适的活动，但不易过劳。重度水肿或伴有高血压的患儿需卧床休息，学龄儿童在肾病活动期应休学治疗。

2. 饮食护理　保证每日的热量摄入，根据水肿的程度给予低盐或无盐饮食，不宜长期禁盐，少尿者应限制入水量。一般病例为保证患儿的生长发育，在活动期每日给食盐 1～2 g，蛋白质 1.5～2 g/kg，蛋白质尽可能选择乳类、鱼类、牛肉、蛋类等优质蛋白。蛋白质量的分配主要以放在晚餐为宜。此外应注意维生素(特别是维生素 D)、钙剂及铁剂的补充等。

3. 皮肤护理　①保持床单及被褥的平整、干燥及松软；②注意皮肤的清洁和干燥，汗湿的衣物及时更换，皮肤皱褶处，如腋窝、腹股沟每日擦洗1~2次；③避免皮肤受压、擦伤、溃疡，严重阴囊水肿时应用棉垫或丁字带托起，臀部及四肢严重水肿时，可用棉垫、橡皮圈或气垫床等垫于水肿部位；④防止渗出和感染，皮肤破裂处应选用抗生素局部湿敷并用消毒纱布覆盖，尽量避免肌内注射，若必须注射，应严格遵守无菌操作规程，注射后用无菌棉签或棉球久压注射部位直至针口无渗液为止。

4. 预防感染　对患儿实行保护性隔离，入院后分室收治。病室需每日进行空气消毒，尽量减少探视次数，及时为患儿增减衣服，避免受凉，避免到公共场所，以减少感染的机会。在肾上腺皮质激素和免疫抑制剂治疗期间，应避免接种各种活疫苗。

5. 病情观察　肾病患儿在治疗期间，除密切观察生命体征的变化外，还应观察患儿尿量及水肿的消退情况。严重水肿患儿每日测量体重、腹围1次，记录24小时的液体出入量并做好记录。注意观察患儿有无电解质紊乱及血栓形成的表现，发现异常情况应立即报告医生并遵医嘱积极处理。

（二）用药护理

1. 肾上腺皮质激素是单纯性肾病治疗的首选药物，用药过程中应注意观察患儿有无继发性库欣综合征、胃肠道反应、诱发或加重感染、骨质疏松及高血压等情况发生。

2. 在免疫抑制剂使用的过程中应注意患儿有无胃肠道反应、脱发、出血性膀胱炎、白细胞减少等情况发生，有严重副作用时应报告医生，并遵医嘱减量或停药。

（三）健康教育

向家长及患儿解释肾病的基本知识，肾病的治疗及用药特点，激素在疾病治疗中的重要性，及时调整患儿的情绪，帮助患儿树立战胜疾病的信心，使其能主动配合并坚持治疗。

【护理评价】

1. 患儿水肿是否消退。
2. 患儿的营养状况是否逐渐改善。
3. 患儿皮肤完整性是否恢复。
4. 患儿住院期间并发症是否得到及时控制。
5. 患儿能否坦然面对激素治疗造成的形象改变。

第四节　泌尿道感染

【疾病概论】

泌尿道感染（urinary tract infection，UTI）又称尿路感染，是指病原体直接侵入尿道，在尿液中繁殖并引起尿道黏膜或组织损伤。尿路感染按临床特点分为症状性和非症状性（无症状性细菌尿）2种；按部位分为肾盂肾炎、膀胱炎、尿道炎；前者称上泌尿道感染，后两者称下泌尿道感染。小儿因局部定位困难，统称尿路感染。

尿路感染是儿科泌尿系统的常见疾病之一，占泌尿系统疾病发病率的第3位，可发生于任何年龄，新生儿和婴幼儿期以男性发病较多见，女性发病率呈现出随年龄逐年增加的趋势。

（一）病因与发病机制

1. 病原菌　尿路感染的病原菌绝大多数为革兰阴性杆菌，主要有大肠埃希菌，其次是变形杆菌、克雷伯杆菌、铜绿假单胞菌等，少数为肠球菌及葡萄球菌。

2. 感染途径

（1）上行性感染：病原菌由尿道口上行，是尿路感染最常见的感染途径；常见于肠道埃希菌的感染；多发于女孩。

（2）血源性感染：病原菌从机体任何部位的感染进入血液而到达泌尿系统，常见于葡萄球菌感染。

（3）淋巴感染：肠道有淋巴管与肾脏相通，肠道感染通过淋巴管感染肾脏或膀胱。

（4）直接感染：肾脏周围脏器和组织感染直接蔓延引起，但极为少见。

3. 易感因素

（1）解剖因素：小儿输尿管长而弯曲，管壁弹力纤维及肌肉组织发育不全，管壁易扩张而引发尿潴留和感染。男孩包茎易于积聚污垢，女孩尿道短、尿道口接近肛门，容易引发逆行感染。

（2）免疫因素及细菌的毒力：由于小儿泌尿道黏膜局部分泌型 IgA 缺陷，使尿液中分泌型 IgA 浓度减低，而细菌本身含有的黏附素及内毒素等致病因子，致使细菌容易在黏膜局部黏附，并大量繁殖而引起感染。

（3）全身因素：糖尿病、高钙血症、慢性肾脏疾病、长期运用肾上腺皮质激素治疗的患儿，其尿路感染的发病率可增高。

（二）临床表现

患儿在不同年龄阶段可有不同的临床表现，新生儿期以血源性感染多见，临床症状不典型，以全身中毒症状为主，局部症状不明显；婴幼儿临床症状也不典型，表现为全身症状重而局部症状轻；年长儿临床症状较典型且与成人相似。慢性尿路感染时，患儿可合并生长发育迟缓、贫血、倦怠无力、肾功能不全等。

1. 新生儿期　临床症状极不典型，多以全身症状为主。患儿可有发热或体温不升，亦可伴有呕吐、腹泻、体重不增、黄疸、烦躁或嗜睡等症状，严重者面色发灰或发绀，甚者出现烦躁、惊厥等神经系统症状。

2. 婴幼儿期　临床症状也不典型，患儿可有发热、腹泻、呕吐、拒食、生长发育迟缓、烦躁、黄疸等全身症状以及尿臭、排尿时哭闹不安、排尿中断等局部症状。

3. 年长儿　出现明显的尿路刺激征，如尿频、尿急、尿痛、尿液浑浊，偶见肉眼血尿。同时出现突然的发热、寒战、腹痛等全身中毒症状，常伴有腰痛、肾区叩痛、遗尿等症状。

（三）辅助检查

1. 血常规　白细胞计数增高、中性粒细胞比例增高、慢性尿路感染者可有贫血。

2. 尿常规　清洁中段尿离心后，沉渣镜检可见白细胞＞10 个/HP，或有白细胞管型和红细胞。

3. 尿培养及菌落计数　此项检查是诊断尿路感染的主要依据，最好是在抗生素应用之前连续 2 次培养。中段尿培养菌落数＞10^5/mL 可诊断，菌落数 $10^4 \sim 10^5$/mL 可疑，

$<10^4$ mL/L为污染。

4. 尿液直接涂片找细菌 有一定的诊断参考价值。

5. 影像学检查

（1）排泄性膀胱尿道造影：可检查有无膀胱—输尿管反流。

（2）静脉肾盂造影：可观察肾脏的轮廓、输尿管和膀胱的外形。

（3）肾素图检查：可检查肾脏有无瘢痕性损伤。

（4）B超检查：可发现肾脏大小、形态方面的变化及尿路梗阻。

（四）治疗要点

1. 急性期卧床休息、多饮水、对症处理。

2. 选择有效的、副作用小的抗生素治疗，常用药物如呋喃妥英、复方磺胺甲噁唑、氨苄西林、头孢噻肟钠、头孢哌酮、头孢曲松、庆大霉素及阿米卡星等。

3. 积极治疗尿路畸形。

【护理评估】

（一）健康史

了解患儿有无不良的卫生习惯，如常穿开裆裤、经常坐地玩耍、便前不洗手等，患儿有无每日睡前清洁外阴和肛周的习惯。女孩有无蛲虫病病史，男孩有无包皮过长或包茎等现象。

（二）身心状况

1. 症状、体征 应评估患儿发病后体温的变化情况，患儿有无烦躁、乏力、生长发育迟缓、恶心、呕吐等全身中毒症状。评估患儿发病后尿路刺激症状出现的情况以及患儿的尿量、尿色。

2. 社会、心理反应 应评估发病后患儿和家长有无情绪紧张，家长对本病的了解情况。

（三）辅助检查

尿常规检查可见大量白细胞数，尿液培养可有致病菌细菌生长，影像学检查用以发现患儿是否存在泌尿系统的各种畸形。

【护理诊断】

1. 体温过高——与细菌感染有关。

2. 排尿异常——与尿道口的炎性刺激有关。

3. 舒适的改变——与尿急、尿频、尿痛等尿路刺激征有关。

4. 知识缺乏（家长）——缺乏有关泌尿道感染的预防和护理知识。

【护理目标】

1. 患儿体温逐渐恢复正常。

2. 患儿排尿异常逐渐好转直至消失。

3. 患儿尿路刺激症状逐渐减轻或消失。

4. 患儿家长能掌握泌尿系统感染的基本护理方法和预防措施。

【护理措施】

（一）一般护理

1. 维持体温正常　安排好患儿的休息，鼓励患儿多饮水，高热时给予物理降温或遵医嘱使用解热镇痛药物。

2. 保持会阴部的清洁卫生　要勤清洗会阴部及勤换尿布，维持外阴部干燥和清洁，尿布要经日晒或煮沸、高温消毒。

3. 饮食护理　鼓励患儿多进食，选择高热量、富含蛋白及维生素的食物，以增强机体抵抗力。发热患儿可给流质或半流质。

4. 病情观察

（1）仔细观察患儿的全身情况及排尿情况的变化，当伴有黄疸、体重不增、体温进一步升高或体温不升时，应警惕是否合并败血症；如患儿排尿次数减少，尿色变浅且变清，表明病情有所缓解。

（2）正确收集并及时送检尿标本　遵医嘱定期复查尿常规和尿培养，送检标本时要避免污染，常规消毒外阴，取中段尿用无菌袋收集后，立即送检。

（二）用药护理

1. 遵医嘱给抗感染药物治疗　①磺胺类：抗菌谱广、泌尿道浓度高，仍是目前常用的抗感染药物之一，适用于下尿路感染。其主要的副作用有：泌尿系统反应、变态反应及造血系统反应等，在使用时，要注意评估有无变态反应史，用药过程中可通过多饮水、碱化尿液来减少或避免血尿、尿痛及尿闭的出现。硝基呋喃类药物禁用于 3 个月以下的婴儿。②抗生素类：常选用氨苄西林、头孢氨苄、头孢唑啉钠、头孢噻肟等，长期用第一代头孢菌素要定期查肾功能。

抗感染药物使用的疗程：急性感染第 1 次发作，疗程多为 10～14 日；再发性尿路感染，急性发作用药 2 周左右，总疗程 6～8 周；慢性感染疗程为 6～12 个月。

2. 遵医嘱对症给药　如退热药、止痉药等。严重尿路刺激征患儿，可遵医嘱给阿托品、氢溴酸山莨菪碱（654-2）等抗胆碱药物和碳酸氢钠、枸橼酸钾等碱性药物，以缓解症状。

（三）健康教育

教给家长本病的护理要点和预防知识，如更换尿布的方法、清洗外阴的方法、内裤应勤换洗、婴幼儿尽量不穿开裆裤、不憋尿、避免肠道细菌的上行感染，定期复查尿等。

【护理评价】

1. 患儿体温是否恢复正常。

2. 患儿排尿异常情况是否好转或消失。

3. 患儿尿路刺激症状是否减轻或消失。

4. 患儿家长能否掌握泌尿系统感染的基本护理方法和预防措施。

〔王　薇〕

第十一章　造血系统疾病患儿的护理

在小儿造血系统疾病中，营养性缺铁性贫血的发病率最高。它严重地影响小儿的生长发育，是小儿时期重点防治的"四病"之一。白血病是造血系统的恶性疾病，严重地威胁小儿的生命。本章介绍小儿造血及血液的特点、小儿贫血及白血病患儿的护理。

第一节　小儿造血及血液的特点

小儿出生前后的造血器官不同，不同年龄期的小儿血液也各有其特点。

一、造血特点

小儿造血分为胚胎期造血和出生后造血。

1. 胚胎期造血

（1）中胚叶造血期：从胚胎第 3 周末开始，胎儿卵黄囊的血岛出现造血功能，此期造血从胚胎第 6 周末开始减退，到第 10 周接近停止。

（2）肝（脾）造血期：肝脏约自胚胎第 8 周开始造血，先后产生有核红细胞、粒细胞和巨核细胞，5 个月时达高峰，以后造血功能逐渐减退。

脾脏约自胚胎第 8 周开始造血，开始是产生红细胞、粒细胞、单核细胞，从 5 个月后主要制造淋巴细胞。

（3）骨髓造血期：骨髓从胎儿第 4 个月开始造血，直至终生。

2. 出生后造血

（1）骨髓造血：骨髓为出生后主要的造血器官。各系血细胞均可在骨髓中生成。婴儿期所有骨髓均为红骨髓，全部参与造血，以满足生长发育之需，之后于长骨中开始出现黄骨髓（脂肪组织）。随年龄增长，红骨髓逐渐减少，至 18 岁时，仅限于扁平骨、脊椎及长骨的两端等处。但当机体造血需要增加时，黄骨髓可转变为红骨髓而恢复造血功能。

（2）骨髓外造血：小儿（尤其是婴幼儿）因造血储备力小，当造血需要增加时，肝、脾、淋巴结可恢复到胎儿时期的造血状态而出现肿大，周围血中出现有核红细胞和（或）幼稚的中性粒细胞。小儿造血器官的这种特殊反应，称为"骨髓外造血"，当原发病被纠正后即可恢复正常。

二、血液特点

1. 红细胞数及血红蛋白量　小儿初生时，红细胞数为 $(5\sim7)\times10^{12}/L$，血红蛋白量为

150～220 g/L，远高于成人水平，此乃胎儿期相对缺氧所致。之后随着自主呼吸的建立，血氧含量增加，加之胎儿红细胞容积较大，寿命较短，于是过多的红细胞自行破坏。出生后10 日左右，红细胞数和血红蛋白量均减少约 20%。此后，小儿体格生长迅速，血容量迅速增加，加之因血氧含量增加，使红细胞生成素减少，骨髓的造血功能较低，红细胞数和血红蛋白量继续降低，至 2～3 个月龄时分别降至 3.0×10^{12}/L 和 100 g/L，出现轻度贫血，称为"生理性贫血"。"生理性贫血"呈自限性经过。3 个月以后，因贫血对肾小球血管丛上皮细胞的刺激，红细胞生成素增加，红细胞数和血红蛋白量缓慢增加，12 岁左右达成人水平。

网织红细胞计数在出生后 3 日内占 0.04～0.06，4～7 日迅速降至 0.003～0.01，4～6周龄时又升至 0.02～0.08，5 个月以后约同成人。

2. 血红蛋白种类　正常人红细胞含成人型血红蛋白（HbA、HbA_2）和胎儿型血红蛋白（HbF）。胎儿期至 2 岁的小儿，月龄愈小，胎儿型血红蛋白所占的比例愈大：胎儿期约占 90%，出生时为 70%，满 2 个月时降至 50%，1 周岁时不超过 5%，2 岁时达成人水平，不超过 2%。

3. 白细胞计数与分类

（1）总数：初生时为$(15～20) \times 10^9$/L，出生后 6～12 小时可升至$(21～28) \times 10^9$/L，以后开始下降，1 周龄时平均为 12×10^9/L，婴儿期为 10×10^9/L 左右，8 岁时接近成人水平。

（2）分类：小儿白细胞分类的特点主要是中性粒细胞与淋巴细胞比例的变化。初生时，中性粒细胞占 0.60～0.65，淋巴细胞约占 0.35。随后中性粒细胞的比例下降，淋巴细胞的比例升高，出生后 4～6 日时两者的比例大致相等；此后，中性粒细胞的比例继续下降，淋巴细胞的比例继续升高，在 4～6 日以后的婴儿期，以淋巴细胞占优势，约占 0.60，中性粒细胞约占 0.30。1 岁后，中性粒细胞的比例开始回升，淋巴细胞的比例开始下降，4～6 岁时，两者的比例又大致相等；6 岁后，中性粒细胞的比例超过淋巴细胞，7 岁后白细胞分类与成人水平相似。

4. 血容量　小儿血容量相对比成人多。血容量占体重的比例：新生儿约为 10%，儿童为 8%～10%，成人为 6%～8%。

第二节　小儿贫血

不同年龄阶段小儿贫血的诊断标准不同，小儿贫血根据红细胞形态及病因可分多种类型，本节主要介绍营养性缺铁性贫血和营养性巨幼红细胞性贫血。

1. 贫血的定义和诊断标准

（1）定义：贫血是指末梢血中单位容积内红细胞数和（或）血红蛋白量低于正常，它是一个常见症状或综合征。

（2）诊断标准：世界卫生组织建议，海平面血红蛋白量的低限：6 个月至 6 岁为 110 g/L，6～14 岁为 120 g/L；海拔每升高 1 000 m，血红蛋白量增加 4%；低于此值可认为贫血。对6 个月以内的婴儿，我国暂定：血红蛋白量，新生儿期<145 g/L、28 天至 4 个月<90 g/L、4～6 个月<100 g/L 者为贫血。

2. 贫血的分度　临床根据外周血血红蛋白量或红细胞数将贫血分为轻、中、重、极重

4 度（表 11-1）。

表 11-1   **小儿贫血分度**

	轻	中	重	极重
血红蛋白（g/L）	90～120	60～90	30～60	＜30
红细胞（10^{12}/L）	3～4	2～3	1～2	＜1

3. 贫血的分类 一般按红细胞形态和病因分类。

（1）形态分类：根据红细胞平均容积（MVC）、红细胞平均血红蛋白量（MCH）和红细胞平均血红蛋白浓度（MCHC），将贫血分为 4 类（表 11-2），按形态分类有助于病因分析。

表 11-2   **贫血的细胞形态分类**

	MCV（fL）	MCH（pg）	MCHC（%）
正常值	80～94	28～32	32～38
大细胞性	＞94	＞32	32～38
正细胞性	80～94	28～32	32～38
单纯小细胞性	＜80	＜28	32～38
小细胞低色素性	＜80	＜28	＜32

（2）病因分类：根据造成贫血的原因将其分为失血性、溶血性和红细胞或血红蛋白生成不足性三类（表 11-3），按病因分类可指导预防、治疗和护理。

表 11-3   **小儿贫血的病因分类**

分 类		常见疾病
失血性	急性	创伤大出血，出血性疾病
	慢性	肠息肉、钩虫病、对鲜牛奶过敏、消化性溃疡
溶血性		
红细胞内在缺陷	膜缺陷	遗传性球形红细胞增多症
	酶缺陷	G-6-PD 缺陷症
	血红蛋白异常	珠蛋白生成障碍性贫血
红细胞外在因素	免疫因素	新生儿溶血症
	感染因素	败血症、疟疾
	理化因素	苯、铅、砷、蛇毒、蓖麻子和某些毒蕈等所致溶血
	其他因素	脾功能亢进
红细胞或血红蛋白生成不足性	缺乏造血物质	营养性缺铁性贫血
		营养性巨幼红细胞性贫血
	骨髓造血功能障碍	再生障碍性贫血
		单纯红细胞再生障碍性贫血
	感染性及炎症性	慢性感染、系统性红斑狼疮
	骨髓浸润所致	白血病、恶性淋巴瘤

【疾病概论】

（一）营养性缺铁性贫血

营养性缺铁性贫血（nutritional iron deficiency anemia，NIDA）是由于铁缺乏使红细胞

内血红蛋白合成不足所致的一种小细胞低色素性贫血，是小儿贫血中最常见的一种。临床上以血清铁蛋白减少和铁剂治疗有效为其特点。

1. 病因与发病机制

（1）缺铁的原因：

1）摄入量不足：乳类和谷类食物中含铁量均低，如不补充含铁丰富的辅食或偏食、挑食均易导致缺铁，这是导致营养性缺铁性贫血的主要原因。

2）丢失过多：常见于慢性失血性疾病，如钩虫病、肠息肉、溃疡病或对鲜牛奶过敏等，这也是导致小儿缺铁的常见原因。

3）其他：如早产、双胎或多胎、胎儿失血及孕母严重缺铁等可使小儿先天储铁不足；慢性消化道疾病或食物搭配不当致铁的吸收障碍，或在小儿快速生长发育期未及时添加含铁丰富的食物等均易导致缺铁。

（2）缺铁对造血系统和其他系统的影响：铁是合成血红蛋白、肌红蛋白及含铁酶不可缺少的原料。机体缺铁导致血红蛋白合成减少，红细胞运载氧的功能下降，使组织缺氧；含铁酶生成减少，则使机体生物氧化、组织呼吸、神经递质的合成与分解发生障碍，导致细胞功能下降。因而出现各系统受影响的一系列的临床症状与体征。

2. 临床表现　任何年龄均可发病，但以 6 个月～2 岁最多见，且起病缓慢。

（1）一般表现：皮肤黏膜苍白为突出表现，以唇、口腔黏膜及甲床较明显，患儿易疲乏，不爱活动；年长患儿可诉头晕、眼前发黑、耳鸣等。

（2）骨髓外造血表现：肝、脾轻度大。年龄愈小，病程愈长，贫血愈重，肝脾大愈明显，但很少有超过中度大者。

（3）其他系统表现：

1）神经系统：烦躁不安或委靡不振、表情淡漠、注意力不集中、记忆力和理解力减退等。

2）循环、呼吸系统：明显贫血时心率增快，活动后气促，脉搏增强，心脏扩大，心前区可闻及收缩期吹风样杂音，严重者可发生心力衰竭。

3）消化系统：胃肠蠕动减弱，消化酶分泌减少，导致食欲减退、恶心、呕吐、腹泻、腹胀，可有口腔炎、舌炎、胃炎；少数可有异食癖（如嗜食泥土、墙皮、煤渣等）。

4）其他：缺铁导致患儿细胞免疫功能低下，易合并感染。

3. 辅助检查

（1）血常规：红细胞数和血红蛋白量均减少，但以血红蛋白量减少为主，呈小细胞低色素性贫血；血涂片见红细胞大小不等，以小细胞为多，中央淡染区扩大。

（2）骨髓检查：红细胞系增生活跃，以中、晚幼红细胞最明显，各期幼红细胞均较正常为小，胞浆少，染色偏蓝（血红蛋白量少）。

（3）有关铁代谢的检查：

1）血清铁蛋白（SF）：SF 测定是诊断机体缺铁的早期指标。其放射免疫法测定的正常值为：<3 个月婴儿为 194～238 $\mu g/L$，3 个月以后为 18～91 $\mu g/L$，低于 12 $\mu g/L$ 提示缺铁。

2）血清铁（SI）、总铁结合力（TIBC）和转铁蛋白饱和度（TS）：SI<10.7 $\mu mol/L$ 有意义，但其生理变异较大；TIBC>62.7 $\mu mol/L$ 有意义；TS<15％有诊断意义。

3）红细胞内碱性铁蛋白（EF）：6 月龄以上小儿<4.5 ag/RBC 对缺铁有诊断意义（1ag=10^{-18}g）。

4. 治疗要点　去除病因是治疗贫血的根本。硫酸亚铁（含元素铁 20%）、葡萄糖酸亚铁（含铁 12%）是治疗缺铁性贫血首选的特效药，一般用口服法，元素铁每次量不应超过 1.5～2 mg/kg，每日 2～3 次，疗程为血红蛋白量达正常水平后继续用 2 个月左右，以增加铁的储存。治疗中应监测血清铁蛋白，以避免铁过量引起中毒。铁剂治疗有效者于治疗 3～4 天网织红细胞计数增高，7～10 天达高峰，2～3 周下降至正常。输血是重度贫血合并心力衰竭或感染的抢救措施，贫血愈重，一次输血量应愈少，速度愈慢，以免加重心力衰竭。

（二）营养性巨幼红细胞性贫血

营养性巨幼红细胞性贫血（nutritional megaloblastic anemia）是由于缺乏维生素 B_{12} 和（或）叶酸所引起的一种大细胞性贫血。临床上以骨髓中各期幼红细胞巨幼变和维生素 B_{12} 和（或）叶酸治疗有效为其特点。

1. 病因与发病机制

（1）病因：叶酸在新鲜绿叶蔬菜、瓜果、瘦肉、肝、肾等食物中含量丰富，各种乳类（尤其是羊乳）含量均很少；食物中的叶酸经加热后均被破坏；结肠细菌所含叶酸可被吸收利用。维生素 B_{12} 在动物性食物中含量丰富，乳类含量少，植物性食物中不含；母血中的维生素 B_{12} 可通过胎盘传给胎儿；维生素 B_{12} 的吸收需胃黏膜分泌的内因子（一种糖蛋白），其在血中的运输则需转钴蛋白。因此，下列情况可致维生素 B_{12} 和（或）叶酸的缺乏：

1）摄入量不足：长期（4 个月以上）单纯母乳或动物乳喂养，未及时添加含维生素 B_{12} 和叶酸丰富的辅食，尤其是乳母饮食单调，缺乏动物性食物及新鲜瓜果和绿叶蔬菜者，可致维生素 B_{12} 和叶酸缺乏；单纯羊乳喂养者，更易缺乏叶酸。

2）吸收和运输障碍：患儿缺乏内因子和运钴蛋白，可致维生素 B_{12} 缺乏；慢性消化道疾病可致维生素 B_{12} 和叶酸吸收减少。

3）消耗增加：急、慢性感染性疾病可增加维生素 B_{12} 和叶酸的消耗。叶酸可代替维生素 C 参与酪氨酸的代谢，故缺乏维生素 C 可增加叶酸的消耗。

4）药物作用：长期服用广谱抗生素或抗叶酸代谢药、抗癫痫药等，可致叶酸缺乏。

5）维生素 B_{12} 先天性缺乏：孕妇缺乏维生素 B_{12}，可影响新生儿，如出生后仍未补充，则从新生儿开始即可患维生素 B_{12} 缺乏所引起的巨幼红细胞性贫血。

（2）发病机制：体内叶酸在维生素 B_{12} 的催化下，经叶酸还原酶的作用变成四氢叶酸。四氢叶酸是 DNA 合成所必需的辅酶。因此，缺乏维生素 B_{12} 和叶酸可致 DNA 合成减少。骨髓中幼红细胞内的 DNA 减少，使细胞核的发育落后于胞浆（因血红蛋白的合成不受影响），导致细胞增殖迟缓，故幼红细胞胞体变大、数量减少。巨幼红细胞在骨髓内易被破坏，进入血循环的成熟红细胞寿命也较短，故造成贫血。同理，粒细胞和巨核细胞的增殖也延迟，数量减少，胞体变大，中性粒细胞和巨核细胞分叶过多。

维生素 B_{12} 能促使脂肪代谢所产生的甲基丙二酸变成琥珀酸，参与三羧酸循环，参与神经髓鞘中脂蛋白的形成，从而保持神经纤维功能的完整性。故当其缺乏时，导致神经髓鞘受损而出现神经精神症状。维生素 B_{12} 缺乏使体内甲基丙二酸增多，而后者是结核分枝杆菌胞壁成分的合成原料。所以，维生素 B_{12} 缺乏者对结核分枝杆菌的易患性增高，还使中性粒细胞和巨噬细胞的杀菌力减弱。

2. 临床表现　6～12 个月发病者约占 2/3，2 岁以内者占 96% 以上，其中单纯母乳喂养者占绝大多数，起病缓慢。

（1）一般表现　患儿面色蜡黄，虚胖，颜面轻度浮肿，毛发稀黄。重度者可有皮肤出血点或瘀斑（血小板减少所致），疲乏无力。

（2）骨髓外造血表现　约95％患儿有肝大，约半数有脾大。

（3）神经精神症状（由维生素 B_{12} 缺乏所致）　患儿表情呆滞，嗜睡，对周围反应差，条件反射不易形成，少哭不笑，智力、动作发育落后甚至倒退。还常出现四肢、躯干、头部、唇、舌的不规则性震颤，甚至抽搐，感觉异常，共济失调等。哭时泪少，无汗。

（4）消化道症状　常有食欲不振、恶心、呕吐、腹泻及舌炎等。

（5）并发症　患儿免疫功能下降，常易并发各种感染性疾病。

3. 辅助检查

（1）血常规　红细胞数显著减少，比血红蛋白量的减少明显，红细胞平均容积和平均血红蛋白量均大于正常，呈大细胞性贫血。中性粒细胞呈分叶多的现象。网织红细胞、白细胞、血小板数常可减少。

（2）骨髓象　骨髓穿刺应在治疗开始前进行，因用维生素 B_{12} 治疗后6～7小时、服叶酸后1～2日后，骨髓常规即可恢复正常。典型的骨髓常规改变为各期幼红细胞均出现巨幼变，是确诊条件之一。

（3）血清叶酸和维生素 B_{12} 测定　维生素 B_{12} <100 ng/L，叶酸<3 μg/L，提示两者缺乏，为确诊本病的主要依据。

4. 治疗要点

（1）去除病因，供给富含蛋白质、叶酸和维生素 B_{12} 的食物。

（2）肌内注射维生素 B_{12} 和口服叶酸　缺乏叶酸所致者，两药均连用数周，直至临床症状消失、血常规恢复正常为止。缺乏维生素 B_{12} 所致者，应用维生素 B_{12} 治疗，不宜加用更不应单用叶酸，否则，可加重病情。如因维生素 B_{12} 吸收缺陷所致者，每月肌内注射维生素 B_{12} 1 mg，长期应用。

（3）其他治疗　有肌肉震颤者可用镇静剂。重症者可予输血。治疗后期可加服铁剂。可加用维生素 C 和维生素 B_6。

【护理评估】

（一）健康史

询问患儿的喂养方法及辅食添加的情况；患儿有无偏吃素食的习惯，是否患有肠道寄生虫病、慢性消化道疾病及感染性疾病，是否有长期服用抗生素或抗叶酸代谢药史，是否为早产、双胞胎或多胞胎儿；其母妊娠期是否患有缺铁性贫血或缺乏维生素 B_{12} 等。

（二）身心状况

1. 症状与体征　评估患儿有无皮肤黏膜苍白、疲乏无力、食欲减退、腹泻、腹胀等症状；检查有无肝脾大、心率增快、心界扩大和心脏杂音等体征。

2. 社会、心理反应　评估家长及年长患儿对本病知识的了解程度，有无因病而致学习成绩差所产生的焦虑和自卑心理。

（三）辅助检查

及时阅读血液检查及骨髓检查报告，分析其意义，如红细胞数和血红蛋白量减少的程度及血清铁蛋白是否下降，了解网织红细胞计数在治疗前后的变化等。

【护理诊断/问题】

1. 活动无耐力——与组织缺氧有关。
2. 营养失调（低于机体需要量）——与食欲减退及腹泻有关。
3. 有受伤的危险——与震颤及共济失调有关。
4. 潜在并发症——感染，心力衰竭。
5. 焦虑与自卑——与病情严重及学习成绩差有关。
6. 知识缺乏——缺乏营养学知识。

【护理目标】

1. 患儿活动耐力逐渐增强，随着贫血被纠正，体力逐渐恢复正常。
2. 患儿住院期间获得充足的营养，体重恢复至正常水平。
3. 患儿住院期间未出现共济失调。
4. 患儿住院期间未发生并发症，或虽发生，但被及时发现与控制。
5. 家长及年长患儿的焦虑与自卑心理消除，对疾病的预后持乐观态度，对今后的学习充满信心。
6. 家长及年长患儿能熟悉一些营养学知识。

【护理措施】

（一）一般护理

1. 休息与活动　对轻、中度贫血患儿不必限制其活动，但要保证充足的睡眠并有规律的生活，多到户外活动；对重症患儿则要限制其活动量甚至嘱其卧床休息，以防止心力衰竭的发生。

2. 预防感染　根据气温的变化和患儿的体质及时增减衣被，勿使受凉感冒并发肺炎；注意口腔及皮肤护理；勿与感染性疾病患儿同住一室，防止医院内感染；严格探视制度。注意监测体温，发现异常，及时报告医生。

3. 饮食护理　根据患儿的消化功能，制定科学的食谱，给予富含铁、蛋白质及各种维生素的食物，如瘦肉、肝脏、血、蛋、海带、黑木耳以及新鲜蔬菜和瓜果等（富含铁的动物性食物与富含维生素 C 的蔬菜瓜果搭配，有利于铁的吸收），维生素 B_{12} 缺乏者对新鲜无公害绿叶蔬菜和瓜果最好生吃；鼓励母乳喂养。

4. 密切观察病情　对重度贫血的患儿，应密切观察其脉搏和呼吸的变化，听诊其有无心脏杂音，及时发现并发心力衰竭的早期征象，及时报告医生。

5. 防止受伤　患儿唇、舌震颤严重时，可用牙垫予以保护；对有共济失调的患儿要防止摔伤、碰伤。

（二）用药护理

1. 铁剂应从小剂量开始，并在两餐之间服用。

2. 用铁剂前，应向家长及年长患儿说明：在治疗过程中，如果患儿出现大便和牙齿发黑，这是铁剂的作用，对机体无害，停药后会自然消失，切勿终止服药，须按规定疗程服药。

3. 铁剂应避免与牛奶、钙剂及茶水同服，以免影响铁的吸收。

4. 可加用维生素 C、胃蛋白酶、氨基酸或稀盐酸，以增加食物中铁的吸收。

5. 注意观察药物的副作用，如患儿出现明显的食欲减退、恶心、呕吐、腹痛、腹泻等，多因服药方法不当或过量所致，应及时报告医生。

6. 根据网织红细胞计数监测结果，结合临床症状的观察，分析判断疗效，及时报告医生。

（三）输血护理

给重症患儿输血时，除核实血型及交叉配血准确无误外，应严格按无菌技术操作规程进行操作，并遵循贫血愈重速度愈慢的原则。

（四）心理护理

向家长及年长患儿指出，本病可以治愈，以后学习成绩也可以赶上去，使他们消除焦虑和自卑的心理。

（五）健康教育

本病是可预防性疾病，应向家长及年长患儿做好如下宣传教育工作：

1. 指出缺铁对小儿的危害性及做好预防工作的重要性。

2. 做好孕妇及哺乳母亲的保健工作　孕妇及乳母应多食含铁丰富的食物，及富含维生素 B_{12} 和叶酸的食物。

3. 提倡母乳喂养，并适时添加含铁及维生素 B_{12} 和叶酸丰富的辅食；告知含铁丰富且吸收率较高的食物的名称。

4. 及时纠正小儿偏食挑食的不良饮食习惯。

5. 早产儿及多胞胎儿，尤其是极低出生体重儿，宜自出生后 2 个月左右即给予铁剂预防。

【护理评价】

1. 患儿活动耐力是否增强，贫血是否被纠正。

2. 患儿住院期间营养是否得到满足。

3. 患儿住院期间并发症是否被及时发现与控制。

4. 家长及年长患儿的焦虑与自卑心理是否消除。

5. 家长及年长患儿是否掌握了一些营养学知识。

第三节　白　血　病

【疾病概论】

白血病（leukemia）是骨髓某系血细胞分化、凋亡受阻及增殖失控并损害各组织器官的一种恶性血液病。在小儿各种恶性肿瘤的发病率中，白血病占第一位。任何年龄均可发病，新生儿亦不例外，但以学龄前期和学龄期小儿多见，男孩较多。小儿白血病中，90%以上为急性白血病（acute leukemia）。本节阐述急性白血病患儿的护理。

（一）病因与发病机制

1. 病毒因素　研究发现，机体感染逆转录病毒（又称人类 T 细胞白血病病毒，

HTLV）后，可引起 T 淋巴细胞白血病。研究提示，这可能与人类染色体基因组中和逆转录病毒的 RNA 中存在着结构类似的癌基因有关。

2. 理化因素 电离辐射可明显地引起白血病。苯及其衍生物、氯霉素、保泰松和细胞毒药物均可诱发急性白血病。此外，白血病的发生与吸烟、杀虫剂及烟雾有关。理化因素致白血病的发病机制未明。

3. 体质因素 白血病不属遗传性疾病，但与遗传素质有关，因患有如唐氏综合征等遗传性疾病的患儿，其白血病的发病率比一般小儿明显增高。

（二）分类与分型

急性白血病的分类或分型对诊断、治疗和提示预后有一定意义。根据增生的白细胞种类的不同，可分为急性淋巴细胞白血病（急淋，ALL）和急性非淋巴细胞白血病（急非淋，ANLL）两大类。小儿白血病以急淋多见。

（三）临床表现

各型急性白血病的临床表现基本相同，主要表现为贫血、出血、不规则发热及白血病细胞浸润所致的症状和体征。

1. 贫血 病程早期即有贫血，且呈进行性加重，多由造血干细胞受抑制所致。

2. 出血 出血部位可遍及全身，但以皮肤和黏膜最多见，表现为紫癜、瘀斑、鼻出血、齿龈出血、消化道出血和血尿。颅内出血则是导致患儿死亡的重要原因之一。

3. 发热 大多数患儿在病程中有不同程度的发热，热型不定，但多为不规则热，一般不伴寒战，出汗较多。发热系感染所致，常见病原菌为铜绿假单胞菌、肺炎杆菌、产气杆菌、金黄色葡萄球菌及表皮葡萄球菌。常见疾病有呼吸道感染、齿龈炎、皮肤疖肿、肾盂肾炎和败血症等。

4. 白血病细胞浸润引起的症状和体征

（1）肝、脾、淋巴结肿大：白血病细胞浸润最多发生于肝、脾而致其肿大，这在急淋尤其显著。肿大的肝、脾质软、表面光滑、可有压痛。全身浅表淋巴结可轻度肿大。

（2）骨和关节疼痛：约 25％患儿以四肢长骨及肩、膝、腕、踝等关节疼痛为首发症状，近 80％患儿有胸骨下端压痛或叩击痛，此为大量白血病细胞浸润骨髓腔及骨膜所致，红骨髓易被侵犯。小儿患者骨、关节痛，多见于急性淋巴细胞性白血病。

（3）中枢神经系统白血病（CNSL）：白血病细胞浸润脑实质、脊髓和（或）脑膜所致。因多数化学治疗药不能透过血脑屏障，故中枢神经系统白血病是导致急性白血病复发的主要原因。这在急淋尤其多见。它多发生在维持治疗阶段。典型的 CNSL 有颅内压增高的表现；可有脑膜刺激征、脑神经麻痹、截瘫、惊厥等。但大多数起病隐匿，无明显临床表现。脑脊液离心沉淀涂片镜检发现白血病细胞可确诊。

（4）睾丸白血病：表现为睾丸肿大、触痛，阴囊皮肤可呈红黑色。由于化学治疗药物不易透入睾丸，故睾丸白血病常成为导致白血病复发的另一重要原因。

（5）其他器官浸润：粒细胞白血病细胞浸润可形成绿色瘤，多见于眶骨、颅骨。皮肤、心脏、消化系统、泌尿系统及口腔黏膜等均可受白血病细胞浸润而出现相应的症状和体征。

（四）辅助检查

1. 血常规 主要特点为白细胞分类以原始细胞和幼稚细胞占多数，在血涂片中找到较多的幼稚白细胞是诊断本病的依据之一，但在白细胞数减少者可为阴性。

2. 骨髓检查　是确诊和评定疗效的重要依据。典型的表现为各该类型白血病的原始及幼稚细胞极度增生，幼红细胞和巨核细胞减少。原始细胞加早幼细胞>30%，白血病即可确诊。

3. 溶菌酶检查　测定血清及尿液中溶菌酶的含量，可协助鉴别白血病细胞的类型：急性单核细胞白血病显著增高，急性粒细胞白血病中度增高，急性淋巴细胞白血病减少或正常。

（五）治疗要点

目前，急性白血病的治疗以化学治疗为主，配以支持疗法，而造血干细胞移植则是治疗急非淋和复发性急淋的一种重要手段。急性白血病的化疗应遵循早期、联用、足量、间歇、交替、长期（3~4 年）同时防治髓外白血病（中枢神经系统白血病和睾丸白血病）的原则。

1. 支持疗法　包括防治感染，输全血或成分输血，给予集落刺激因子，口服别嘌醇及多饮水，以防治高尿酸血症而预防尿酸结石的形成，增加营养，注意休息，防治弥散性血管内凝血等。

2. 化学药物治疗　按下列次序分阶段进行：

（1）诱导缓解治疗：联用数种化学治疗药在短期内最大限度地杀灭白血病细胞，使骨髓功能尽快恢复正常，达到完全缓解。柔红霉素和左旋门冬酰胺酶是治疗急淋的首选药，而治疗急非淋则以阿糖胞苷为主。

（2）巩固治疗：经过诱导治疗，达到完全缓解后，体内仍有 10^8 个白血病细胞，虽然临床症状消失，血常规和骨髓检查基本正常，但如不继续治疗，短期内即可复发。此期治疗急淋一般首选环磷酰胺、阿糖胞苷及巯嘌呤；急非淋则仍用原诱导方案 1~2 个疗程。

（3）防治髓外白血病：这是白血病，特别是急淋患儿获得长期无病生存的关键之一。ALL 首选大剂量甲氨蝶呤加四氢叶酸方案，配合甲氨蝶呤、阿糖胞苷和地塞米松三联药物鞘内注射。ANLL 选用三联药物鞘内注射。

（4）维持治疗：时间 3~4 年，继续杀灭体内残存的白血病细胞。这是为了达到长期缓解或治愈的目的。

小儿急性白血病化学治疗药物的临床应用（表 11-4）。

表 11-4　　　　　　　　　　小儿急性白血病化疗常用药物的临床应用

药　物	主要作用	给药途径	剂量和用法	毒性作用
泼尼松 (pred)	溶解淋巴细胞	口服	40~60 mg/(m² · d)，分 3 次	库欣综合征，高血压，骨质稀疏
环磷酰胺 (CTX)	抑制 DNA 合成，使细胞停止在分裂期，阻止进入 S 期	口服 静脉注射	2~3 mg/kg，每日 1 次；200~400 mg/m²，每周 1 次	骨髓抑制，肝损害，口腔溃疡，脱发，出血性膀胱炎
甲氨蝶呤 (MTX)	抑制二氢叶酸还原酶，抑制 DNA 的合成	口服 肌内注射或静脉注射鞘内注射	每次 15~25 mg/m²，每日 1 次；每次 15~25 mg/m²，每周 1~2 次 每次 10 mg/m²，隔日或每周 1 次	骨髓抑制，肝损害，口腔、胃肠道溃疡，恶心、呕吐、巨幼红样变
阿糖胞苷 (Ara-c)	抗嘧啶代谢，抑制 DNA 合成，作用于 S 期	静脉滴注或肌内注射鞘内注射	100~200 mg/(m² · d)，分 2 次；每次 30 mg/m²，隔日或每周 1 次	骨髓抑制，脱发，口腔溃疡、恶心、呕吐

药　物	主要作用	给药途径	剂量和用法	毒性作用
柔红霉素 （DNR）	抑制 DNA 和 RNA 的合成	静脉滴注	每次 30～40 mg/m²，每日 1 次，共 2～4 日	骨髓抑制，心脏损害，恶心、呕吐
门冬酰胺酶（ASP）	溶解淋巴细胞，分解细胞内、外门冬酰胺	静脉滴注	0.6 万～1 万 IU/（m²·d），隔日 1 次共 6～10 次	变态反应，肝损害，出血、胰腺炎、氮质血症、糖尿、脱发
长春新碱（VCR）	抑制 DNA 合成，抑制细胞分裂	静脉注射	每次 1.5～2 mg/m²每周 1 次	周围神经炎、脱发
巯嘌呤（6-MP）	抑制嘌呤合成，使 DNA 和 RNA 合成受抑制	口服	每次 50～90 mg/m²，每日 1 次	骨髓抑制、肝损害
三尖杉酯碱（H）	抑制蛋白质合成，水解门冬酰胺	静脉滴注	每次 4～6 mg/m²，每日 1 次，共 5～7 日	骨髓抑制，心脏损害，恶心

【护理诊断/问题】

1. 有感染的危险——与成熟粒细胞减少、细胞及体液免疫功能低下和化学治疗的免疫抑制作用有关。

2. 潜在并发症——出血。

3. 活动无耐力——与贫血及恶性疾病本身消耗和（或）抗癌药的副作用有关。

4. 有执行治疗方案无效的危险——与方案复杂、疗程长、药物毒性作用大及家长缺乏该病的知识有关。

5. 悲观、恐惧——与本病的预后不良及家庭经济承受能力低下有关。

【护理措施】

预防感染与出血和用药护理是白血病患儿护理中的重要环节，尤其是前者重要，因为有效地预防感染可提高化疗效果，也是白血病化疗和造血干细胞移植的前提。

（一）预防感染

1. 保护性隔离　①患儿需住在非感染性病房。诊疗护理应严格无菌操作。如有条件，粒细胞严重减少者住层流室或洁净单人房间。②减少探视。探视者需戴口罩、洗净手后才能接触患儿。③每日用消毒剂擦拭桌面、地面及墙壁，保持室内空气清新，病房每日用紫外灯照射 1 小时。④医护人员及陪护者进入病房前，须换鞋、穿隔离衣、戴口罩。

2. 皮肤黏膜的护理　①勤换衣裤、勤洗澡，以保持皮肤清洁；②经常给患儿受压部位按摩，勤翻身，预防压疮的发生；③每日用 1：4 000 的高锰酸钾溶液坐浴，预防肛周、会阴皮肤感染；④饭后睡前用口泰漱口液漱口。

3. 饮食护理　供给充足而均衡的营养，以提高机体抵抗力；讲究饮食卫生，防止病从口入。

4. 及时发现感染迹象　注意检查皮肤有无破损、红肿，外阴、肛周有无溃烂、脓肿；

有无牙龈肿胀、口腔黏膜充血等。注意监测患儿体温的变化，及时发现感染的迹象，并提醒医生选用抗生素。

（二）出血的预防及护理

1. 注意监测患儿血小板的变化。当血小板数<50×10^9/L 时，患儿则可出现出血。应予密切观察有无皮肤紫癜、瘀斑、血尿和消化道出血等。

2. 当患儿有出血时，应注意监测其血压、脉搏和呼吸的改变，并注意观察有无意识的改变，及时发现失血性休克和颅内出血，及时报告医生并积极配合抢救。

3. 当血小板数<20×10^9/L 时，嘱患儿绝对卧床休息。

4. 嘱患儿勿食油炸、过硬或刺激性强的食物，防止消化道黏膜损伤出血。

5. 保持大便通畅，以免排便费力而致消化道甚至脑出血。

6. 勿让患儿玩尖锐玩具，防止跌碰损伤而出血。

（三）用药护理

1. 告知家长及年长患儿所用化疗药物的名称、作用、给药途径、剂量、用法和毒性反应（见表 11-4）。

2. 从静脉给药时，要小心穿刺，需有计划地选用较直、较粗、弹性较好的血管，因疗程长、药物的刺激性大，易引起静脉炎。应防止药物渗漏，若有药液渗出，应及时采取局部封闭措施，以免引起组织坏死。

3. 密切观察药物的毒性反应，及时发现，及时报告医生，积极处理。

（四）心理护理及健康教育

1. 本病的治疗至今仍未根本突破，预后难测，加之采血、骨穿等创伤性检查较多，又有药物的毒性反应、家庭经济承受能力不足等原因，家长及年长患儿易产生焦虑、悲观和恐惧心理。医护人员应有强烈的同情心，给家长及年长患儿以安慰，向他们介绍本病的进展，特别是急淋患儿，如能早期合理治疗，5 年以上无病生存率已达 70％左右，帮助他们树立信心，克服悲观、恐惧心理，配合全程治疗。

2. 做好解释工作，让家长及年长患儿了解骨穿、腰穿和采血等检查对诊断和治疗的必要性和重要性，使其积极配合各项检查与治疗。

3. 化学治疗间歇期，患儿可回家进行维持治疗。医护人员应向家长及年长患儿详细介绍药物的名称、给药途径、剂量、用法及毒性反应；强调遵医嘱按时用药，不能擅自停药或减量。患儿如出现出血、发热等异常情况，应及时到医院就诊。此外，应定期复查血常规，加强营养，注意充分休息，适量活动；注意预防感冒；注意补钙。

〔欧贤珍〕

第十二章　神经系统疾病患儿的护理

小儿神经系统疾病是导致患儿残疾，甚至危及其生命的常见疾病，发病率远比成人高。其病因为各种感染、遗传及胎儿发育中的不利环境因素等。对患儿早期诊断、早期合理治疗及护理，可提高治愈率，避免并发症和后遗症的发生，或减轻伤残程度，改善其生存质量。本章阐述化脓性脑膜炎、病毒性脑炎、脑性瘫痪和注意力缺陷多动症患儿的护理。

第一节　小儿神经系统解剖生理特点

在小儿生长发育过程中，神经系统的发育最早最为迅速。胎儿第10～第18周是神经细胞增殖旺盛的时期，若在此时期遇致病因素，影响了神经细胞的增殖与移行，则易导致脑发育畸形。

一、脑和脊髓

小儿出生脑重为350～370 g，占体重的1/9～1/8，而成人脑重（约1 500 g）仅占其体重的1/40～1/35。出生后，脑重增长很快，6个月时即达700 g左右，1岁时达900 g，7岁时接近成人水平。出生时，大脑皮质的组织学分层已完成，神经细胞的数目已同成人，以后的变化主要是神经细胞体积的增大、树状突增多加长、髓鞘的形成及功能的不断完善。3岁时，皮质细胞的分化基本完成，8岁时接近成人。神经纤维的髓鞘化到4岁时才完成，故在婴幼儿期，外界刺激产生的神经冲动传入大脑时，不仅速度慢，且易于泛化，不易在大脑皮质形成稳定的兴奋灶，使其易于疲劳，而进入睡眠状态。正在发育中的脑，对营养和氧的需要量很大。在基础代谢状态下，婴幼儿脑的耗氧量占机体总耗氧量的50%，而成人只占20%。营养和氧的长期缺乏可引起脑发育障碍。小儿出生时的活动主要由皮质下中枢调节，故出现很多无意识的手足徐动，且肌张力高；以后，随大脑皮质发育的成熟，才渐由大脑皮质中枢调节，对皮质下中枢的抑制作用也渐加强。婴幼儿皮质下中枢的兴奋性较高，大脑皮质对其抑制不佳，故兴奋易于扩散而出现惊厥。

脊髓在胎儿期的生长速度超过脊柱，故出生时其末端位置较低，达第3腰椎下缘。出生后脊柱的生长速度超过脊髓，因而脊髓末端的位置逐渐上移，4岁时达第1腰椎。因此，给4岁以下小儿行腰椎穿刺时应以第4～第5腰椎为穿刺点，以免损伤脊髓。

二、脑脊液

小儿脑脊液外观无色透明，量随年龄的增长而增多，压力随量的增加而增高。脑脊液量：出生时约 5 mL，婴儿为 40～60 mL，成人为 100～160 mL。小儿脑脊液检查正常值如下表（表 12-1）：

表 12-1　　　　　　　　　　　　　　小儿脑脊液检查正常值

测定项目	正常值（法定单位）
压力	新生儿　0.29～0.78 kPa
	儿童　　0.69～1.77 kPa
白细胞数（多为淋巴细胞）	婴儿　　$(0～20)×10^6$/L
	儿童　　$(0～10)×10^6$/L
蛋白定量	新生儿　0.2～1.2 g/L
	儿童　　<0.4 g/L
糖定量	婴儿　　3.9～4.9 mmol/L
	儿童　　2.8～4.4 mmol/L
氯化物	婴儿　　111～123 mmol/L
	儿童　　118～128 mmol/L

三、神经反射

小儿出生后即具有觅食、吸吮、握持、拥抱等原始反射。除吸吮反射可至 1 岁左右才消失外，其余几项于出生后 3～4 个月时消失。这些反射若出生后缺如、提前消失或推迟消失，均为病理现象。婴儿的腹壁反射、肌腱反射和提睾反射不明显。3～4 个月前的小儿，由于四肢屈肌张力较高，克尼格征和布鲁基斯征可阳性；2 岁以内小儿巴宾斯基征阳性可为生理现象；小儿出生后 9～14 日出现第 1 个条件反射，即被母亲抱起时出现吸吮动作。

第二节　化脓性脑膜炎

【疾病概论】

化脓性脑膜炎（purulent meningitis）是由化脓性细菌引起的以脑膜的炎症为主要病变的中枢神经系统感染性疾病。本病多见于婴幼儿，约 75% 的病例发生在 2 岁以内，6～12 个月为发病高峰年龄。临床上本病以发热、头痛、呕吐、惊厥、意识障碍、脑膜刺激征阳性及脑脊液化脓性改变为主要特征。

（一）病因与发病机制

1. 病因　小儿，特别是婴幼儿，机体免疫力低下，血脑屏障功能差，因而化脓性脑膜炎的患病率较高。引起化脓性脑膜炎的常见致病菌因年龄而异，2 个月以内的婴儿以革兰阴性细菌（大肠埃希菌和铜绿假单胞菌）、B 组溶血性链球菌和金黄色葡萄球菌为主；2 个月至儿童期则以脑膜炎奈瑟菌、流感嗜血杆菌和肺炎链球菌为最常见；12 岁以上小儿以脑膜炎奈瑟菌和肺炎链球菌常见。脑膜炎链球菌所致的化脓性脑膜炎，称流行性脑脊髓膜炎。

2. 发病机制　化脓性致病菌多由上呼吸道进入血流（菌血症），通过血脑屏障侵入脑膜，亦可由消化道、皮肤、新生儿脐部等途径侵入，少数可由邻近器官感染如中耳炎、乳突炎等直接侵入。由于小儿脑脊液中补体成分和抗荚膜抗体 IgA、IgM 水平低下，故侵入脑膜的细菌很快播散入脑脊液及蛛网膜下隙并迅速繁殖。革兰阴性菌细胞壁的脂多糖（内毒素）和肺炎链球菌细胞壁成分磷壁酸、肽聚糖可使机体产生炎症反应和释放肿瘤坏死因子、白细胞介素、前列腺素 E_2 等细胞炎症介质，导致中性粒细胞浸润、血管壁通透性增高、血脑屏障改变、血栓形成等病理变化。

（二）临床表现

化脓性脑膜炎的大多数呈亚急性起病经过。一般先有数日的上呼吸道或消化道感染的症状，随即出现全身感染中毒症状和神经系统的症状和体征。

1. 全身感染中毒症状　高热、头痛、呕吐、烦躁不安或精神委靡、嗜睡、面色苍白等。

2. 神经系统的症状和体征

（1）颅内压增高：主要表现为剧烈头痛、频繁的喷射性呕吐、心率减慢、血压增高，小婴儿则出现前囟饱满甚至隆起，颅缝增宽。如出现两侧瞳孔大小不等，对光反射迟钝甚至消失，呼吸不规则或突发深昏迷者，则提示已发生脑疝。

（2）惊厥：约 1/4 患儿可出现局限性或全身性惊厥，多见于流感嗜血杆菌及肺炎链球菌脑膜炎，与脑实质受累、脑梗死及电解质紊乱有关。

（3）意识障碍：随着病情的加重，患儿可出现意识模糊、嗜睡、昏睡甚至昏迷。

（4）脑膜刺激征：表现为颈项强直、克氏征和布氏征阳性。

（5）局灶体征：部分患儿可有Ⅱ、Ⅲ、Ⅶ、Ⅷ脑神经受损的症状和体征。

3 个月以下的婴儿，因前囟门较大，颅缝易于分离、反应性低下、颈肌不发达，患化脓性脑膜炎时常缺乏典型的特殊症状和体征，仅表现为面色苍白或青灰、拒食、吐奶、脑性尖叫、双目凝视、呼吸不规则、发绀、黄疸、惊厥、昏迷等；发热或有或无，甚至体温不升；脑膜刺激征可为阴性；颅内高压症的出现较晚。前囟隆起或头向后仰为其重要体征。

3. 并发症及后遗症　化脓性脑膜炎的并发症可有硬膜下积液和脑积水等。脑实质受损的患儿可有智力低下、耳聋、失明、瘫痪、继发性癫痫等后遗症。

（三）辅助检查

1. 脑脊液检查

（1）常规检查：典型者压力增高，外观混浊甚至呈脓性；白细胞数显著增多，常＞$1\ 000 \times 10^6/L$，分类以中性粒细胞为主；蛋白量增高，常＞$1\ 000\ mg/L$；糖定量显著减少，常＜$1.1\ mmol/L$；氯化物含量减少；涂片找菌可快速报告阳性结果，可作为早期选用抗生素的依据，在用抗生素之前腰椎穿刺采集脑脊液，可使其阳性率明显提高。脑脊液培养及药敏试验亦应同时进行。

（2）特殊检查：特异性细菌抗原测定、鲎珠溶解物试验、C-反应蛋白、肿瘤坏死因子测定、免疫球蛋白测定等。

2. 血培养　未用抗生素者，阳性率较高。

3. 血常规　白细胞总数及中性粒细胞比例显著增高。但严重患儿的白细胞总数可减少。

4. 颅脑 B 超或 CT 检查　疑有并发症者可做此两项检查。

（四）治疗要点

对化脓性脑膜炎的治疗，重点是正确选用抗生素和及时降低颅内压，有休克者给予有效抢救。此外，维持水、电解质、酸碱平衡及对症支持疗法等也不可忽视。抗生素的应用应遵循早期、足量、有效、彻底的原则，即早期选用对患儿致病菌敏感，并能透过血脑屏障，在脑脊液中达到有效浓度的抗生素，两药足量联用，急性期静脉给药，待症状体征全部消失、脑脊液正常后继续用7~10日停药（表12-2）。降低颅内高压可选用20％甘露醇、地塞米松和强效利尿剂。

表 12-2　　　　　　　　　治疗化脓性脑膜炎的抗生素选择

病原菌	推荐的抗生素
流感嗜血杆菌	氨苄西林、氯霉素、头孢呋辛钠、头孢曲松钠
肺炎链球菌	青霉素、头孢噻肟钠、利福平
脑膜炎奈瑟菌	青霉素
革兰阴性菌	头孢噻肟钠、阿米卡星
金黄色葡萄球菌	萘夫西林、头孢噻肟钠、头孢呋辛钠、利福平、万古霉素
新生儿脑膜炎	氨苄西林、头孢呋辛钠、头孢曲松钠、阿米卡星、氨基苷类

【护理评估】

1. 健康史　询问患儿数日前有无呼吸道、消化道及皮肤感染等病史；新生儿应询问其母的分娩史、有无化脓性脐炎的病史等。

2. 身心状况

（1）症状与体征：监测患儿的生命体征；评估其有无高热、头痛、呕吐、烦躁不安或精神委靡、嗜睡、昏迷等感染中毒症状；检查有无脑膜刺激征、前囟隆起、两侧瞳孔的大小不等和对光反射迟钝甚至消失等。

（2）社会、心理反应：应评估家长对本病知识的了解程度，是否有焦虑和恐惧心理。

3. 辅助检查　及时阅读脑脊液和血常规检查报告，分析其临床意义。

【护理诊断/问题】

1. 体温异常——与感染有关。

2. 营养失调（低于机体需要量）——与疾病消耗、呕吐、不能进食有关。

3. 有皮肤完整性受损的危险——与昏迷、长期卧床有关。

4. 潜在并发症——颅内高压，硬脑膜下积液，脑积水。

5. 焦虑与恐惧——与担心疾病预后不良有关。

【护理目标】

1. 患儿的体温恢复正常。

2. 患儿住院期间获得足够而均衡的营养，体重恢复正常。

3. 患儿住院期间未发生压疮。

4. 患儿住院期间未发生并发症，或虽发生但被及时发现、及时处理。

5. 家长及年长患儿的焦虑、恐惧心理消除，能配合医护人员的诊疗及护理。

【护理措施】

（一）一般护理

1. 环境与休息　病室应安静、空气清新、温湿度适宜；应尽量减少探视；诊疗护理操作应集中迅速完成，减少对患儿的刺激，以保证患儿休息好。

2. 预防窒息或吸入性肺炎　有意识障碍或呕吐者，应置其侧卧位，以免唾液或呕吐物吸入呼吸道而引起窒息或吸入性肺炎。

3. 供足营养及液体　1岁半以下患儿应尽量给予母乳加辅食喂养；其余年龄患儿，给予高蛋白、高热量、高维生素且易被消化吸收的食物；对频繁呕吐者，应暂禁食，给予静脉输液；对有意识障碍者可鼻饲。应记录24小时出入水量。静脉输液时，应依病情调控输液量和输液速度，以防加重脑水肿。

4. 降温或保暖　对高热患儿应遵医嘱迅速用物理方法或药物降温，以减少脑的耗氧量，保护脑细胞，必要时遵医嘱用亚冬眠疗法降温；对新生儿体温不升者则应加以保暖，使其体温升至正常。

5. 预防感染及损伤　对昏迷患儿，应注意保持眼、耳、鼻、口腔及皮肤的清洁，以预防暴露性角膜炎、中耳炎、口腔炎等继发感染；应经常翻身拍背，以预防压疮及坠积性肺炎的发生。对躁动及惊厥患儿，应防止碰伤、坠床及唇舌被咬伤。

6. 密切观察病情变化　化脓性脑膜炎病情恶化迅速、凶险，必须予以密切观察，及时发现异常情况，及时报告，及时处理。观察内容有：①生命体征；②意识状态；③瞳孔的大小及对光反射；④面色；⑤前囟门状态；⑥并发症：在治疗1周，脑脊液好转后，患儿又出现体温持续不退或退而复升，出现进行性前囟饱满甚至隆起、颅缝裂开、头围增大、呕吐、惊厥和意识障碍等颅内高压者，应疑其已并发硬膜下积液，应及时报告医生；如发现患儿头围迅速增大，眼球向下呈"落日征"，则为脑积水的征象。

（二）做好抢救准备

病室内应备齐一切抢救器材及药品，如氧气、加压面罩、吸痰器、人工呼吸机及中枢兴奋剂等。

（三）心理护理

护理人员应给患儿以充分的爱抚和悉心的关照，尤其当病情加重时，应对家长及年长患儿给予安慰和解释，以消除其焦虑和恐惧的心理。

（四）健康教育

1. 重视小儿呼吸道及消化道感染等感染性疾病的防治。

2. 对易感人群，给予注射流感嗜血杆菌菌苗或口服利福平4日，可预防流感嗜血杆菌脑膜炎或脑膜炎奈瑟菌脑膜炎。

3. 注意供给充足而均衡的营养，加强体格锻炼，提高机体抵抗力。

【护理评价】

1. 患儿的体温是否恢复正常。

2. 患儿住院期间是否获得足够而均衡的营养。

3. 患儿住院期间压疮是否得到有效的预防和控制。

4. 患儿住院期间并发症能否被及时发现和处理。

5. 家长及年长患儿的焦虑、恐惧心理是否消除。

第三节 病毒性脑炎

【疾病概论】

病毒性脑炎（viral encephalitis）是由病毒感染引起的脑实质的炎症，如果脑膜同时受累，则称为病毒性脑膜脑炎（viral meningoence-phalitis）。按其是否流行，分为流行性脑炎与散发性脑炎两类。流行性病毒性脑炎在《传染病护理学》中介绍。本节阐述散发性病毒性脑炎患儿的护理。

（一）病因与发病机制

1. 病因　本病可由多种病毒所引起，但较常见的是肠道病毒、单纯疱疹病毒和腺病毒等。其中，肠道病毒（柯萨奇病毒、埃可病毒）脑炎最常见，约占病毒性脑炎的80%。

2. 发病机制　病毒侵入消化道或呼吸道，在淋巴系统复制、增殖后，进入血流，引起病毒血症。在小儿免疫力低下、血脑屏障功能不健全时，病毒则侵入脑组织并在其中大量增殖，直接引起神经细胞变性、坏死和胶质细胞增生与炎性细胞浸润。此外，通过免疫反应，引起神经纤维脱髓鞘病变及血管的损伤。

（二）临床表现

本病的临床表现多种多样，且轻重不一。轻者可1~2周康复；危重者可致残甚至致死。但一般先有全身感染症状，而后出现神经系统症状和体征。

1. 前驱症状　常先有上呼吸道或消化道感染的症状：发热、头痛、恶心、呕吐、腹痛、肌痛等。

2. 神经系统症状与体征

（1）颅内压增高：头痛、呕吐、心率减慢、血压增高，小婴儿前囟饱满，甚至隆起等，严重者可发生脑疝危及生命。

（2）意识障碍：重者可有意识模糊、嗜睡、昏睡甚至昏迷。

（3）精神异常：表现为兴奋多语、哭笑无常、烦躁不安、幻觉、错觉等。

（4）惊厥：常出现局限性或全身性抽搐，这在婴幼儿可为首发症状。

（5）病理反射和脑膜刺激征：患儿巴氏征常阳性；炎症累及脑膜时，脑膜刺激征阳性。

（6）局灶性症状与体征：脑受累的部位不同，可出现不同的症状与体征，如肢体瘫痪、失语、脑神经障碍、共济失调、中枢性呼吸衰竭、吞咽困难、手足徐动、扭转痉挛、排便障碍等。

3. 特殊症状　不同病因所致病毒性脑炎，尚可出现相应的特殊症状，如单纯疱疹病毒脑炎可有唇或角膜疱疹；肠道病毒脑炎可伴有心肌炎和各种皮疹；腮腺炎病毒脑炎常有腮腺肿大等。

4. 后遗症　重症脑炎患儿可有智力低下、失语、失明、癫痫、瘫痪等后遗症。

（三）辅助检查

1. 脑脊液检查　压力增高或正常，外观清亮或微混；白细胞数增多，但多<500×10⁶/L，病初以中性粒细胞为主，2~3 日后则以淋巴细胞为主；蛋白定量正常或略高；糖和氯化物正常。涂片或培养无细菌发现。

2. 病毒学检查　发病早期脑脊液病毒分离阳性的意义最大，但阳性率较低；可采用PCR 技术检测病毒抗原。

（四）治疗要点

对本病，目前尚无特效治疗措施。除一般疗法，如退热，供给营养，维持水、电解质、酸碱平衡外，应强调降低颅内压、消除脑水肿和控制惊厥的重要性，已有呼吸循环衰竭者，应积极抢救。疑为疱疹病毒脑炎者，应早用阿昔洛韦；对其他病毒所致脑炎可用干扰素、静脉注射免疫球蛋白等。对肾上腺糖皮质激素的应用尚有争议。

【护理诊断】

1. 体温增高——与病毒血症及脑炎有关。
2. 营养失调（低于机体需要量）——与摄入不足及消耗过多有关。
3. 躯体移动障碍——与昏迷和肢体瘫痪有关。
4. 焦虑和恐惧——与病情严重、担心预后不良有关。

【护理措施】

（一）一般护理

1. 观察病情变化　观察的内容为：①生命体征；②意识状态；③有无精神异常；④婴儿的前囟门状态；⑤瞳孔的大小及对光反射；⑥有无惊厥。应争取及时发现异常，及时报告，并及时处理。

2. 做好抢救准备　病室内应备齐一切抢救器材及药品。

3. 营养及液体供应　给予高热量、高蛋白、高维生素且易被消化吸收的食物；对频繁呕吐者，应暂禁食，给予静脉输液；有意识障碍者，宜用鼻饲或从静脉给全营养液；应记录24 小时出入水量；静脉输液者宜控制量和速度，以免加重脑水肿。

（二）对症护理

1. 发热　对高热患儿应采取物理方法或药物降温，必要时遵医嘱用亚冬眠疗法降温，以保护脑细胞。

2. 昏迷　置患儿于侧卧位，将其头肩抬高 20°~30°，可防止口腔分泌物或呕吐物吸入气管引起窒息，有利于上腔静脉血的回流，可降低颅内压力。定时翻身拍背及使用气垫、气圈，预防坠积性肺炎及压疮的发生。此外，尚应注意眼、口腔及皮肤的护理。

3. 惊厥　对惊厥患儿，要用牙垫，以防唇、舌被咬伤。

4. 瘫痪　保障患儿的日常生活；预防压疮及坠积性肺炎的发生；置患儿瘫痪肢体于功能位。患儿病情稳定后，督促和帮助其进行功能锻炼；注意安全保护，给予指导。

（三）心理护理

对轻症患儿，告知家长及本人：预后良好，1~2 周可康复。对昏迷较久、抽搐频繁者，应给予家长以安慰和耐心解释病情，使其配合诊疗及护理。

（四）健康教育

1. 按时接受免疫接种。

2. 注意营养均衡，加强体格锻炼，增强体质，提高机体抵抗力。

3. 开展爱国卫生运动，保护环境，保证饮食洁净。

4. 平时应注意根据气温的变化及时增减衣被，预防感冒和腹泻。

第四节　脑性瘫痪

【疾病概论】

脑性瘫痪（cerebral palsy）简称脑瘫，是指出生前到出生后 1 个月内由各种原因所致的非进行性脑损伤，临床主要表现为中枢性运动障碍和姿势异常。本病并不少见，在发达国家患病率为 1‰～4‰，我国为 2‰左右。

（一）病因与病理

本症的病因尚未完全明了。但近年研究证明，近 80％的脑瘫由遗传因素和胎儿发育中的不利环境因素（如先天性感染、缺氧、中毒、接触放射线，孕母营养不良、糖尿病等）所造成，出生时及出生后的病因仅各占 10％。

本症最常见的病理变化是不同程度的大脑皮质萎缩和脑室扩大，神经细胞数量减少及胶质细胞增生。

（二）临床表现

本症发病多始于婴儿时期。脑瘫的主要表现是中枢性瘫痪和姿势异常，并常合并智力低下、癫痫、视听语言障碍和精神行为异常等。临床上根据瘫痪的不同表现，脑瘫可分为痉挛型、手足徐动型、共济失调型和混合型 4 型。其中，痉挛型最常见，占全部脑瘫的 60％～70％。

1. 痉挛（椎体束）型　表现为受累肌肉萎缩，肌张力增高，肌力低下，尤以下肢明显，两腿伸直，将其扶立时，两腿交叉呈剪刀样姿势，足跟悬空，足尖着地，两上肢屈曲内收；2 岁以后巴氏征仍阳性；握持反射延迟消失。瘫痪的范围可有偏瘫、双瘫、截瘫、四肢瘫和单瘫。较轻者则表现为双手动作不灵敏，步态不稳。

2. 手足徐动（椎体外系）型　主要表现为难以用意志控制的不自主运动。当进行有意识的运动时，不自主、不协调及无效的动作增多，紧张时加重，安静时减轻，入睡时消失；常伴有喂养困难，经常做张嘴伸舌状，且语言障碍明显。

3. 共济失调型　此型少见。患儿自幼表现小脑受损的症状：步态不稳，快变轮换动作差，四肢动作不协调，指鼻试验常有偏差，肌张力低下。

4. 混合型　此型提示患儿脑部病变广泛。临床上以痉挛型与共济失调型混合为多见。

（三）辅助检查

1. CT 检查　可见脑萎缩，脑室扩大，密度减低等改变。

2. 脑电图　合并癫痫者，脑电图可确定癫痫类型。

（四）治疗要点

目前，对此病尚无特效治疗，主要是一旦确诊后即采取功能训练、矫形器的应用、针刺、理疗、按摩和手术治疗（适用于 3 岁以上痉挛型患儿）等措施，促进各系统功能的恢复和发育，纠正异常姿势，减轻其伤残程度。合并癫痫者应给予抗癫痫药治疗。

【护理诊断/问题】

1. 生活自理缺陷——与中枢性瘫痪有关。
2. 有受伤的危险——与运动功能障碍有关。
3. 营养失调（低于机体需要量）——与喂养困难有关。
4. 焦虑（家长）——与此病无特效治疗、担忧患儿以后生存能力低下有关。

【护理措施】

（一）一般护理

1. 日常生活护理　根据瘫痪的程度，患儿大致可分为 3 组：

（1）智力正常，轻度瘫痪：此组患儿长大后可自理日常生活。

（2）智力不足，中度瘫痪：患儿长大后，日常生活自理能力低下，需要一定的照护。

（3）智力低下，重度瘫痪：此组患儿长大后，进食、更衣、洗漱、上床睡觉、如厕等日常生活自理能力完全丧失，必需家长及家庭其他人员完全耐心地护理。医护人员应对家长给予指导，使其掌握正确的护理方法。

2. 饮食护理　给予高蛋白、高热量、高维生素、含铁丰富、易被消化吸收的食物；评估患儿进食自理的程度，鼓励患儿自己进食；选用容易下咽的食物。协助进餐时，态度要和蔼，喂食不可过多过快，嘱患儿勿说话，以免发生食物吸入气管。吞咽困难者遵医嘱给予鼻饲或静脉全营养液。

（二）加强功能训练

脑瘫患儿，如果不注意早期进行肢体和躯体的活动功能训练，会造成永久性残废，异常姿势和运动模式会固定下来。因此，应自婴儿期开始坚持肢体功能训练，鼓励或帮助患儿每日活动各个关节，进行被动或主动运动；对瘫痪肢体保持功能位，同时可配以推拿、针刺及理疗。

（三）防止外伤

对患儿的床应加床栏，防止患儿坠床；勿强行按压患肢，以免发生骨折；锻炼活动时，注意周围环境，移开阻挡物体，并加以保护。

（四）心理护理

耐心地向家长说明，通过治疗及教养，患儿会逐渐地有不同程度的功能和语言恢复，特别是偏瘫及手足徐动型患儿的预后较好，劝其不必过虑。对智力正常的患儿，要鼓励其进行力所能及的活动，锻炼瘫痪的肌肉，树立战胜疾病的信心，要自强、自立、自信，防止因残疾而产生自卑、怪癖、孤独的心理。

（五）健康教育

1. 做好孕妇及胎儿保健　预防胎儿感染、中毒、缺氧，供给孕妇充足而均衡的营养；孕妇勿接触放射线，勿服能透过胎盘屏障并损伤胎儿脑的药物等。

2. 提高接生水平　助产人员应严格遵守无菌操作规程；勿给产妇用镇静镇痛药。

3. 做好新生儿护理　对新生儿应注意隔离消毒，预防神经系统的感染及其他感染性疾病。

4. 家长对患儿既要有较多的照顾，又要避免溺爱，更不应歧视。

第五节　注意力缺陷多动症

【疾病概论】

注意力缺陷多动症（attention deficit hyperactivity disorder，ADHD），又称儿童多动症，是指小儿智能基本正常，但其行为、性格和学习等方面却有不同程度的异常的一组症候群。14 岁以下小儿的患病率为 7%～9%，男孩是女孩的 4～6 倍。早产儿发病率较高。

（一）病因与发病机制

本症的病因与发病机制尚不十分清楚，多数学者认为是由遗传因素及各种环境因素造成的轻微脑损伤所致。可造成患儿轻微脑损伤的因素有：难产、窒息、颅内出血、脑炎、脑膜炎、颅脑外伤、严重营养不良及遗传因素等。此外，不良的家庭环境则为易发因素。

ADHD 的发病可能与脑内葡萄糖代谢低下及神经介质代谢异常有关。

（二）临床表现

本病的临床表现有多动、注意力不集中、认知障碍、学习困难和易冲动等，现分述如下：

1. 活动过多　患儿异常地好动，不遵守纪律，不遵守秩序，参与危险活动，常干扰别人，坐立不安等。多动以学龄前期及学龄期显著，以后逐渐好转以至消失。

2. 注意力不集中　患儿难于有始有终地自行完成任务；听课时注意力分散，学习成绩差；一事未完又做另一事；经常丢失生活及学习用品；注意力难于持久集中等，此症状可持续存在。

3. 认知障碍　①不能区别左右；②空间定位障碍，如倒读、反写；③听觉辨别障碍，如对相似的声音易混淆；④听觉的综合能力差，如不能将听到的几个字组成句子。

4. 学习困难　读、拼、写困难，用词贫乏，对概念性知识认知困难，缺乏想象力，仅能做些模仿动作。

5. 易冲动　患儿自我控制能力差，任性、情绪易激动，甚至出现攻击行为。

（三）治疗要点

对本病的治疗，应采取心理治疗、合理教育、社会技能训练和必要的药物治疗等综合措施。目前，治疗本症最有效的药物是神经兴奋剂，首选哌甲酯（利他林），0.3～0.8 mg/(kg·d)；也可用匹莫林或苯丙胺。用药必须遵医嘱，从小剂量开始，注意观察疗效和不良反应；只在上学期间应用，周末及节假日停用；注意定期随访；6 岁以下小儿尽量不用或少用。

【护理诊断】

1. 角色紊乱——与注意力不集中，不能完成学习任务有关。

2. 社交障碍——与易冲动、任性、行为过激有关。

3. 有药物不良反应的可能——与用药不当有关。

4. 焦虑（家长）——与患儿有攻击行为及学习成绩差有关。

【护理措施】

（一）用药护理

向家长及患儿介绍所用药物的名称、剂量、方法、疗效及不良反应。告知哌甲酯的不良反应以厌食、面色苍白、头晕及腹痛多见，其次为心率加快、精神紧张、失眠、关节痛、皮疹，偶见心律不齐、反应性精神病等。对药物的这些不良反应，要密切观察，及时发现，及时就诊。

（二）心理护理及健康教育

1. 做好解释工作　使家长知道：①小儿上述临床表现是病态，由脑部的轻微损伤所致，家长应予以关怀，不应责骂或惩罚，否则可加重患儿的精神创伤。②患儿的有些症状如多动，可随年龄的增长而消失；有些症状如注意力不集中，可经药物治疗而获得改善；有些症状如学习上的进步以及与小伙伴关系的改善，则需要一段时间，不可操之过急。

2. 实施合理教育　医护人员应密切配合并指导家长及教师，对患儿耐心地进行个别教育，对孩子的任何一点进步，都应及时地加以肯定并给予鼓励，提高其自信心；对患儿的一些攻击性或破坏性行为，则应严加制止，不可袒护，但要注意方式方法，不应辱骂和歧视，以减少对患儿的不良刺激。

3. 加强孕期健康教育　广泛地宣传做好胎儿保健及防止难产、窒息、颅内出血、脑炎、脑膜炎等对预防本症的重要性。

〔欧贤珍〕

第十三章 内分泌系统疾病患儿的护理

内分泌系统与神经系统、免疫系统一起构成了机体的神经、内分泌、免疫网络，以维持各脏器功能的协调与稳定。内分泌系统的主要功能是促进和协调人体生长、发育、性成熟和生殖等生命过程。激素是内分泌系统调节人体代谢活动的化学信使，由各种内分泌细胞合成、储存和释放，在细胞之间传递信息。一旦内分泌激素的结构或功能出现异常，即可产生临床内分泌疾病；从而导致生长发育、性成熟或各种物质代谢方面的障碍。从胚胎形成到青春发育期，整个生长、发育及成熟的动态过程，都与内分泌系统的功能密切相关。本章主要介绍小儿时期常见的生长激素缺乏症、中枢性尿崩症及甲状腺功能减低症。

第一节 概 述

内分泌系统由丘脑下部、垂体、松果体、甲状腺、甲状旁腺、肾上腺、性腺、胸腺、胰腺的胰岛等内分泌腺体和分散存在于某些脏器的内分泌细胞组成。

内分泌腺体或内分泌细胞合成的各种激素大都以内分泌方式释放入血循环，并转运至相应的靶细胞发挥其作用；也有的是由细胞分泌后直接弥散到邻近细胞的邻分泌方式，或对分泌细胞自身发生效应的自分泌方式对机体发挥作用。后两者对胚胎和胎儿的生长发育和性器官的分化至关重要。在正常生理状态下，各种激素凭借下丘脑-垂体-靶腺轴的各种反馈机制及其相互之间的调节作用处于动态平衡状态。

1. 内分泌激素的化学组成及分类 根据激素的化学组成，可将其分为：①多肽/蛋白质激素，如胰岛素、胃肠激素、生长素等；②脂类激素，如孕酮、雌二醇、皮质醇、维生素D、前列腺素、血栓素等；③胺类激素，如褪黑素、肾上腺素、甲状腺素等。

2. 儿童时期常见的内分泌性疾病 ①生长发育迟缓症；②性别分化异常或性早熟；③甲状腺疾病（先天性甲状腺功能低下）；④糖尿病；⑤尿崩症。

某些由遗传因素引起的内分泌疾病，患儿出生后即有代谢紊乱和生理功能障碍，甚至出现智力发育障碍，故应力争早期诊断和早期治疗，尽可能减少对生长发育造成严重影响及神经系统伤残。

第二节 生长激素缺乏症

【疾病概论】

生长激素缺乏症（growth hormone deficiency，GHD）旧称垂体侏儒症（pituitary dwarfism），是由于腺垂体生长激素分泌不足而导致的生长发育障碍，临床以身材矮小为主要表现，部分患儿伴有性腺、甲状腺及肾上腺皮质功能低下。生长激素缺乏症的发病率为1∶8 500左右。以男性多见。

（一）病因与发病机制

生长激素（HGH）由腺垂体的生长素细胞分泌和储存，其主要功能是通过促进合成代谢而促进各组织细胞增大和增殖，促使骨骼、肌肉和各系统器官生长发育，刺激软骨细胞使软骨细胞增殖，促进骨骼生长使身材增高。生长激素的释放受下丘脑分泌的生长激素释放激素（GHRH）和生长激素释放抑制激素（GHIH）两种神经激素的调节，中枢神经系统可通过神经递质影响下丘脑神经激素的分泌功能。因此，下丘脑、垂体功能障碍或靶细胞对生长激素无反应时均可导致生长发育落后；外周血循环中的生长激素浓度亦可反馈调节生长激素的分泌；此外，熟睡、剧烈运动、情绪激动、低血糖、外源性胰岛素、左旋多巴及精氨酸等因素，均可促进生长激素的分泌。临床上导致生长激素缺乏的常见原因可分为原发性、获得性（继发性）和暂时性三类。

1. 原发性生长激素缺乏症 是生长激素缺乏症最常见的类型，遗传因素（基因缺陷）所致者约占5%，多有家族史；特发性丘脑、垂体分泌功能不足是原发性生长激素缺乏的主要原因，此类患儿未能发现下丘脑、垂体明显的病灶，又证实为垂体生长激素分泌功能不足，但原因不明；少数患儿是由于生长激素结构异常或者受体缺陷所致。

2. 获得性生长激素缺乏症 常继发于下丘脑、垂体的器质性病变，导致生长激素合成和分泌障碍，多见于垂体肿瘤、颅内感染（如脑炎、脑膜炎等）、放射损伤或产伤引起，其中产伤是国内生长激素缺乏患儿最主要的发病原因。

3. 暂时性生长激素缺乏症 因不良环境刺激引起的精神创伤，致使生长激素分泌功能低下，不良刺激消除后可恢复正常。

（二）临床表现

生长激素缺乏症以男性发病多见，约3倍于女性，50%～60%患儿为单一性生长激素缺乏，大多数患儿智力正常，可有以下几个方面的表现。

1. 生长障碍 出生时身高、体重可正常，1岁以后呈现生长迟缓，多于2～3岁时引起注意，表现为身材矮小，身高年增长<4 cm，严重者年增长仅2～3 cm，因此患儿的身高常常低于正常同年龄儿的第3个百分位以下，但身材匀称；患儿面容较实际年龄幼稚呈娃娃脸、头发纤细柔软、皮下脂肪堆积。

2. 骨发育迟缓 牙齿发育和囟门关闭延迟，骨龄落后，常落后于实际年龄2年以上。

3. 青春发育期延迟 至青春期外生殖器仍处于幼儿状态，第二性征缺乏，男孩阴茎较小。

4. 其他 伴有促甲状腺素缺乏者可发生食欲不振、不爱活动、智力障碍等症状；伴有促肾上腺皮质激素缺乏者可发生低血糖；继发性生长激素缺乏症的患儿可发生于各种年龄，并伴有原发疾病的症状，如颅内肿瘤所致者，可伴有颅内高压的表现；有难产病史、新生儿窒息史等围生期情况异常引起者，幼年即可出现生长迟缓，并常伴有尿崩症状。

（三）辅助检查

1. 生长激素刺激试验 生长激素呈脉冲式分泌，正常随机采血，生长激素浓度很低，临床无诊断价值。运动试验和夜间睡眠生长激素试验常作为筛查试验。在此基础上做药物激发试验，来判断垂体分泌生长激素的功能是否正常。常用的药物有：胰岛素、精氨酸、可乐定、左旋多巴、促生长激素释放激素（GHRH）等，若两种激发试验生长激素<5 μg/L，为生长激素完全缺乏；生长激素在5～9 μg/L，为部分缺乏；生长激素≥10 μg/L，属正常水平。

2. 血清胰岛素样生长因子（IGF-I）、IGF 结合蛋白（IGFBP-3）测定 IGF-I、IGFBP-3 血清浓度较稳定，是检测丘脑 GH-IGF 生长轴的理想指标，生长激素缺乏症患儿血清 IGF-I 和 IGFBP-3 均下降。

3. 其他检查 血 TSH、T_3、T_4、TRH 或 LHRH 刺激试验，以判断甲状腺及性腺激素水平有无异常。

4. 影像学检查 X线检查骨龄，患儿骨龄落后于实际年龄 2 岁以上。CT 或 MRI（磁共振）检测有无颅内肿瘤、空泡蝶鞍等。

（四）治疗要点

临床常用生长激素替代治疗，此外还可根据患儿的情况使用生长激素释放激素、生长激素释放肽、性激素及其他激素治疗。

【护理诊断】

1. 成长发展改变——与生长激素缺乏有关。
2. 自我形象紊乱——与生长发育迟缓有关。

【护理措施】

（一）一般护理

1. 病情观察 观察患儿的身高及体重增长情况，同时应注意观察患儿有无低血糖、智力障碍、外生殖器及第二性征的发育状况。还应观察患儿是否伴有头痛、呕吐、视野缺损及视神经受压的颅内肿瘤的症状及体征。

2. 饮食护理 基因重组人生长激素（r-hGH）的治疗使患儿生长发育速度加快、食欲增加，因此应注意及时补充足够的营养物质及维生素，特别注意维生素 D 及铁剂的补充。

3. 协助检查 内分泌疾病实验室检查方法相对复杂，护理人员要了解检查的种类、主要方法及检测目的，给予患儿或家长必要的解释和帮助，配合医生做好诊断工作。

（二）用药护理

遵医嘱正确给予基因重组人生长激素（r-hGH）及其他激素治疗。①r-hGH 替代治疗，常于晚间睡前皮下注射，疗程持续至骨骺愈合止。r-hGh 治疗一般第一年疗效最好（增高8～12 cm），以后效果稍有下降。治疗年龄愈小，疗效愈好。治疗过程中应定期随访，每 3

个月测身高、体重 1 次，并绘出生长发育曲线，以便观察治疗效果。r-hGH 长期治疗不良反应较小，主要有注射局部红肿、抗体产生、暂时性现乳头水肿及颅内高压等。②对体质性生长延迟或青春发育延迟的患儿，如果使用了各类性激素或甲状腺素，要密切观察骨骺的发育情况，以避免促使骨骺提前融合而最终使身材过矮。③若不能使用 r-hGH 时，可遵医嘱给予其他合成代谢激素，如苯丙酸诺龙、庚酸睾酮等。④若伴有其他垂体激素缺乏者，可遵医嘱给予甲状腺素、性激素等治疗。

（三）心理护理

与患儿建立良好的护患关系，帮助患儿树立治疗的信心。鼓励患儿表达自己的感受，特别是有关思考或看待自我形象方面的感受，开导患儿克服因身材矮小而出现的自卑心态，鼓励患儿多与他人交往，多参与集体活动，尤其是能展示自己长处的集体活动，融入社会生活，最终达到理想的疗效。

（四）健康教育

指导家长掌握药物的剂量、用途、使用方法及不良反应的观察，教给饮食调节及护理观察的内容。

第三节　中枢性尿崩症

【疾病概论】

尿崩症（diabetes insipidus，DI）是小儿内分泌系统的常见病之一。尿崩症分为中枢性尿崩症和肾性尿崩症两种，其中由抗利尿激素（antidiuretic hormone，ADH）分泌不足所致者称中枢性尿崩症或下丘脑性尿崩症，临床较常见。多尿、多饮、烦渴、低相对密度尿为其主要临床特征。

（一）病因与发病机制

中枢性尿崩症按发病原因又分为特发性、器质性及遗传性 3 种。

1. 特发性　特发性尿崩症是因下丘脑视上核或室旁核神经元的退行性病变或发育不全所致，约占尿崩症的 30%，多数为散发，部分患儿与免疫反应异常有关。

2. 器质性　凡可侵犯下丘脑、垂体柄或神经垂体的病变，都有可能引起尿崩症，常见的有：①颅内肿瘤（松果体瘤、颅咽管瘤、视神经胶质瘤、白血病细胞浸润）；②颅脑损伤（外伤、产伤、手术）；③颅内感染（脑炎及脑膜炎）；④颅内出血等疾病，其中以松果体瘤和咽管瘤占多数。

3. 遗传性（家族性）　遗传性尿崩症是由于编码抗利尿激素的基因或编码运载蛋白Ⅱ的基因突变所致，呈常染色体显性遗传，此型临床极少见。

抗利尿激素主要由下丘脑视上核和室旁核神经细胞合成，其主要生理作用是提高肾脏远曲小管和集合管上皮细胞对水的通透性，从而促进水的重吸收，使尿液浓缩，尿量减少。抗利尿激素的分泌受多种因素的影响，如血浆渗透压增高、血容量减少可导致抗利尿激素分泌增加，尿量减少；反之，血浆渗透压下降、血容量增加则可导致抗利尿激素分泌减少，尿量增多。尿崩症时，由于抗利尿激素分泌减少或肾小管对抗利尿激素不反应，导致大量排尿，同时血浆渗透压增高而致口渴中枢兴奋，出现烦渴症状。

（二）临床表现

本病可发生于任何年龄。起病方式各异，年长儿一般突然起病。

1. 典型症状　多饮、多尿、烦渴和低相对密度尿为本病的临床特征，症状的轻重取决于抗利尿激素缺乏的程度及渴感中枢和渗透压感受器受损与否，严重患儿日饮水量 300～400 mL/kg，尿量与饮水量相当，尿色淡如清水。

2. 一般情况　患儿可有精神差、面色苍白、皮肤干燥、出汗少及生长发育迟缓等症状，新生儿期及婴儿期发病者病情较重，症状不典型，新生儿以体重下降及高钠血症为主要表现，婴儿以发热、烦躁、体重不增、肌张力下降等为主要表现，严重者出现惊厥、昏迷等神经系统症状。

3. 原发病表现　若尿崩症为颅内肿瘤所致者，可伴有头痛、视力障碍等症状。

（三）辅助检查

1. 尿液　尿量每日 4～5 L，尿色淡，尿相对密度 1.001～1.005，尿渗透压 50～200 mmol/L。

2. 禁水试验和加压素试验　禁水试验主要用于鉴别尿崩症和精神性烦渴，加压素试验用于鉴别中枢性尿崩症和肾性尿崩症。

3. 影像学检查　头颅 X 线、CT 及 MRI 检查可发现颅骨及颅内等肿瘤性或其他病变，有利于选择治疗措施和判断预后。

4. 其他检查　血浆抗利尿激素、血浆渗透压的测定等。

（四）治疗要点

特发性尿崩症患儿用垂体加压素替代治疗，常用药物有鞣酸加压素混悬液、去氨加压素；器质性尿崩症患儿需治疗原发病，如切除肿瘤等。

【护理诊断】

1. 排尿异常——与抗利尿激素缺乏有关。

2. 体液不足——与多尿和饮水不足有关。

3. 焦虑——与频繁排尿影响患儿日常生活及睡眠有关。

【护理措施】

（一）一般护理

1. 病情观察　详细观察并记录患儿的排尿次数、尿量及 24 小时液体出入量，注意观察每日水的出量与入量是否平衡，每日测量体重 1 次；观察患儿有无发热、烦躁、体重下降、皮肤弹性下降、高渗性脱水等表现；观察患儿血液中电解质的水平、血尿素氮、尿及血浆渗透压以及尿相对密度的变化。

2. 多尿的护理　多饮、多尿严重影响患儿的日常生活、睡眠及饮食，可给予患儿营养丰富的低盐饮食，饭前少饮水，以营养丰富的菜汤或饮料代替饮水，但需注意避免少饮水引起的脱水，夜间每 2～3 小时唤醒患儿排尿，以避免尿床，床垫及床单要保持清洁和干燥，预防尿频引起的臀部皮肤糜烂。

（二）用药护理

向家长及患儿介绍治疗尿崩症的主要药物及各种药物特点、用药注意事项、药物的毒副作用、用药过量或剂量不足的危害，并指导使用的具体方法。鞣酸加压素混悬剂是治疗尿崩症的常用药物，宜深部肌内注射，作用维持时间3～7日，一般在下一次症状出现后再用药，药物用前需摇匀，用1 mL的注射器，准确取量。要注意反复更换注射部位，以防止皮下硬结形成。药物的常见不良反应有面色苍白、恶心呕吐、腹痛等，一旦出现应报告医生，并遵医嘱减少药物的用量。此外用药期间，应避免患儿过量摄入水分而引起水中毒。

（三）健康教育

向家长及患儿解释尿崩症的治疗措施，教给家长本病的护理方法及注意事项，强调遵医嘱终身用药，要求患儿随身携带病历卡，以备紧急状况下使用，强调要定期复查，每6个月进行1次头颅CT检查，以便早期发现颅内占位性病变。

第四节 先天性甲状腺功能减低症

【疾病概论】

甲状腺功能减低症（hypothyroidism，简称甲低）是由于患儿甲状腺素缺乏或甲状腺素受体缺乏而引起的临床综合征，临床上以体格发育迟缓和智力发育障碍为特点。根据发病病因其可分为先天性和获得性甲状腺功能低下两种，先天性甲状腺功能低下占发病的绝大多数，其中因甲状腺的先天性缺陷所致者称散发性甲状腺功能减低症，因母亲孕期饮食中缺碘所致者称地方性甲状腺功能减低症。我国于1995年6月，在颁布的"母婴保健法"中已将该病列为法定的新生儿筛查内容。甲状腺功能减低症发病率为1/5000～1/7000，女性较男性发病率高，本节主要介绍先天性甲状腺功能减低症。

（一）病因与发病机制

先天性甲状腺功能低下的病因常见于以下几个方面：

1. 甲状腺不发育或发育不全 是先天性甲状腺功能低下最主要的原因，约占发病的90%左右。

2. 甲状腺素合成途径缺陷 多为常染色体隐性遗传，是第二位的发病原因，甲状腺素合成过程中任何酶的缺陷均可引起甲状腺素合成和（或）分泌障碍。

3. 促甲状腺激素缺乏 因特发性垂体功能低下或下丘脑-垂体发育缺陷，常导致促甲状腺素刺激素（TRH）或促甲状腺素（TSH）分泌障碍，临床较少见。

4. 甲状腺或靶器官反应低下 是指甲状腺细胞或甲状腺素靶器官上的受体缺乏或受体结构异常，从而对TSH或甲状腺素不敏感所致，临床罕见。

5. 碘缺乏 由于地方性水、土及食物中缺乏碘，而致孕妇饮食中缺碘，从而导致胎儿期缺碘，甲状腺素不足造成胎儿中枢神经系统和骨骼系统的不可逆性损害。此型预后差，但目前发病率已明显下降。

甲状腺素的主要功能是促进物质和能量代谢，通过加速细胞内氧化过程提高基础代谢率、增加蛋白质合成、增强糖的吸收和利用、加速脂肪的氧化和分解。甲状腺素在小儿时期是维持正常生长发育过程不可缺少的激素，甲状腺素促进组织细胞的分化、发育、成熟，促进骨、软骨的生长，特别是促进脑的发育。因此甲状腺功能低下可使小儿出现智能障碍、生长发育迟缓等异常。

（二）临床表现

先天性甲状腺功能减低症的主要临床特征为体格发育落后、智力发育障碍及生理功能低下。其症状的轻重和发病时间取决于甲状腺缺乏的程度，散发性甲状腺功能减低症患儿出生时一般无症状，多于出生后2～3个月发病，地方性甲状腺功能减低症出生时就有明显症状。

1. 典型症状

（1）特殊面容与体态：患儿头大颈短、面色苍黄、皮肤粗糙、毛发稀疏干枯、发际较低、颜面呈黏液性水肿、眼距宽、鼻梁扁平、鼻翼肥大、舌大宽厚、伸出口外；腹部膨隆，常有脐疝；身材矮小，躯干长而四肢短小。

（2）神经系统症状：动作发育迟缓，智能发育低下；表情呆板、淡漠，神经反射迟钝。

（3）生理功能低下：可表现为四少：少食、少哭、少动、少汗；五慢：呼吸慢、脉搏慢、反应慢、肠蠕动慢（便秘）、生长慢（囟门晚闭、出牙迟等）；六低：体温低、血压低、肌张力低、哭声低、心音低、心电压低等。

2. 新生儿时期症状极不典型，黄疸时间延长为最早的症状。婴儿期可出现哭声低哑、腹胀、便秘、脐疝、喂养困难、反应迟钝等非特异性症状。

3. 地方性甲状腺功能减低症常表现为两种类型

（1）神经性综合征：以共济失调、痉挛性瘫痪、聋哑和智力低下为主要表现，甲状腺功能正常或稍低，身材正常，甲状腺功能低下的其他症状也不明显。

（2）黏液性水肿综合征：以显著的生长发育和性发育落后、黏液性水肿、智力低下为特征，约25%的患者有甲状腺肿大。

（三）辅助检查

1. 甲状腺功能的测定　血清 T_3、T_4 下降，TSH 升高。

2. 新生儿筛查　出生后2～3天新生儿外周血测 TSH，当 TSH>20 mU/L 时，再做血清 T_4 及 TSH 确诊。

3. X线测定骨龄　表现为骨龄延迟。

4. 甲状腺放射核素显像　静脉注射 99m-Tc，检测患儿甲状腺发育情况。

5. TRH 激发试验　用于鉴别下丘脑性甲低和垂体性甲低。

（四）治疗要点

一旦确诊立即用甲状腺素片终身替代治疗。常用制剂有甲状腺素片（猪、牛甲状腺提取）、左旋甲状腺素钠、左旋三碘甲腺酪氨酸。由于不同患儿甲状腺缺乏的程度及年龄大小等因素，而对甲状腺素的需要量也不一样，因此治疗要求对剂量个体化，从小剂量开始，根据病情随时调整剂量。

【护理评估】

（一）健康史

了解母亲的妊娠史，如妊娠2～3个月前有无病毒及细菌感染，有无服用治疗甲状腺功能亢进药物及其他用药史，家族中有无类似病人，胎儿时期胎动情况，患儿是否为过期产。新生儿生后有无不明原因的病理性黄疸，有无哭声低哑、喂养困难及安静少动等症状，了解小儿的生长发育史及智力发育情况。

（二）身心状况

1. 症状、体征　应注意评估患儿的智力发育水平，语言能力及思维判断能力。评估患儿有无生理功能低下的表现。患儿体格发育是否正常，体态是否正常，即上部量与下部量的比例情况。评价患儿对外界刺激的反应情况，与同年龄小儿比较是否有明显的差异。观察患儿有无特殊面容。婴儿要注意有无怕冷或体温不升、脐疝、腹胀、肌张力低下等症状。新生儿出生后黄疸的出现及维持时间，黄疸的程度，是否伴有神经系统的症状及体征。

2. 社会、心理反应　要评估家长对本病的了解程度，对终身服药重要性的认识及所持的态度。

（三）辅助检查

血清 T_3、T_4、TSH 测定、X 线骨龄测定、甲状腺[131]I 吸收率测定、放射性核素等检查有助于诊断。

【护理诊断】

1. 成长发展改变——与甲状腺功能低下使智力、体格发育障碍有关。
2. 体温过低——与基础代谢减低、活动量减少有关。
3. 婴儿喂养困难——与基础代谢减低、食量小有关。
4. 便秘——与肠蠕动慢、腹肌张力低下有关。
5. 知识缺乏（家长）——缺乏本病治疗、护理有关知识。

【护理目标】

1. 患儿的语言及活动逐步增多，智力发育有进步。
2. 患儿的生命体征恢复正常。
3. 患儿食欲逐渐增加。
4. 患儿便秘逐渐改善。
5. 患儿家长能掌握给药的正确方法以及观察与护理方法。

【护理措施】

（一）一般护理

1. 日常生活护理　保持室内温度的恒定，气候变化时，应及时为患儿增减衣物，避免受凉；尽量避免带患儿去公共场所，避免与感染性疾病患者接触；勤洗澡、勤换衣，避免皮肤感染。

2. 饮食护理　为患儿提供足够的液体入量和含纤维素丰富的食物。帮助患儿养成良好的排便习惯，如定时大便等。在必要的情况下，选择一些大便软化剂、缓泻剂或灌肠。

3. 病情观察　密切观察患儿的生命体征，注意监测患儿的体格发育及智力改善情况，观察药物治疗的效果。

（二）用药护理

甲状腺素制剂有甲状腺素片、左旋甲状腺素钠、左旋三碘甲状腺酪氨酸。一般选用左旋甲状腺素钠，患儿用药后1周左右可达到最佳效果，应仔细观察用药过程中患儿的反应，如患儿出现体重增加、活泼好动、便秘减轻或消失、对外界反应较治疗前敏感等，表明剂量恰当；当患儿出现烦躁、多汗、腹泻、腹痛、消瘦、心悸，甚者出现呕吐、恶心、性格暴躁、头痛等症状时，表明甲状腺素过量，应及时报告医生，采取相应的处理措施；用药后症状未见明显改善，表明甲状腺素用量不足，应遵医嘱及时调整剂量。在治疗的过程中，还需定期随访，观察骨龄、智商及生长曲线，并遵医嘱随时检测血 T_3、T_4、TSH 的变化，调整剂量。随访时间为：开始治疗时每2周1次，T_3、T_4、TSH 正常后每3个月1次，1～2年后每半年1次。

（三）健康教育

向家长解释新生儿筛查的重要性，告知本病对患儿最大的威胁是智力障碍，早期诊断和治疗是维持小儿正常发育的有效措施，应坚持终身治疗，避免因知识缺乏而延误治疗，或不能坚持终身治疗，从而导致中枢神经系统的永久性损害。教给家长治疗过程中的观察内容与应注意的事项。

【护理评价】

1. 患儿的语言及活动是否增多，智力有所进步。
2. 患儿的生命体征是否恢复正常。
3. 患儿食欲是否增加。
4. 患儿便秘有无改善。
5. 患儿家长能否说出给药的正确方法和观察与护理方法。

第五节 糖 尿 病

【疾病概论】

糖尿病（diabetes mellitus）是由于体内胰岛素缺乏或胰岛素功能障碍引起的糖、蛋白质、脂肪、水和电解质代谢紊乱的慢性全身内分泌代谢病。糖尿病分为原发性和继发性两大类，以原发性占大多数。原发性又分两型：1型糖尿病和2型糖尿病。儿童时期的糖尿病是指15岁以前发生的糖尿病，是最常见小儿内分泌代谢病之一。儿童糖尿病大多数为1型，病情常较成人重，容易发生酮症酸中毒。本节主要叙述1型糖尿病。

（一）病因和发病机制

1型糖尿病的病因和发病机制尚未完全阐明，目前认为其发病与遗传、病毒感染、自身免疫反应等多种因素有关。1型糖尿病是多基因遗传病，在第6号染色体短臂上具有组织相关抗原基因的人，在病毒感染（如柯萨奇病毒、风疹病毒、流行性腮腺炎病毒）或其他因子（如牛奶中的酪蛋白等）的触发诱导下容易产生自身免疫反应，直接或间接地损伤了胰岛 β

细胞，使胰岛素分泌功能低下而发病。

正常情况下胰岛素具有促进糖的利用，促进蛋白质、脂肪的合成作用。糖尿病患儿胰岛素分泌不足或缺少时，葡萄糖利用减少，使能量不足至机体乏力、软弱，组织不能利用葡萄糖，能量不足而产生饥饿感，引起多食。血糖不能利用，肝糖原合成减少，糖原异生增加而使血糖增高，超过肾阈值时，引起渗透性利尿（多尿）、电解质失衡和慢性脱水，从而产生口渴多饮。蛋白质合成减少，使生长发育延迟和抵抗力降低与继发感染。由于脂肪的分解使机体消瘦。因脂肪代谢障碍，中间产物不能进入三羧酸循环，使乙酰乙酸、羟丁酸和丙酮酸等酮体在血中堆积，形成酮症酸中毒。

（二）临床表现

小儿糖尿病起病较急骤，多有饮食不当或感染的诱因。常见症状多为饮、多尿、多食和体重减轻（即"三多一少"）。但婴儿不易被发现，有时遗尿为婴幼儿的早期症状。约有40％患儿因糖尿病昏迷来就诊，多因急性感染、过食、诊断延误或突然中断胰岛素治疗而诱发。患儿表现为嗜睡、呕吐、腹痛、严重脱水和酸中毒致休克、昏迷甚至死亡。少数患儿起病缓慢，以精神呆滞、软弱、体重下降、间歇性糖尿等为主，病久治疗不当者可有生长发育落后、白内障等。

患儿体格检查除消瘦外无明显体征。酮症酸中毒时，患儿呼吸深长、呼吸节律不整、呼气中带有酮味、精神委靡，嗜睡、意识模糊，甚至昏迷、口唇樱桃红色、皮肤干燥及眼眶凹陷、脉搏细速、血压下降、体温低等体征。

（三）辅助检查

1. 空腹血糖≥6.7 mmol/L，或随意血糖≥11.1 mmol/L 即可诊断糖尿病。

2. 可疑者需辅以葡萄糖耐量试验。

3. 尿糖阳性。

4. 血脂增高，空腹血胰岛素浓度降低。

5. 酮症酸中毒时尿酮体阳性，血酮增高，血气分析结果异常，二氧化碳结合力及 pH 值降低，血清钠、氯低于正常，血钾在治疗前多正常。

（四）治疗原则

1. 饮食管理。

2. 防治低血糖和酮症酸中毒。

3. 胰岛素治疗　目前糖尿病患儿只要实行合理的教育管理与治疗，寿命不断延长，生长发育亦大多不受影响。

【护理评估】

1. 一般资料　了解有无糖尿病家庭史，询问起病之前有无急性感染史及饮食习惯。了解患儿有无多饮、多尿、多食、消瘦病史，是否经常发生皮肤疖肿及遗尿现象。

2. 病情评估　注意检查患儿有无脱水体征、休克及昏迷。评估患儿及家长对糖尿病的认识程度，能否正确地进行饮食调配，能否独立正确地进行尿糖的监测及胰岛素的注射。

3. 心理状况　糖尿病是慢性病，需终身用药，饮食管理会给患儿和家长带来许多难以克服的问题，患儿很容易产生悲观情绪，尤其是出现多种并发症时。随着年龄的增大，对糖尿病带给的痛苦感觉越深，因而易发脾气，甚至产生逆反心理，拒绝治疗，心理上产生自卑、抑郁和失去自信而失望。

【护理诊断/问题】

1. 营养失调（高于机体需要量）——与胰岛素分泌绝对或相对不足，导致糖、脂肪、蛋白质代谢紊乱有关。

2. 有感染的危险——与机体抵抗力下降有关。

3. 排尿异常——与渗透性利尿有关。

4. 知识缺乏——缺乏糖尿病的有关饮食、活动、用药等方面的知识。

5. 潜在并发症——酮症酸中毒、高渗性非酮症糖尿病昏迷、低血糖反应。

【护理目标】

1. 生长与发育水平、血糖达到或接近正常。

2. 指导家长及患儿掌握胰岛素注射技术及糖尿病检验、饮食控制、运动限制的意义和方法。

3. 教育患儿及家长正确对待和处理糖尿病问题及提高患儿的自控能力。

【护理措施】

1. 饮食护理　制订饮食计划并指导患儿正确进食，用易懂的语言向患儿及家长讲解其重要性及具体做法，使之自觉遵守；每周测 1 次体重，待病情稳定后根据患儿年龄定期测体重与身高。遵医嘱给低糖饮食或按营养师要求提供饮食。营养需要量与同年龄、性别、体重及活动量的健康儿相似，每日需要热卡（kcal）=1000+[年龄×(80～100)]。热卡分布为蛋白质占 15%～20%，糖类占 50%～60%，脂肪占 30%，全日热量分 3 餐可为 1/5、2/5、2/5，或 1/3、1/3、1/3，也可按 4 餐分为 1/7、2/7、2/7、2/7。提倡少食多餐，减轻餐后胰岛负担。每餐饮食内容要均匀搭配，定时定量。运动时给少量加餐（加 20 g 糖类）或减少胰岛素用量。食物应富含蛋白质和纤维素，限制纯糖（忌食葡萄糖、蔗糖、蜜糖及其制品），尽量食用含有不饱和脂肪酸的植物油。详细记录进食情况，饮食控制以保持体重正常，血糖稳定，血脂正常为原则。

2. 预防感染　糖尿病患儿免疫功能低下，易发生感染。各项操作均应严格无菌要求。应注意患儿个人卫生，经常洗头、洗澡，保持皮肤清洁，勤剪指甲，避免皮肤抓伤、刺伤和其他损伤。如有毛囊炎或皮肤受伤时应及时治疗。做好会阴部护理，防泌尿道感染。如已发生感染，需用抗生素治疗，以免感染促发或加重酮症酸中毒发生。

3. 排尿异常的护理　对烦渴患儿提供足够的水，防止脱水发生。尿糖刺激会阴部可引起瘙痒，需每日清洗局部 1～2 次，婴儿排尿后需及时更换尿布。

4. 胰岛素治疗的护理

（1）准确执行医嘱，按时注射，剂量准确。抽吸胰岛素常用 1 mL 注射器。若两种胰岛素合用时，要先抽速效，后抽中、长效，混匀后注射。抽吸中、长效动物胰岛素或人胰岛素前要将药液摇匀，以免药液浓度误差，导致剂量不准。

（2）教会患儿及家长胰岛素注射方法：目前胰岛素制剂有 3 种，即正规胰岛素（RI）、中效珠蛋白胰岛素（NPH）和长效鱼精蛋白锌胰岛素胰（PZI）。未开封的胰岛素一般存放在冰箱冷藏室，使用期间宜保存在室温 25 ℃以下；轻症患儿用量为 0.5～1.0 IU/d，出现明显临床表现和酮症酸中毒时剂量要大于 1 IU/d。每次注射将 NPH 和 RI 按 2：1 或 3：1 混合使用，或者将 RI 和 PZI 按 3：1 或 4：1 混合使用。注射部位可选用臀部、股前部、腹壁、上臂外侧等组织较疏松部位，注射时防止注入皮内致组织坏死，每次注射应更换部位，注射点间距至少 1～2 cm，以免局部皮下脂肪萎缩硬化。

（3）胰岛素的疗效观察及不良反应护理：通过定期监测空腹和（或）夜间血糖及早、中、晚尿糖，观察血糖控制情况，定期测量血压、血脂、肝肾功能、眼底、身高、体重等以正确地判断病情。在治疗中应按不同病期及尿糖情况每 2～3 日调整剂量 1 次。胰岛素量主要、最严重的不良反应是低血糖反应，发现低血糖表现时要立即予以补充糖分，防止脑损伤。

（4）解释每日活动锻炼对降血糖、增加胰岛素分泌、降血脂的重要性。

（5）教育患儿随身携带糖块及卡片，写上姓名、住址、病名、膳食量、胰岛素注射量、医院名称及负责医师，以便任何时候发生并发症即可立即救治。

5. 心理护理　糖尿病需终身用药、行为干预与饮食管理，给患儿及家长带来很大的精神负担。能否坚持并正常执行治疗方案，是治疗及护理成败的关键。耐心地向患儿及家长指导如何正确地对待糖尿病，使其树立信心坚持治疗。

6. 健康教育

（1）帮助患儿及家长掌握有关糖尿病治疗的知识，树立战胜疾病的信心。

（2）帮助患儿及家长学会尿糖定性试验。

（3）掌握饮食治疗的具体措施，按规定热量进食，定时进食，避免偏食、过食与绝食。用清淡食品，菜谱多样化，多食蔬菜。

（4）帮助患儿及家长学会胰岛素注射技术，掌握用药方案，观察常见反应。

（5）预防和识别低血糖反应和酮症酸中毒的方法及低血糖反应的处理。

（6）定期门诊复查。

7. 酮症酸中毒患儿的护理

（1）准确执行医嘱，立即建立 2 条静脉通路，确保液体及胰岛素的输入，可采用微量输液泵调整滴速，保证胰岛素均匀滴入。对严重酸中毒患儿（pH<7.1）可给予等渗碳酸氢钠液静脉滴注。输液速度及用量须根据小儿年龄及需要调节。

（2）严密观察并详细记录患儿的神志、血压、心率、呼吸、体温、瞳孔、脱水体征并记录出入液量。

（3）及时遵医嘱查二氧化碳结合力、血糖、血钠、血钾、尿素氮、血气分析。每次排尿查尿糖及尿酮。

（4）感染为本病常见诱因，应常规做血、尿培养，寻找感染源，并遵医嘱使用有效抗生素控制感染。

8. 低血糖患儿的护理　应教会患儿及家长识别低血糖反应，常见原因为注射胰岛素过量或注射后进食过少而致低血糖。患儿表现为突然饥饿感、心慌、软弱、脉速、多汗。严重者出现惊厥、昏迷、休克甚至死亡，一旦发生，立即平卧，进食糖水或糖果、饼干等，必要时静脉推注 50% 葡萄糖注射液。

【护理评价】

1. 患儿多饮、多食、多尿症状有无好转，血糖、体重等相关指标是否控制在合适范围。

2. 感染的危险因素有无去除，采用的预防感染的措施是否有效，有无发生严重的感染。

3. 患儿焦虑、沮丧、恐惧等感觉是否减轻或消失，情绪稳定否。

4. 评价患儿及家长对糖尿病的认识程度，能否正确地进行饮食调配，是否学会热量计算、饮食换算及运动锻炼方式，能否掌握给自己注射胰岛素的技术，有无进行病情监测和自我防护并发症的能力。

〔王　薇〕

第十四章 免疫性疾病患儿的护理

免疫是人体的一种生理性保护反应，其核心为识别自身，排斥异己，以维持机体的内在恒定。免疫系统在人体防御感染、清除衰老与死亡或损伤的细胞，识别和清除突变细胞等方面发挥着重要作用。免疫功能的实现主要由5个部分完成：①单核/巨噬细胞系统；②中性粒细胞系统；③补体系统；④T淋巴细胞及其分泌的淋巴因子；⑤B淋巴细胞及其分泌的免疫球蛋白。一旦免疫系统的功能失调，则可导致异常免疫反应，产生变态反应性疾病、自身免疫性疾病、免疫缺陷病及肿瘤等。本章主要介绍小儿免疫的特点、原发性免疫缺陷病与支气管哮喘。

第一节 小儿免疫系统的特点

人体免疫系统的发生、分化始于胚胎早期，到出生时免疫器官与免疫细胞已相当成熟，但由于未接触抗原、未建立免疫记忆反应的原因，小儿时期特别是婴幼儿时期，生理性免疫功能仍处于低下状态。

小儿免疫系统发育特点

1. 单核-巨噬细胞 新生儿的单核-巨噬细胞数量与成人相似，但由于缺乏辅助因子，其调理、趋化吞噬、氧化杀菌、抗原提呈及产生各种细胞因子的能力还处于暂时低下状态，约6岁达到成人水平。因此小儿，特别是新生儿及婴幼儿易发生感染，且感染后易于扩散。

2. 补体系统 新生儿血清补体水平和备解素只有成人60%，补体激活途径的活性特别是旁路途径的活性低下；出生后6～12个月补体浓度和活性达成人水平。

3. 中性粒细胞 受分娩的刺激，骨髓储藏库向外周血释放大量中性粒细胞，新生儿生后12小时外周血中性粒细胞计数较高，72小时达到高峰后逐渐下降。由于骨髓储藏库空虚，严重的新生儿败血症易发生中性粒细胞减少。而中性粒细胞功能暂时低下也是新生儿容易发生化脓性感染的原因。

4. T淋巴细胞与淋巴因子 足月儿外周血T细胞绝对计数达成人水平，CD4细胞数较高，CD4/CD8为3～4，约2岁时达成人水平。新生儿IFNr为成人的1/8，IL-4为成人的1/3，T细胞应答呈Th$_2$偏移，3岁达成人水平。

5. B淋巴细胞及免疫球蛋白（Ig） B细胞由于来源于鸟类法氏囊和哺乳动物骨髓而得名。它经历从骨髓干细胞、前B细胞、未成熟B细胞，最终分化为成熟B细胞。小于胎龄儿外周血B细胞数量减少，不能产生多糖疫苗和夹膜，多糖细菌抗体。胎儿及新生儿对抗原刺激产生 IgM，2 岁出现 IgG，5 岁产生 IgA。小儿时期免疫球蛋白的免疫特点如下：

（1）IgG：是惟一能通过胎盘的抗体。新生儿血中的 IgG 是通过胎盘从母体获得，对出生后几个月的婴儿防御感染起着重要的作用，出生后 2 个月开始逐渐分解下降，出生后 6 个月来自母体的 IgG 基本消失，而自身产生的 IgG 尚不足，故 6 个月后小儿易患感染性疾病。6～7 岁左右，小儿血中 IgG 浓度达成人水平。

（2）IgM：胎儿体内 IgM 量极低，母体的 IgM 不能通过胎盘，因此新生儿血中 IgM 含量较低，低 IgM 血症是其易发生革兰阴性细菌感染的重要原因。

（3）IgA：有血清型和分泌型两种，不能通过胎盘。新生儿可从母初乳中获得分泌型 IgA，新生儿及幼婴由于血中 IgA 含量低，故易发生呼吸道和消化道感染。血清型 IgA 于出生后第 3 周开始逐渐合成，12 岁左右达成人水平。

（4）IgE：主要参与 I 型变态反应，新生儿血清中 IgE 水平较低，7 岁时才达成人水平。

（5）IgD：功能不清，约 5 岁时达成人水平。

第二节　原发性免疫缺陷病

【疾病概论】

原发性免疫缺陷病（primary immunodeficiency diseases，PID）是因免疫系统先天性发育障碍（相关基因突变或基因缺失）而引起免疫功能低下的一组疾病。多由遗传引起，婴幼儿多见。反复持续和严重感染、伴发恶性肿瘤及自身免疫疾病是原发性免疫缺陷病最重要的临床特征。

（一）分类

原发性免疫缺陷病分特异性免疫缺陷症和非特异性免疫缺陷症（表 14），前者包括体液免疫缺陷症、细胞免疫缺陷症和联合免疫缺陷症。后者包括吞噬细胞功能缺陷和补体系统缺陷。临床以体液免疫缺陷和联合免疫缺陷症最常见，分别为 50% 和 30%。其次为细胞免疫缺陷症，约为 10%。其余较少见。

（二）病因与发病机制

原发性免疫缺陷病的病因目前尚不清楚，可能是遗传因素、宫内感染或多种因素导致的免疫系统先天发育缺陷。

（三）主要的原发性免疫缺陷病的临床特点

1. X 连锁无丙种球蛋白血症　患儿大多数在出生 4～8 个月后发病，反复出现各种化脓性感染，如肺炎、败血症、中耳炎及脓疱病等，而对病毒、真菌、原虫等抵抗力正常，约 1/3 的患儿可发生儿童类风湿性关节炎。体格检查时可见患儿扁桃体及淋巴结较小，生长发育迟缓。实验室检查血清 IgG、IgM、IgA 水平下降，外周血 B 细胞缺如或减少。

2. 先天性胸腺发育不全　因胚胎第 3、第 4 对咽囊发育障碍而导致胸腺发育不全或不发育，常伴有同期形成的其他结构，如甲状旁腺及大血管等发育异常。患儿可反复合并真菌或病毒感染，如出现鹅口疮、上呼吸道感染、腹泻及肺炎等。由于伴有甲状旁腺功能低下，患儿生后即出现不易纠正的低钙抽搐，患儿常伴有特殊面容，如高腭弓、低位耳、小下颌及鱼形嘴等。实验室检查血 Ig 水平正常而 T 细胞减少，X 线或纵隔 CT 摄片无胸腺影。

表 14　　　　　　　　　　　　　　原发性免疫缺陷病的分类

特异性免疫缺陷	非特异性免疫缺陷
体液免疫缺陷病（约占 50%）	吞噬细胞功能缺陷（约占 6%）
先天性低丙种球蛋白血症	补体系统缺陷病（约占 4%）
婴儿暂时性低丙种球蛋白血症	
选择性免疫球蛋白缺乏症	
选择性 IgA 缺乏症	
选择性 IgM 缺乏症	
细胞免疫缺陷病（约占 10%）	
先天性胸腺发育不全症的免疫缺陷病	
嘌呤核苷酸磷酸化酶缺乏症	
共济性毛细血管扩张症	
伴有血小板减少和湿疹的免疫缺陷	
联合免疫缺陷病（约占 30%）	
严重联合免疫缺陷病	
伴有异常 Ig 合成的细胞免疫缺陷症	

3. 严重联合免疫缺陷病（又称 Swiss 型无丙种球蛋白血症）　是一种体液和细胞免疫缺陷的先天性疾病。临床特征是患儿出生后不久开始出现严重细菌、病毒及真菌感染，如肺炎、中耳炎、败血症等，且很快恶化，多于 1～2 岁夭折，患儿接种各种病毒及细菌活疫苗后可致严重感染。实验室检查外周血淋巴细胞计数 $< 1.2 \times 10^9/L$，血中 IgG、IgM、IgA 水平均下降。

（四）治疗要点

1. 替代治疗　免疫球蛋白或其他免疫增强剂替代治疗。

2. 抗生素　合并感染时需选择有效的抗生素治疗。

3. 免疫重建及基因治疗　如进行骨髓、胎肝、脐血干细胞或胎儿胸腺组织移植等。

【护理诊断】

1. 有感染的危险——与免疫功能低下引起的易患性增加有关。

2. 焦虑——与反复感染、疗效及预后差有关。

【护理措施】

（一）一般护理

1. 隔离患儿　保持病室内空气新鲜，对患儿实行保护性隔离，避免与感染性疾病患儿同居一室；病室应严格执行清洁、消毒、隔离措施，医务人员在进入病室接触患儿或进行相关操作时，要穿清洁工作服，戴好口罩，禁止患呼吸道及皮肤感染的人员进入病区。

2. 密切观察病情　密切观察患儿的体温变化；观察有无并发感染的症候，如咳嗽、腹泻、鹅口疮、皮肤感染等症状；观察有无抗生素治疗的不良反应，在使用免疫球蛋白等血液制品时，注意观察有无过敏反应。

3. 合理喂养　选择适合患儿消化能力，营养丰富的食物，补充足够的能量、蛋白质及维生素，患儿的餐具要及时清洗及消毒。

（二）健康教育

多与患儿及家长交流，帮助患儿克服焦虑、孤僻、沮丧、恐惧的心态，向患儿及家长介绍预防感染的卫生知识，从而建立战胜疾病的信心。

第三节　支气管哮喘

【疾病概论】

支气管哮喘（bronchial asthma），简称哮喘，是一种以嗜酸性粒细胞、肥大细胞和淋巴细胞等多种炎性细胞及细胞组分共同参与的呼吸道慢性炎症，引起呼吸道的高反应，导致可逆性、反复发作性的呼吸道阻塞性疾病。临床以反复发作性喘息、呼吸困难、胸闷或咳嗽为特点。患儿起病多在 8 岁之前，其中有半数患儿在 3 岁以内起病；青春期前，男孩患病率为女孩的 1.5～3 倍，以后这种差异消失。

（一）病因与诱因

哮喘的病因较复杂，目前认为哮喘受遗传和环境双重因素影响。患儿多为过敏体质并常有家族史，同时环境的作用也可诱发哮喘发生。常见的环境因素有：吸入变应原（花粉、尘螨、真菌、动物皮毛）、呼吸道感染（病毒、细菌、支原体）、寒冷刺激、饮食因素（鱼、虾、牛奶、鸡蛋、花生）等。

（二）发病机制

呼吸道的高反应性是哮喘的最基本特征，即指呼吸道对各种刺激表现出收缩过强的反应。呼吸道的高反应性的病理基础是气管的慢性炎症。机体在致病因素的作用下，出现呼吸道的高反应性和气管的慢性炎症，参与这些基本病损形成过程的因素有：①呼吸道的慢性变态反应性炎症及特异体质的形成；②呼吸道的神经精神调控异常；③内分泌因素等。上述因素使呼吸道平滑肌痉挛、黏膜水肿、炎症细胞浸润及分泌物增加，最终导致呼吸道狭窄，从而产生哮喘发作。

（三）临床表现

小儿哮喘的发病可为急性发作或慢性起病。婴幼儿多为呼吸道病毒感染诱发，起病较慢。年长儿常为急性起病，患儿在接触花粉、尘螨、油漆等过敏原后诱发。发作前患儿出现鼻咽痒及喷嚏，发作时呈发作性的咳嗽、胸闷、喘息及呼气性呼吸困难，以夜间或清晨为重。体格检查可见胸廓饱满、三凹征、肺部叩诊呈过清音、听诊可闻满肺哮鸣音。患儿经合理用药后在 24 小时内症状仍不能缓解者称哮喘持续状态，患儿可呈端坐位，表现为吸气浅表，呼气长而费力，张口呼吸，发绀，面色苍白，大汗淋漓，四肢冷，脉搏快，双肺布满哮鸣音，危重儿可因呼吸衰竭而死亡。

（四）治疗要点

1. 去除病因　抗生素积极治疗、清除感染病灶和避免接触变应原。

2. 控制发作　合理使用解痉剂和抗感染药物，贯彻长期、持续、规范、个体化的用药原则。

3. 预防复发。

【护理评估】

（一）健康史

应详细询问患儿起病前情况，如起病缓、急，近期有无上呼吸道感染，有无接触致敏物质的病史；发病后是否及时治疗，用药后哮喘症状是否能有效控制；既往有无类似发作史，有无湿疹、过敏性鼻炎、食物及药物过敏史；家族中有无类似疾病等。

（二）身心状况

1. 症状、体征　应评估患儿哮喘发作时情况，如咳喘的性质、咳喘持续的时间、发作有无规律性，有无合并咳痰，痰液的颜色、性状及痰量；评估有无呼吸困难的症状，如鼻翼扇动、三凹症等；同时评价患儿体温、脉搏、呼吸、血压等生命体征，警惕哮喘持续状态的发生。

2. 社会、心理反应　评估患儿及家长对哮喘了解的程度，评估患儿的精神状态，有无焦虑及恐惧情绪，了解患儿家庭经济条件及卫生状况，了解家长对患儿的健康状态有何要求。

【护理诊断/问题】

1. 低效性呼吸形态——与支气管痉挛及分泌物增多导致呼吸道阻塞有关。

2. 活动无耐力——与缺氧有关。

3. 潜在并发症——心力衰竭。

4. 恐惧——与气促及哮喘反复发作有关。

5. 知识缺乏——缺乏有关本病的预防、治疗及护理方面的知识。

【护理目标】

1. 患儿哮喘症状得到有效控制。

2. 患儿的正常活动恢复。

3. 患儿住院期间没有发生并发症或并发症被及时发现与控制。

4. 患儿的哮喘得到控制，情绪逐渐稳定。

5. 患儿及家长掌握了哮喘的预防及控制发作的方法和护理方法。

【护理措施】

（一）一般护理

1. 改善呼吸

（1）维持呼吸道通畅：发作时置患儿于半卧位或坐位，使肺部得以充分扩张，经常为患儿变换体位、拍背、协助排痰，及时清除呼吸道的分泌物，随时保持呼吸道通畅。

（2）改善缺氧：当缺氧严重时，根据病情及条件及时给予经鼻导管吸氧、面罩给氧、高频通气给氧或机械给氧，维持血氧分压为 9.3～12.0 kPa。

2. 保证休息，减轻耗氧　根据患儿的病情，合理安排日常活动和休息，并协助患儿的日常生活自理，避免激烈和紧张的活动，避免精神紧张，严重者卧床休息。

3. 病情观察　密切观察患儿生命体征的变化及哮喘发作的情况，注意有无烦躁不安、心率加快、颈静脉怒张、肝脏增大等现象，警惕心力衰竭及哮喘持续状态的发生。如出现心力衰竭及哮喘持续状态，应立即报告医生并配合医生进行积极救治。

（二）用药护理

遵医嘱正确应用支气管扩张剂、肾上腺皮质激素、抗生素等药物。治疗哮喘常用的药物有：

1. 支气管扩张剂　①拟肾上腺素药物：此类药物的作用机制是解除支气管平滑肌痉挛，解除呼吸道的阻塞，因该类药物不能从根本上消除哮喘患者呼吸道的变应性炎症，为治标药物。用药时可采用吸入、口服、皮下注射及静脉给药的方式。其中以吸入疗法最常用，此法具有用量少、起效快、不良反应少等优点。常用药物有特布他林、克仑特罗（口服给药）、沙丁胺醇（气雾给药）等；采用吸入或口服给药时几乎无心血管反应，但过量用药后有心悸、头晕、血压升高、手指震颤等反应。甲状腺功能亢进患儿忌用。②茶碱类药物：通过促进内源性肾上腺素释放使支气管平滑肌松弛，从而改善症状。常用药物为氨茶碱。氨茶碱主要的不良反应有上腹不适、恶心呕吐、头痛、头晕、心悸及心律失常，严重者心脏停搏；且药物的治疗剂量与中毒剂量接近，故在使用过程中，要密切观察患儿的反应。此药在静脉注射时必须稀释，速度宜慢，避免心脏毒性的发生。

2. 肾上腺皮质激素类　此类药物是目前治疗哮喘最有效的抗炎药物，其药理机制是减少白三烯和前列腺素的合成及释放，抑制嗜酸细胞的趋化和激活，诱导其凋亡，减少微血管渗漏，增加细胞膜上 β_2 受体的合成等。常用的有倍氯米松、甲泼尼龙、氢化可的松、地塞米松等，因哮喘需长期维持用药，所以多采用气雾给药，病情严重时短期内可静脉给药。药物的主要不良反应有肥胖、二重感染等。

（三）健康教育

帮助患儿及家长了解哮喘发作的诱因，评估家庭及生活中可能的过敏原，如能明确过敏原应尽量避免接触或接受脱敏治疗，积极改善家庭及环境的卫生状况。如因感染因素所致，需加强营养及锻炼身体，以提高抗病能力，减少呼吸道的感染。由于哮喘需长期维持用药，应教会患儿及家长掌握出院后所服药物的使用方法及注意相关的不良反应。帮助患儿制订日常活动计划，使其生活尽可能地规律化，避免剧烈运动，学会自我管理的能力。

【护理评价】

1. 患儿哮喘症状是否得到有效控制。
2. 患儿能否恢复正常活动。
3. 患儿住院期间并发症是否被及时发现与控制。
4. 患儿的情绪是否稳定。
5. 患儿与家长是否掌握了哮喘的防护方法。

〔王　薇〕

第十五章　结缔组织疾病患儿的护理

结缔组织疾病是结缔组织发生非化脓性炎症病变，出现关节、肌肉疼痛或僵硬等症状的一组疾病。因结缔组织在人体内分布很广，故本病常多系统，如心血管系统、神经系统、泌尿系统等同时或陆续受累。这类疾病有如下特点：①慢性病程，有肌肉关节病变；②发病与自身免疫有关；③以血管和结缔组织慢性炎症的病理改变为基础；④对糖皮质激素的治疗有一定的反应。在这组疾病中，本章仅描述儿童时期常见的4种疾病：风湿热、儿童类风湿病、变态反应性紫癜及皮肤黏膜淋巴结综合征。

第一节　风　湿　热

【疾病概论】

风湿热（rheumatic fever）是A组乙型溶血性链球菌感染后发生的，具有反复发作倾向的一种自身免疫性疾病。临床表现为发热，多数伴有心肌炎、关节炎，较少出现皮下小结、环形红斑或舞蹈病。心脏损害最为严重，有时首次发作即有心脏损害，反复发作可使2/3的患儿发展成慢性风湿性心瓣膜病。最常见的发病年龄为6～15岁，无性别差异。冬春季节和潮湿、寒冷地区发病率高。近年报告显示，我国南方患病率高于北方，可能与天气潮湿有关。

（一）病因与发病机制

尚不完全清楚，多认为与A组乙型溶血性链球菌感染后的两种免疫反应相关。

1. 变态反应　有些抗链球菌抗体可与人的心脏、丘脑和丘脑下部等组织发生交叉反应，导致Ⅱ型变态反应性组织损伤，还可因链球菌菌体成分及其产物与相应抗体作用，形成免疫复合物沉积于关节、心肌、心瓣膜，导致Ⅲ型变态反应性组织损伤。

2. 自身免疫　风湿性心脏病患者可出现抗心肌抗体，损伤心肌组织发生心肌炎。

病变累及全身结缔组织，其基本病变为炎症和具特征性的"风湿小体"（Aschoff小体）。主要累及心脏、关节和皮肤而产生相应的临床表现。

（二）临床表现

发病前1～4周常有上呼吸道感染史，一般呈急性起病并伴低热。主要表现有：

1. 心肌炎　心肌炎时，心肌、心内膜、心包均可有不同程度受累。患儿常诉心悸、气短、心前区不适。严重病例发生心力衰竭，出现呼吸困难、咳嗽、端坐呼吸、胸痛等。心肌炎时心脏有不同程度的扩大，心动过速（与体温不成比例，入睡后心率仍超过每分钟100次），心尖部第一心音低钝，有时呈奔马律，心脏传导系统可受累，出现房室传导阻滞。心内膜炎时出现心脏杂音。心包炎时可有心包摩擦音、心音遥远及心脏压塞症状。临床诊断心肌炎的标准为：①以往未出现的器质性心脏杂音；②心脏扩大；③充血性心力衰竭；④心包摩擦音或心包积液的体征。活动性风湿热的病人，出现上述任何一个体征，均可诊断为心肌炎。

2. 关节炎　呈游走性、多发性，以膝、踝、腕、肘大关节受损为主，偶见小关节同时受累。局部有红、肿、热、剧烈压痛和功能障碍，愈后不留畸形。轻者仅有关节酸痛，且比典型的关节炎多见，而关节痛者常发生心肌炎。

3. 舞蹈病　常发生在十几岁的女童，表现为不自主、无目的地舞蹈样动作。以四肢动作最多，不能持物、解扣、进食，严重者影响日常生活。因面部肌肉抽搐出现皱额、闭目、耸肩、缩颈等奇异面容和语言障碍。情绪激动时加剧，入睡后消失。舞蹈病系锥体外系受累所致，可伴有其他风湿热的表现，也可单独出现。

4. 皮下小结　位于肘、腕、膝、踝等关节伸面，骨隆起处或肌腱附着处皮下，粟米至绿豆大小，为活动无压痛的硬节，1～2 周后自行消失。皮下小结很少单独出现，常伴有严重的心肌炎，是风湿活动性指标之一。

5. 环形红斑、结节性或多形性红斑　以环形红斑最具诊断意义，是风湿热的特征性体征。常位于躯干及四肢屈侧，为淡红或暗红色、中间色泽正常、边缘稍隆起的环形或弧形皮损。

（三）辅助检查

血沉增快、C 反应蛋白阳性、周围血白细胞增多，同时伴有链球菌感染证据，如抗链球菌溶血素"O"、抗链激酶、抗玻璃酸酶增高。这些抗体在链球菌感染后 1 周升高，维持两个月至数月。心电图 P–R 间期延长。

（四）风湿热的诊断

风湿热的诊断见表 15。

表 15　　　　　　　　　Jones 标准初发风湿热的诊断指标（1992 年）

主要表现	次要表现	有前驱的链球菌感染证据
心肌炎	关节痛	咽拭子培养或快速链球菌抗原试验阳性
多关节炎	发热	链球菌抗体效价升高
舞蹈病	ESR 加快，CRP 增高	
环形红斑	P–R 间期延长	
皮下小结		

有下列 3 种情况者可不必严格执行该诊断标准：①舞蹈病；②隐匿发病或缓慢发展的心肌炎；③有风湿病史或现患风湿性心脏病，当再感染 A 组乙型溶血性链球菌时，只要有一项表现，如发热、关节痛或 CRP 升高，即提示风湿热复发。

（五）治疗要点

1. 控制感染灶　用青霉素不少于 2 周。

2. 抗风湿　用阿司匹林、肾上腺皮质激素，两者均为非特异性抗感染药，有退热、控制关节炎和心肌炎的作用，远期疗效相仿。但激素作用强、控制症状迅速，故心肌炎伴心力衰竭的患儿首选。多发性关节炎首选阿司匹林。对舞蹈病两者均无效。

心肌炎可用泼尼松，3～6 周待症状改善后逐渐减量至停药，总疗程不少于 12 周，病程迁延者可适当延长疗程。为防止部分患儿停药后出现反跳现象，可于激素停用前 2 周或更长一些时间加用阿司匹林。

阿司匹林每日用药，体温下降、关节症状消失、血沉正常后剂量减半，后逐渐停药。单纯关节炎总疗程为 4~6 周，如有轻度心肌炎者宜用 12 周。

【护理评估】

（一）健康史

应注意询问患儿病前有无上呼吸道感染的表现，有无发热、关节疼痛、皮疹，有无精神异常或不自主的动作表现。以往有无心脏病或关节炎病史。家庭居住的气候、环境条件等。

（二）身心状况

1. 症状、体征　应仔细检查患儿有无心音减弱、奔马律及心脏杂音，心率加速与体温升高是否成比例。四肢大、小关节有无红、肿、热、痛表现，有无活动受限。有无皮疹，尤其躯干和关节伸侧。

2. 社会、心理反应　因风湿热易复发，产生心脏损害，导致慢性风湿性心脏病，严重地影响到患儿的生命质量。所以，应注意评估家长有无焦虑，对该病的预后、疾病的护理方法、药物的不良反应、复发的预防等方面的认识程度。对年长儿还需注意评估有无因长期休学带来的担忧，由于舞蹈症带来的自卑等。

（三）辅助检查

及时为患儿进行血沉、ASO、黏蛋白和免疫学检查，做好心电图、X 线胸片、超声心动图等项检查，并分析其结果的临床意义。

【护理诊断/问题】

1. 心排血量减少——与心脏受损有关。
2. 疼痛——与关节受累有关。
3. 潜在并发症——药物治疗的不良反应。
4. 焦虑——与疾病的预后有关。

【护理目标】

1. 患儿能保持充足的心排血量，生命体征恢复到正常范围。
2. 患儿自觉疼痛减轻并能进行自理活动。
3. 患儿的并发症能得到及时发现和处理。
4. 患儿情绪好转。

【护理措施】

（一）一般护理

1. 休息和控制活动量　休息可以减轻心脏的负担，这对已有病变的心脏尤为重要。本病多见于学龄儿童，必须对家长和患儿说明长期休息疗养的重要性，引导患儿自觉遵守，避免任何情绪和行为方面的干扰。制订允许范围内的学习计划及游戏，把治疗计划与日常生活结合好，并与保育人员、医生、患儿及家属协同实施。

急性期绝对卧床休息，无心肌炎者 2 周，有心肌炎轻者 4 周，重者 6~12 周，伴心力衰竭者待心功能恢复后再卧床3～4周，血沉接近正常时方可逐渐下床活动，活动量根据心率、心音、呼吸、有无疲劳而调节。一般恢复至正常活动量所需时间是，无心脏受累者1个月，轻度心脏受累者2～3个月，严重心肌炎伴心力衰竭者6个月。

2. 饮食护理　给予易消化、高蛋白、高维生素食品，有心衰和应用肾上腺皮质激素治疗者适当地限制盐和水的摄入。为防止进食过多致胃膨胀压迫心脏而增加心脏的负担，应采取少量多餐。详细记录出入水量，并注意保持大便通畅。

3. 做好一切生活护理，提供条件使患儿能在体力上和精神上得到静养。

4. 病情观察　注意心率、心律及心音，有无烦躁不安、面色苍白、多汗、气急等心力衰竭表现。详细记录，及时处理。

5. 减轻关节疼痛　关节痛时，可令其保持舒适的体位，避免痛肢受压，移动肢体时动作轻柔。用热水袋热敷局部关节止痛。做好皮肤护理。

（二）用药护理

1. 药物治疗　遵医嘱用泼尼松、阿司匹林抗风湿治疗，有心力衰竭者加用洋地黄制剂，同时配合吸氧、利尿、维持水电解质平衡等治疗措施。

2. 正确用药，观察药物不良反应　抗风湿治疗疗程较长，服药期间应注意药物的不良反应。阿司匹林可引起胃肠道反应、肝功能损害和出血。饭后服用或同服氢氧化铝可减少对胃的刺激，加用维生素 K 防止出血。阿司匹林引起多汗时应及时更衣防受凉。

泼尼松可引起满月脸、肥胖、消化道溃疡、肾上腺皮质功能不全、精神症状、血压增高、电解质紊乱、免疫抑制等，应密切观察，避免交叉感染及骨折。

心肌炎时机体对洋地黄敏感性增高，易出现中毒现象，用量应为一般剂量的 1/3～1/2，注意有无恶心呕吐、心律失常、心动过缓等不良反应，并应注意补钾。

（三）心理护理

关心爱护患儿，耐心解释各项检查、治疗、护理措施的意义，争取合作。及时解除患儿的各种不适，如发热、出汗、疼痛等，增强病人战胜疾病的信心。指导家长学会病情观察，患有舞蹈病者应做好生活护理防止跌伤。

（四）健康教育

做好出院指导，尤对遗留有心脏瓣膜病变者，特别要指导家长做好患儿日常生活、饮食、用药、活动量及上学等事项的具体安排。详细向家长讲解预防风湿热复发的重要性及具体做法，如坚持用长效青霉素进行"继发性预防"，剂量为120万U，肌内注射，每月1次。对青霉素过敏者可口服红霉素。预防时间最少不短于 5 年或至 25 岁。同时防止受凉、改善居住条件避免寒冷潮湿、避免去公共场所、及时控制各种体内的链球菌感染，不要参加剧烈的活动以免过度劳累，定期门诊复查，及时发现复发的可能，及时治疗等。只要能坚持治疗和预防，就能改善疾病的预后。

【护理评价】

1. 患儿能否保持充足的心排血量，生命体征恢复正常。

2. 患儿的疼痛是否减轻，能否进行自理活动。

3. 患儿的并发症能否得到及时发现和处理。

4. 患儿情绪是否好转。

第二节 幼年特发性关节炎

【疾病概论】

幼儿特发性关节炎（juvenile idiopathic arthritis，JIA）是儿童时期常见的风湿性疾病，以慢性关节骨膜炎为主要特征，伴有全身多功能损害。是小儿时期残疾或失明的重要原因。

（一）病因与发病机制

病因不清，一般认为与感染、自身免疫、遗传及寒冷、潮湿、疲劳、心理因素等有关。感染（病毒、支原体等持续感染）产生的自身抗体（如抗核抗体、类风湿因子）所形成的免疫复合物可引起慢性炎症，特别多见于防御功能受损和免疫缺陷的患儿。部分患儿血中HLA-DW$_7$、HLA-DW$_8$抗原检出率高，因此认为该病与遗传有关。关节外伤和心理因素也可引起本病。其病理变化可累及全身各部位的结缔组织，但以关节的慢性非化脓性炎症变化最为明显。

（二）临床表现

根据起病最初 6 个月的临床表现可分为 3 型。

1. 全身型（still 病）　约占 JRD 的 20%，以女孩多见。发热为此型主要症状，呈弛张热，每日有 1~2 个高峰，持续数周或数月，能自行缓解但易复发。高热时常伴有寒战、乏力、食欲不振、肌肉和关节疼痛等，热退缓解时患儿活动如常。伴风湿性皮疹为此型的特征之一，皮疹呈一过性和多形性充血疹，可散在或融合，以胸部和四肢近端多见，常随体温升降而出现或隐退。关节症状较轻，部分病例后期（数月或数年）出现多发性大关节炎症状；多数有肝、脾、淋巴结肿大，胸膜、心包或心肌可受累。

2. 多关节型　约占 30%。其特征是进行性多发性关节炎，至少 5 个关节，随后伴关节破坏。关节炎可由一侧发展到对侧，由小关节发展到大关节，先呈游走性后固定对称。发作时关节肿痛、皮温增高、活动受限，手指呈梭形改变，膝、踝、腕大关节腔可有渗液，晨僵是本型的特点。关节晨僵程度和持续时间与疾病活动度相一致。反复发作者因关节周围组织发炎变厚，皮肤肌肉萎缩，终致关节发生畸形强直，并常固定于屈曲位。此型全身症状较轻，有低热、乏力、食欲不振，亦可有肝、脾大等。

3. 少关节型　约占 50%。通常初起累及 1~4 个关节，发病 6 个月后可发展到≥5 个关节。常侵犯大关节，为非对称性，多无严重的关节活动障碍。全身症状轻，少数患儿伴虹膜睫状体炎，尤多见于女性患儿。

（三）辅助检查

白细胞和中性粒细胞明显增高，血沉加快，C-反应蛋白阳性。免疫球蛋白增高，类风湿因子（RF）和抗核抗体（ANA）可阳性。X 线关节片可见骨质有不同程度损害。

（四）治疗要点

1. 一般治疗，去除慢性病灶。

2. 抗感染治疗　可选用非类固醇抗炎药，有抗感染、止痛、消肿、改善晨僵和解热作用，为各型类风湿性关节炎的首选药物，有效反应时间平均为1个月，取得明显疗效时间约3个月。常用的有肠溶阿司匹林、奈普生、布洛芬、吡罗昔康、吲哚美辛。无效时加用羟氯喹、青霉胺等。肾上腺皮质激素多用于心肌和眼部病变者或作为局部用药治疗（如滴眼、关节腔内注射）。

3. 其他治疗　有关节变形、肌肉萎缩、运动受限等病变时，可配合理疗、按摩和医疗体育，对遗留关节畸形影响功能者可考虑手术治疗。

【护理诊断/问题】

1. 体温过高——与非化脓性炎症损害有关。
2. 躯体移动障碍——与慢性非化脓性滑膜炎有关。
3. 潜在并发症——药物的不良反应。
4. 焦虑——与疾病对健康的威胁有关。

【护理措施】

（一）维持正常体温

1. 卧床休息，防止炎症恶化。
2. 密切监测体温变化，注意热型。
3. 病情观察　是否伴有皮疹、眼部受损及心功能不全表现，有无脱水体征。
4. 保证热量摄入，改善长期消耗　做好饮食护理，给予高热量、高蛋白、高维生素、易消化食物，补充足够的水分。
5. 皮肤清洁　出汗多时及时更衣，防受凉。
6. 降低体温　高热时采用物理降温法（有皮疹者忌用乙醇擦浴）或遵医嘱使用抗感染药物进行病因治疗。

（二）减轻关节疼痛

1. 观察病情　关节有无晨僵、疼痛、肿胀、热感、运动障碍及畸形。
2. 减轻疼痛　急性期卧床休息，注意患儿体位，可利用夹板、沙袋固定患肢于舒适的位置以减轻疼痛，用被架保护患肢以免受压。教给患儿用放松、分散注意力的方法控制疼痛或局部热敷止痛。
3. 保证关节功能，减少致残率　除药物治疗外，配合理疗、按摩等方法以减轻和消除症状，缓解病理过程。
4. 根据病情做好各项生活护理。
5. 康复护理　急性期过后尽早开始关节的康复护理。指导家长帮助患儿做被动关节运动和按摩。经常变换体位。设计出允许范围内的游戏，如教给患儿做一些小手工艺品、幼儿给予玩具，借以锻炼手的功能，这对他处理日常生活如穿衣系纽扣等均有帮助。或采用医疗体育，如骑三轮车、游泳和各种球类运动等。其目的是改善软骨营养、减少骨质疏松、避免肌肉萎缩。如运动后关节疼痛肿胀加重可暂时终止。总之，应鼓励类风湿性关节炎患儿多活动，并生活自理，不宜完全卧床休息。对关节畸形的患儿，应注意防止外伤。

（三）用药护理

非类固醇抗炎药常见的不良反应是胃痛、凝血功能障碍和对肝、肾、中枢神经系统的损害。长期用药者应每2～3个月检查一次尿常规、血尿素氮、血肌酐及肝功能。

（四）心理护理与健康教育

多与患儿及家长沟通，了解病情，给予精神安慰，本病虽病程长但预后好，使其树立信心。做好出院指导，说明服药的种类、方法、剂量和不良反应的观察，使其配合医院，自觉坚持长期治疗。指导患儿及家长做好受损关节的功能锻炼，帮助患儿克服因慢性病或致残造成的自卑心理。鼓励他们参加正常活动和学习，使其身心得到健康发展。

第三节　过敏性紫癜

【疾病概论】

过敏性紫癜（anaphylactoid purpura）又称许兰-亨诺综合征（Schonlein-Henoch purpura），是小儿时期最常见的一种血管炎，以臀部和下肢对称分布的出血性皮疹为特征，有时伴腹痛、便血血尿、蛋白尿和（或）关节肿痛。本病是以毛细血管变态反应性炎症为病理基础的结缔组织病，主要见于学龄期儿童，男女发病比例为2:1，四季均有发病，但冬、春季多见。病程有时迁延反复，但预后多良好。

（一）病因与发病机制

病因不清，目前认为本病为一种免疫反应性疾病。致敏原可为病原体（细菌、病毒或寄生虫）、药物（抗生素、磺胺等）、食物（鱼、虾、蛋、奶）或花粉、昆虫叮咬等。机体对这些因素产生不恰当的免疫应答，形成免疫复合物沉积于小血管，引起皮肤、胃、肠、关节的广泛性毛细血管炎，严重时可发生坏死性小动脉炎，血管壁通透性增加导致皮肤、黏膜和内脏水肿和出血。

（二）临床表现

多见于学龄儿童及青年，病前1～3周常有上呼吸道感染史。

1. 皮肤紫癜　常为首发症状，皮疹全身可见，但多见于下肢及臀部身体负重的部位，呈对称性的分批出现。紫癜大小不等、形态不一、高出皮面，呈紫红色、带有水肿和出血（压之不褪色）的皮疹。少数重症紫癜可融合成大疱以致出血性坏死。病程中反复出现皮肤紫癜为本病的特征，每次发作病情相同，但一次比一次持续时间短，症状轻。

2. 消化道症状　约有2/3的患儿有消化道症状，常在皮疹未出现前，突发较重的腹痛、恶心、呕吐，伴肠鸣音增强及脐周或下腹部轻压痛，但多数无腹胀、腹部柔软。腹痛是由于肠道病变引起肠蠕动增强或痉挛所致。严重者有便血，少数可诱发肠套叠。

3. 关节疼痛及肿胀　为单个或多个大关节的损害，以膝、距小腿关节（踝关节）最常受累。表现为关节和关节周围肿痛及压痛，活动受限，一般无红热，呈游走性，少有积液，不留畸形。偶尔关节炎出现在紫癜前1～2日。

4. 肾脏损害　1/3～2/3的患儿有肾脏病变，多在病程1～8周内发生，出现血尿、蛋白尿及管型，伴血压增高及浮肿。大多数患儿能完全恢复，约6%的患儿发展成慢性肾炎，偶有发展为急性肾衰竭死于尿毒症者。

5. 其他　偶有颅内出血、鼻出血、牙龈出血等。

根据皮疹，结合其他临床表现可分为 4 型：①皮肤型，仅有紫癜性皮疹，又称单纯性过敏性紫癜。②腹型，紫癜性皮疹伴消化道症状。③关节型，紫癜性皮疹伴关节症状。④混合型，为皮肤型和腹型的混合。

（三）辅助检查

1. 血液检查　白细胞数正常或轻度增高，可伴有嗜酸性粒细胞增高。血小板计数、出血时间、凝血时间、血块退缩试验和骨髓检查均正常。血清 IgA 增高。

2. 毛细血管脆性试验阳性。

3. 大便隐血试验可阳性。

4. 尿液检查　有肾脏损害者，尿液改变类似肾小球肾炎。

（四）治疗要点

主要采取对症和支持疗法。控制感染，除去病因。用卡巴克洛（安络血）、维生素 C 止血。用抗组胺药及钙剂脱敏。急性发作症状严重，如腹型紫癜和合并严重肾脏受损者，可用肾上腺皮质激素，该药能有效地控制症状，但不能防止复发。并发肾炎激素治疗无效者可试用环磷酰胺。

【护理诊断/问题】

1. 皮肤完整性受损——与变态反应性血管炎有关。
2. 疼痛——与关节和肠道变态反应性炎症有关。
3. 潜在并发症——消化道出血，紫癜性肾炎。

【护理措施】

（一）一般护理

1. 保持皮肤的完整性　观察皮疹形态、数量、分布，是否反复出现，可绘成人体图形记录皮疹逐日变化情况。皮疹有痒感，应注意保持皮肤清洁，防擦伤和抓伤，如有破溃及时处理，防止出血和感染。除去可能存在的各种致敏原。遵医嘱使用止血、脱敏药等。

2. 减轻关节疼痛　对关节型病例应观察疼痛及肿胀情况。协助患儿选用舒适体位以减轻疼痛。做好日常生活护理。遵医嘱使用肾上腺皮质激素，对缓解关节痛效果好。

3. 缓解腹痛　腹痛时卧床休息，尽量守护在床边。观察有无腹部绞痛、呕吐、血便。注意大便性状，有时外观正常但潜血阳性。有血便者应详细记录大便次数及性状，留取大便标本及时送检。腹痛者禁止腹部热敷，以防加重肠出血。给予无动物蛋白、无渣的流质饮食，严重者禁食，经静脉供给营养。遵医嘱静脉滴注皮质类固醇、输血等。

4. 病情观察　并发紫癜性肾炎时的病情观察与护理，参见第十章第二节相关内容。

（二）健康教育

本病属自限性疾病，多数于 4～6 周痊愈，亦有病程达数月甚至逾年者。急性期后，肾脏受累的有无及严重程度是决定远期预后的主要因素，但多数亦良好，进展成慢性肾衰竭者很少。对病程迁延和合并有严重肾损害者，可影响到患儿的学业，给家庭带来较重的负担。应根据具体情况尽量予以解释，树立战胜疾病的信心。做好出院指导，教会家长学会观察病情、合理调配饮食，嘱出院后定期来院复查，及早发现肾脏并发症。

第四节　皮肤黏膜淋巴结综合征

【疾病概论】

皮肤黏膜淋巴结综合征（mucocutaneous lymphnode syndrome，MCLS）又称川崎病（Kawa-Sake disease），是一种以变态反应性全身小血管炎为主要病理改变的结缔组织病。主要表现为急性发热、皮疹、皮肤黏膜病损和淋巴结肿大。该病自 1967 年日本川崎富报道以来，全球可见，有地区流行趋势，春、冬发病率略增高，男女比例为 1.5∶1，婴幼儿多见，1～2 岁为高发年龄，<3 岁者占 80%。我国近年来该病发病率明显增高，多数自然康复，急性期发现心脏损害约 40%，可致猝死。目前该病发病率已超过风湿热，占儿童后天性心脏病发病首位。

（一）病因与病理

病因不清，可能与感染、免疫反应和环境污染、药物、化学剂等因素有关。川崎认为本症是宿主对感染原的一种特异反应，并且是一种以心血管为中心的多种抗原刺激机体后引起的变态反应性疾病。病理改变是全身性的血管炎，累及中小动脉、静脉和毛细血管，可侵犯全身多个系统。临床表现多种多样，最明显的是冠状动脉病变，可形成冠状动脉扩张、冠状动脉瘤、心包炎，较严重的有血栓形成、管腔狭窄和（或）闭塞及心肌梗死，常为致死主要原因。此外还可引起脑、肝、肾的损害。

（二）临床表现

病程多为 6～8 周，有心血管症状时可持续数月至数年。

1. 发热　呈稽留热或弛张热，持续一至数周，抗生素治疗无效。

2. 皮疹　一般于发热 5 日内出现，呈向心性和多形性，如荨麻疹样、红斑状、猩红热样皮疹，无水疱或结痂。皮疹多见于躯干和四肢，1 周左右消退。约 10% 有肛周脱皮，在原卡介苗接种处可重新出现红斑、疱疹、溃疡或结痂为本病特有体征。

3. 黏膜表现　双眼球结膜充血，无脓性分泌物和流泪，常持续于整个发热期。口唇干燥潮红、皲裂、出血和结痂是本病非常重要的体征。亦常见杨梅舌，口腔及咽部黏膜弥漫性充血发红。

4. 手足皮肤硬性肿胀　早期手足皮肤广泛硬性肿胀，指趾梭形肿胀，伴疼痛和关节强直。在体温下降时指趾端甲床与皮肤移行处出现膜状脱皮为本病的特征。

5. 淋巴结肿大　在发热的同时多数患儿出现单侧或双侧颈淋巴结非化脓性肿大，质硬，轻压痛，局部皮肤不发红。有时可见耳后和枕后淋巴结受累。

6. 心血管系统的表现　部分病人出现心脏杂音、心音遥远、心律失常和心脏扩大。冠状动脉瘤多于病程 1～2 年后恢复，少数因冠状动脉瘤及梗死引起猝死，可于急性期发生，甚至病后数月或数年发生。

7. 其他体征　脓尿及尿道炎、脑膜刺激征、肝大及黄疸等。

（三）辅助检查

1. 血液改变　可有轻度贫血、白细胞增高、中性粒细胞增高，早期血小板正常，后期增高（对协助诊断和指导治疗有一定价值）。血沉增快、C反应蛋白阳性、免疫球蛋白增高，为炎症活动指标。

2. 心血管检查　心脏受损者可见心电图改变，超声心动图检查可见冠状动脉扩张、冠状动脉瘤，于病程的第2～第3周检出率最高，多于病程1～2年恢复。有报道目前MCLS症状不典型的病例有增多的趋势，尤其是婴幼儿，症状轻微，但仍是发生冠状动脉瘤的高危人群。因此对凡有不明原因发热、病后指趾末端脱皮者，应于病程的第3～第4周做超声心动图检查。

3. 其他检查　部分病例转氨酶、血清胆红素增高，B超肝脏增大。脑脊液白细胞增高，以淋巴细胞增高为主。

（四）治疗要点

除对症、支持疗法外，主要是对抗血管炎症和对抗血小板凝集。阿司匹林和大剂量丙种球蛋白静脉滴注联合应用，辅以双嘧达莫（潘生丁）或尿激酶等抗凝是最佳治疗方案，必要时行心脏外科手术治疗。抗生素仅用于继发感染。糖皮质激素因抑制成纤维细胞形成和促进血小板凝集，故一般忌用。

【护理诊断/问题】

1. 体温过高——与感染、免疫反应等因素有关。
2. 口腔黏膜改变——与小血管炎有关。
3. 皮肤完整性受损——与小血管炎有关。
4. 潜在并发症——心脏受损。

【护理措施】

（一）一般护理

1. 维持正常体温　急性期患儿应绝对卧床休息，以降低代谢，减少能量消耗。监测体温、观察热型及伴随症状，以便及时采取必要的治疗护理措施。因高热时热量和水分消耗增多，消化液分泌减少及胃肠蠕动减弱，应给予清淡的、高热量、高维生素、高蛋白质的流质或半流质饮食，鼓励患儿多饮水或遵医嘱静脉补液。遵医嘱进行病因治疗，注意观察药物的疗效和不良反应，注意阿司匹林的出血倾向和丙种球蛋白的变态反应，一旦发生要及时处理。

2. 保护口腔黏膜　评估患儿口腔卫生习惯、口腔黏膜病损情况、有无继发感染及进食能力等。每日口腔护理2～3次，嘴唇干裂时可涂护唇油。鼓励多饮水，每日晨起、睡前、餐前、餐后漱口，保持口腔清洁，防止继发感染和增加食欲。给予少渣、易吞咽、营养丰富的流质或半流质饮食，禁食生、辛、硬的食物，保证足够的营养摄入。必要时遵医嘱给予药物涂擦口腔创面。每日用等渗盐水洗眼1～2次，必要时涂眼膏，保持眼的清洁，预防感染。

3. 保持皮肤的完整性　评估皮肤病损情况。保持皮肤清洁，每日用软布擦洗皮肤，便后清洗臀部，动作宜轻，衣被质地柔软，切勿擦伤。剪短指甲，保持手的清洁，防止抓伤。对半脱的痂皮应用干净剪刀剪除，切忌强行撕脱，防止出血和继发感染。

4. 病情观察　密切监测患儿有无心血管损害的症状，如面色、精神状态、心率、心律、心音、心电图等，一旦发现异常立即进行心电监护，根据心血管损害程度采取相应的护理措施。遵医嘱使用保护心血管药物、阿司匹林、双嘧达莫等。

（二）健康教育

及时向家长讲解病情。理解家属对患儿心血管受损及可能发生的猝死而产生的不安心理，并予以安慰。护理人员应为患儿安排好床上的娱乐活动，多给患儿精神安慰，减少其精神刺激与不安。因患儿需定期做心电图、超声心动图等检查，应结合小儿年龄进行解释，以取得配合。

〔朱念琼〕

第十六章　遗传性疾病患儿的护理

遗传是指亲代和子代之间在形态结构、生理、生化、免疫功能等方面的相似而言。基因是遗传的物质基础，遗传性疾病分为以下4类：①染色体病，由于染色体结构畸变或数目异常而引起的疾病，如唐氏综合征；②单基因遗传病，是指一对主基因突变引起的遗传性疾病，范围较广，如血红蛋白病及苯丙酮尿症等；③多基因遗传病，指由几对基因异常引起的遗传性疾病，由多对微效基因的累积效应及环境因素的共同作用所致，如兔唇、腭裂、先天性心血管畸形、哮喘等；④线粒体病，是一组极为罕见的疾病。

近年来对遗传性疾病的认识已进入分子水平，对众多疾病的发病机制有了新的见解，但只有少数遗传性疾病能够治疗，因此对这类疾病采取防治结合、预防为主更显重要。在这类疾病中，本章将介绍唐氏综合征和苯丙酮尿症。

第一节　唐氏综合征

【疾病概论】

唐氏综合征（Down syndrome），原称21-三体综合征，又称先天愚型，是常染色体畸变中最常见的一种。本病特征为：智力低下，特殊面容，发育迟缓，并常伴有先天性心脏病或其他畸形。

（一）病因与发病机制

本病为染色体畸变所引起，发病因素与孕母高龄、孕期接受放射线及应用某些致畸药物或病毒感染有关。上述因素可致使患儿体细胞内第21对染色体发生畸变，即第21-对染色体呈三体型，故称为21-三体综合征。根据染色体异常可分标准型、易位型、嵌合型。

1. 标准型　核型为47XY（或 XX）+21，占85%～92.5%。发生原因是亲代（母方为主）的生殖细胞在减数分裂时染色体不分离，使受精后的合子多一条21号染色体。

2. 易位型　染色体为46条，只是其中的一条为易位染色体，常见为D/G易位型，另一种为G/G易位。这些易位约半数为遗传型，即父母一方携带有易位染色体而传给后代，另一半为散发，即在配子形成过程中发生易位所致。该类型占2.5%～5%。

3. 嵌合体型　患儿体内有两种以上的细胞株（以两种多见），即一株为正常细胞，另一株为21-三体细胞相嵌合。此型系受精卵在早期分裂过程中发生21号染色体不分裂所致。该类型占2%～4%。

（二）临床表现

患儿智力低下，发育迟缓，呈特殊面容：眼距宽、两眼外侧角上斜、鼻梁低、耳郭小、张口伸舌、流涎不止（图 16-1）。身材矮小，肌张力低下，通贯手。手掌三叉点 t 移向掌心，atd 角多＞58°（我国正常人为41°），约 70％患儿足踇趾球部胫侧弓形纹（图 16-2）。手指尺侧箕形纹增多。常伴有先天性心脏病及其他畸形。

本病应与先天性甲状腺功能减低症鉴别。后者面容呈黏液性水肿状，且头发干燥稀疏、皮肤粗糙，舌大而厚，但无本症的特殊面容，甲状腺 ^{131}I 吸收率降低，血清 T_3、T_4 值降低，TSH 增高，而染色体正常。

（三）辅助检查

1. 白细胞　计数正常。粒细胞分叶过少并呈鼓槌状。

2. 酶的改变　红细胞内过氧化物歧化酶（SOD-1）活性及嗜中性粒细胞碱性磷酸酶活性均明显增高。

3. 染色体检查　绝大部分为 21-三体畸变；少数为嵌合型、D/G 易位或 G/G 易位型。

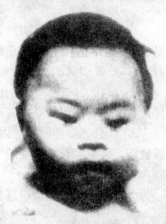

图 16-1　唐氏综合征患儿的面容

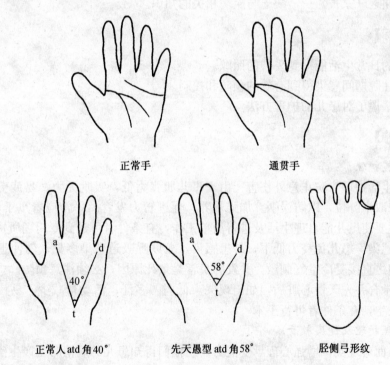

正常手　　　　　　通贯手

正常人 atd 角 40°　　　先天愚型 atd 角 58°　　　胫侧弓形纹

图 16-2　正常人和唐氏综合征患者的掌纹比较

4. 免疫学检查　T 淋巴细胞转化反应受抑制，血中胸腺因子水平和丙种球蛋白水平下降。

【护理评估】

（一）健康史

应详细询问母亲是否高龄妊娠、多胎、多年不育后妊娠或母孕早期受病毒感染，有无接受放射线及使用某些化学药物史。

（二）身心状况

1. 症状、体征　患儿有先天愚型特殊面容，智力低下，体格发育迟缓，通贯手，皮纹异常，常伴有先天性心血管畸形及其他畸形的症状和体征。

2. 社会、心理因素　因患儿智力低下，特殊面容易被同龄伙伴嘲笑而产生自卑心理、孤独症。评估家长对该症的了解、认识程度及训练患儿的能力。

（三）辅助检查

分析染色体的核型以进行生育指导。

【护理诊断】

1. 进食和卫生自理缺陷——与智力低下有关。
2. 有感染的危险——与免疫功能低下有关。
3. 知识缺乏（家长）——缺乏与疾病相关的知识。

【护理目标】

1. 患儿的日常生活能得到妥善的照顾。
2. 患儿住院期间感染得到有效的预防和控制。
3. 家长掌握了对患儿的护理方法。

【护理措施】

（一）一般护理

1. 加强生活护理，防止意外伤害　由于患儿肌张力低，吸吮无力，易疲劳，授乳时应少量多餐，采取半卧位，以防误咽。加强教养，促进智力发育。平常应着重于训练与教育，训练的目的主要使患儿能自理生活及进行简单工作，有条件者可送到专门场所接受训练。

2. 预防感染　患儿免疫力低下，易患感染，尤以呼吸道感染多见。勿使患儿与感染患者接触，勿使之直接受冷空气刺激，并发肺炎常是致死原因，必须注意预防。

3. 患儿常合并先天性心脏病，如出现哭声低弱、多汗、活动量减少、易疲劳、青紫等应及时通知医生，有条件者可行手术。

（二）心理护理及健康教育

帮助家长面对现实，增强心理承受能力。当他们得知患儿的病情时会产生焦虑感，往往失去信心，表现出沮丧，护士应理解他们的心情并予以开导。向家长介绍本病的有关知识，并协助他们制订长期教育、训练计划。使患儿能逐步掌握生活自理方法，从事简单劳动，不断提高生活质量，鼓励家长进行遗传咨询和定期带患儿到医院进行随访。

【护理评价】

1. 患儿的日常生活是否得到妥善的照顾。

2. 患儿住院期间感染是否得到有效的预防和控制。

3. 家长是否掌握了对患儿的护理方法。

第二节 苯丙酮尿症

【疾病概论】

苯丙酮尿症（phenylketonuria，PKU）是由于苯丙氨酸代谢途径中酶缺陷所致的遗传性代谢缺陷病，属常染色体隐性遗传。临床主要特征为智力低下、发育迟缓、皮肤毛发颜色变浅。

（一）病因与发病机制

本病分典型（约占 99%）和非典型（约占 1%）两型。典型者病因是由于基因突变致苯丙氨酸羟化酶缺陷而引起苯丙氨酸代谢障碍，使苯丙氨酸不能转变为酪氨酸，并在体内蓄积而转变为过多苯丙酮酸、苯乳酸及苯乙酸，从而出现一系列临床症状：①过量苯丙酮酸由尿排出形成苯丙酮尿；②由于酪氨酸生成减少以及血中过量苯丙氨酸对酪氨酸羟化酶起抑制作用，使酪氨酸转变为黑色素的过程受阻，患儿毛发色素减少；③高浓度的苯丙氨酸及其旁路代谢产物导致脑细胞受损，此外，多巴胺及 5-羟色胺缺乏，使脑的发育和功能受到显著影响，导致患儿智能落后，并可出现神经系统症状。

（二）临床表现

患儿出生时正常，3～6 个月时始出现症状，1 岁时症状明显。

1. 神经系统 智能低下是本病最主要症状。部分伴行为异常和抽搐等，严重者可出现脑性瘫痪，约 80% 患儿脑电图异常。

2. 外观 患儿出生数月后因黑色素合成不足，约 90% 患儿毛发逐渐变为棕色或黄色，皮肤白嫩，虹膜色素变淡。

3. 其他 呕吐和皮肤湿疹常见，尿和汗液有特殊的鼠尿臭味。

（三）辅助检查

由于早期患儿无症状，故需借助实验室检测。

1. Guthrie 试验 适用于新生儿筛查，其原理是枯草芽胞杆菌的生长需苯丙氨酸，后者可使受抑制的枯草芽胞杆菌再度生长，其浓度和细菌生长圈大小成正比。

2. 尿三氯化铁试验 取尿 5 mL，滴入 10% 三氯化铁数滴，如尿中有苯丙酮酸，则呈绿色。新生儿期阴性不能除外本病。

3. 尿 2,4-二硝基苯肼试验 阳性时尿呈黄色或有黄色沉淀。

4. 血浆苯丙氨酸浓度测定 正常人血浆苯丙氨酸浓度 0.061～0.18 mmol/L，当血清浓度达 0.36 mmol/L，即可诊断。

5. 苯丙氨酸耐量试验 口服苯丙氨酸 100 mg/kg，1～4 小时后查血，可发现苯丙氨酸浓度增高，酪氨酸含量下降。

（四）治疗要点

本病为少数可治性遗传代谢病之一，应力求早诊断、早治疗。一经确诊，立即给予低苯丙氨酸饮食，以预防脑损害及智能低下的发生。

【护理诊断】

1. 成长发展改变——与高浓度的苯丙氨酸导致脑细胞受损有关。

2. 有皮肤完整性受损的危险——与尿液和汗液的刺激有关。

3. 知识缺乏（家长）——缺乏本病早期诊断、早期饮食治疗的有关知识。

【护理措施】

（一）一般护理

1. 饮食护理　一经确诊，立即给低苯丙氨酸饮食，以预防脑损害及智能低下的发生。其原则是使摄入苯丙氨酸的量既能保证生长发育和体内代谢的最低需要量又能使血中苯丙氨酸浓度维持在 0.24～0.61 mmol/L 为宜。一般苯丙氨酸需要量为生后 2 个月内 50～70 mg/(kg·d)，3～6 个月 40～60 mg/(kg·d)，6～12 个月 30～50 mg/(kg·d)，1～2 岁 20～40 mg/(kg·d)，2～3 岁 20～35 mg/(kg·d)，4 岁以上 10～30 mg/(kg·d)。治疗过程中应定期监测血中苯丙氨酸浓度。饮食疗法一般认为应维持到 8～10 岁停用，也有认为应持续到青春期以后。婴儿可喂特制的低苯丙氨酸奶粉；随年龄增长添加辅食时应以淀粉类、蔬菜和水果等低蛋白食物为主（表 16）。

表 16　　　　　　　　　　常用食物中的苯丙氨酸含量

食物（每 100 g）	蛋白质含量（g）	苯丙氨酸含量（mg）
人奶	1.3	36
牛奶	2.9	113
籼米	7.0	352
小麦粉	10.9	514
小米	9.3	510
土豆	2.1	70
白薯	1.0	51
藕粉	0.8	4
胡萝卜	0.9	17
水果	1.0	
南豆腐	5.5	266
北豆腐	10.2	507
豆腐干	15.8	691
瘦猪肉	17.3	805
瘦牛肉	19.0	700
鸡蛋	14.7	715

2. 加强皮肤护理　由于高浓度的苯丙酮尿和汗液刺激，皮肤完整性易受到损害，患儿易患湿疹。须勤换尿布，保持皮肤清洁、干燥，特别是腋下、腹股沟、臀部等处，可涂油膏

以防溃烂。

（二）健康教育

向家属讲解本病的发病机制、特殊症状和体征。强调本病为少数可治性遗传代谢病。说明饮食治疗成功与否直接影响到患儿智力和体格发育，必须坚持。协助制订食谱，督促定期复查。

〔朱念琼〕

第十七章　感染性疾病患儿的护理

感染性疾病是小儿时期的常见病和多发病，由于自身免疫功能低下，小儿时期感染性疾病的发生率较成人高，各种感染性疾病严重影响了小儿身心的健康发展，乃至生命质量。小儿时期临床较常见的感染性疾病有：各种肠炎、流行性脑脊髓膜炎、结核病、麻疹、水痘及各种肠道寄生虫病，如蛔虫病、蛲虫病等。本章主要介绍小儿时期常见的传染病与寄生虫病。

第一节　麻　疹

【疾病概论】

麻疹（measles）是麻疹病毒感染所致的一种急性呼吸道传染性疾病，传染性很强，以发热、上呼吸道炎症、结膜炎、口腔麻疹黏膜斑（Koplik 斑）及全身斑丘疹为其临床特征，并发肺炎时死亡率较高。我国实施麻疹减毒活疫苗接种后，麻疹的发病率及死亡率已明显下降。但近年来麻疹的发病又呈增加趋势，麻疹的临床表现和流行病学又有了新的特点。

（一）病因与发病机制

1. 病原体　麻疹病毒属副黏病毒科 RNA 病毒，为直径 100～250 nm 的球形颗粒。麻疹病毒在体外生活力不强，不耐热，55 ℃条件下 15 分钟即被灭活，在流通空气中或日光下 30 分钟失去活力，室温环境中传染性约能保持 2 小时，低温下可生存较长时间，0 ℃时约 1 个月，故麻疹疫苗宜低温保存，过氧乙酸、甲醛、乙醚及乳酸对麻疹病毒均有杀灭作用。麻疹病毒只有一个血清型，抗原性稳定，但近年发现其抗原性有变异。

2. 传播途径　麻疹病毒随飞沫进入患儿的呼吸道后，在鼻、咽、眼结膜及气管、支气管上皮细胞及面部淋巴结内繁殖，并有少量侵入血流，引起第 1 次病毒血症，此后病毒进入单核巨噬细胞系统内大量繁殖，在感染后的 5～7 日再次大量入血，引起第 2 次病毒血症，此时在患儿的鼻咽分泌物、尿液、血液及体液中均可分离到病毒，此时传染性最强，为临床的前驱期，继而引起全身广泛性损伤，出现一系列临床症状。病毒血症持续到皮疹出现后第 2 天，血清内抗体几乎 100％阳性，临床症状开始明显改善，以后渐痊愈。

3. 病理变化与免疫反应　麻疹为全身性疾病，机体多个系统可受累，其中以呼吸系统和单核—巨噬细胞系统受累更明显。病毒感染后引起机体全身淋巴组织不同程度的增生，在皮肤、眼结合膜、鼻咽部、支气管和肠道黏膜及阑尾等处可见多核巨细胞形成（亦称"华—佛细胞"）。颊黏膜下层的微小分泌腺发炎，其病变内有浆液性渗出及内皮细胞增殖，形成 Koplik 斑。由于真皮毛细血管内皮细胞增生、血浆渗出、表皮细胞的变性、坏死及红细胞的裂解，可出现淡红色的斑丘疹和疹退后的皮肤脱屑与色素沉着。脑、脊髓病初可有轻度水肿，疾病后期少数患儿可有脱髓鞘病变。

（二）流行病学

患者是麻疹惟一的传染源，出疹前后 5 日均具有传染性，前驱期最强。病毒存在于眼结膜、鼻、咽分泌物中，随飞沫排出经呼吸道传播，易感者常为未感染或未接种麻疹疫苗者，在接触麻疹病人后约 90% 发病，以冬春季节发病多见。由于减毒活疫苗的普遍接种，目前麻疹的发病年龄呈两极分化趋势，先天性麻疹及新生儿麻疹发病率上升，青少年及成年人发病率亦有上升；发病高峰后移至 3～4 月份，不典型病例增多；2 次麻疹发病率约 1%，其中 60% 发生在第 1 次患病后 2 年内；虽然麻疹发病率增加，但死亡率仍有所下降。

（三）临床表现

1. 潜伏期　一般为 10～14 日，接种过麻疹减毒活疫苗者可延长至 4～6 周，此期患儿可有轻度的体温升高。

2. 前驱期（初期）　从发热到出疹前为前驱期，也称发疹前期，为 3～4 日。此期主要是上呼吸道卡他症状和眼结合膜发炎症状。发热为首发症状，一般呈中度发热，热型不定。发热同时出现咽痛、咳嗽、流涕、喷嚏等上呼吸道卡他症状。患儿结膜充血、水肿、流泪、畏光，严重者眼睑水肿，或在下睑缘可见一条充血横线。由于患儿口腔黏膜下腺细胞浸润、坏死、周围充血，在其局部可见一外绕红晕、直径 0.5～1 mm 大小的灰白色小斑疹，称 Koplik 斑，Koplik 斑于出疹前 24～48 小时出现，位于白齿对应下的颊黏膜处，严重者可蔓延至唇黏膜，皮疹出现时即消失，Koplik 斑是麻疹前驱期的特征性体征，具有确诊价值。在此期部分患儿可伴有全身不适、委靡、食欲减退、呕吐及腹泻等症状。

3. 出疹期　发热 3～5 日后，呼吸道症状及体温达高峰并开始出现遍及全身的皮疹是此期的表现特征。此期患儿体温继续增高，可达 40 ℃～40.5 ℃；咳嗽频繁，眼部分泌物增多。皮疹多在发热后 3～4 日出现，始于耳后发际，24 小时逐渐向颈部、颜面、躯干蔓延，2～3 日达下肢及全身，甚至手心和足底，皮疹直径 2～5 mm，初为淡红色斑丘疹，疹间皮肤正常，压之褪色，稀疏散在，而后皮疹逐渐增多颜色加深，可呈暗红色或鲜红色，皮疹可互相融合成片；皮疹一般持续 2～3 日，无痒感。患儿在此期可有颈淋巴结肿大及肝脾轻度肿大。此期如果患儿体温骤降或皮疹隐退，则表明可能有肺炎等并发症出现。

4. 恢复期　出疹 3～5 日后，皮疹按出疹顺序消退称退疹期，皮疹消退后皮肤可遗留浅棕色色素沉着和糠皮样脱屑。退疹后 1～2 周色素可完全消失。患儿体温恢复正常，食欲、精神状态等全身情况好转。

麻疹患儿如无并发症发生，整个病程 10～14 日。

少数麻疹患者症状可不典型。如有部分免疫力的人群（接触麻疹后注射过免疫球蛋白或接种过麻疹疫苗者）病情较轻，表现为潜伏期长、皮疹稀疏而色浅、无 Koplik 斑等，病程 1 周左右，预后较好，一般无并发症。而免疫力低下及体弱患儿可呈重型麻疹，体温＞40 ℃，中毒症状重，可伴惊厥、昏迷，皮疹可融合呈紫蓝色伴黏膜出血、血小板减少；也有重型麻疹患儿呈现皮疹少，色暗淡，面色苍白，脉细弱等表现。重型麻疹患儿死亡率较高。

5. 并发症　肺炎是麻疹患儿最常见的并发症，也是麻疹的主要死亡原因之一，常继发于细菌或其他病毒感染。此外麻疹患儿还可并发心肌炎、喉炎、中耳炎、营养不良与维生素 A 缺乏症、麻疹脑炎及亚急性硬化性全脑炎（SSPE）等。亚急性硬化性全脑炎的发生率为

1/10 万~400 万，多见于患过麻疹后的 5~15 岁的儿童。预后差。

（四）辅助检查

前驱期取患儿鼻、咽、眼分泌物及尿沉渣直接涂片染色，镜检可找到多核巨细胞，或进行免疫荧光染色找到麻疹病毒，即可早期诊断。也可采用血清学诊断的方法进行检查，如血凝抑制试验或酶联免疫吸附试验，麻疹特异性 IgM 抗体阳性即可确诊。做血常规及白细胞总数和分类检查，必要时进行胸片、心电图等检查。

（五）治疗要点

麻疹目前尚无特异性治疗方法，主要是采取综合性治疗措施，对症处理，细心护理，保证营养，增强机体免疫力，防止并发症等。

【护理评估】

（一）健康史

应详细询问患儿是否接种过麻疹减毒活疫苗、有无麻疹接触史、是否曾患过麻疹，患儿近期内有无其他慢性疾病，如结核病及营养不良等。

（二）身心状况

1. 症状、体征　应注意评估患儿生命体征的变化及各期的表现特征，注意有无并发症发生。①观察患儿发热及体温变化的情况。②观察患儿的上呼吸道卡他症状及眼症的表现。③Koplik 斑的出现情况。④了解患儿皮疹出现的时间，观察皮疹的出疹顺序、皮疹的颜色及分布。⑤评估患儿的呼吸、脉搏、心率、血压等生命体征。⑥观察患儿是否出现呼吸困难、肺部啰音等体征。⑦在评估麻疹患儿皮疹的过程中，应注意与其他儿童常见的出疹性疾病相鉴别（表 17-1）。

表 17-1　　　　　　麻疹、幼儿急疹、风疹、猩红热、川崎病的鉴别要点

	麻疹	风疹	幼儿急疹	猩红热	川崎病
病原体	麻疹病毒	风疹病毒	人疱疹病毒 6 型	乙型溶血性链球菌	不明
潜伏期	7~14 日	14~21 日	1~2 周	2~5 日	
前驱期	3 日	半天~1 日	3~4 日	1 日左右	
全身症状	较重、高热、呼吸道症状明显	较轻、低热、呼吸道症状轻	较轻、高热	明显、高热、明显咽痛	有重、高热
淋巴结	全身浅表淋巴结肿大	耳后、颈后、枕后淋巴结肿大	颈、枕部淋巴结肿大	颌下、颈部淋巴结肿大	颈部单个淋巴结肿大
口腔黏膜	Koplik 斑	软腭、咽部有红色小疹（黏膜疹）	软腭可见红色小斑点	杨梅舌	杨梅舌
皮疹与发热关系	红色斑丘疹，发热 3~4 日后出疹，热退疹渐退，有色素沉着	淡红色斑丘疹，发热当天出疹，2~3 日消退，出疹期全身症状轻，无色素沉着	热退同时出疹，不规则玫瑰色斑点或斑丘疹，压之褪色，无色素沉着	在普遍充血的皮肤上，弥漫密集针尖大小丘疹，出疹时高热	向心性，多形性及充血性皮症多见，恢复期指趾末端膜状蜕皮
病程	10~14 日	2~3 日	4~6 日	1~2 周	6~8 周

2. 社会、心理反应 麻疹传染性强,但经过精心护理及正确治疗,绝大多数预后良好,若处理不当可导致严重并发症,甚至死亡。因此要了解家长对麻疹的认识程度及护理能力,防止因不良的风俗习惯和不正确的护理方法对患儿造成的伤害和麻疹的传播,了解患儿自身对疾病的态度,有无情绪低落。

(三) 辅助检查

前驱期进行患儿鼻、咽、眼分泌物及尿沉渣直接涂片可发现多核巨细胞;免疫荧光染色,在脱落的细胞中找到麻疹病毒,即可早期诊断;酶联免疫吸附试验检测血清中麻疹特异性 IgM 单份血清阳性即可确诊;血常规中白细胞总数及中性粒细胞比例增高表明可能继发细菌感染;并发肺炎时可有 X 线胸片异常;并发心肌炎时常可有一过性心电图改变;并发麻疹脑炎时脑脊液改变为:单核细胞及蛋白增多,糖正常。

【护理诊断/问题】

1. 体温过高——与病毒血症或继发细菌感染有关。
2. 组织完整性受损——与迟发型变态反应及皮肤黏膜广泛性病理损伤有关。
3. 营养失调(低于机体需要量)——与高热消耗和消化吸收功能下降有关。
4. 潜在并发症——肺炎,喉炎,脑炎。
5. 有传播感染的危险——与病毒从呼吸道排出有关。

【护理目标】

1. 患儿体温 2 周内恢复正常。
2. 患儿住院期间皮肤黏膜未发生继发性感染。
3. 患儿进食量逐渐增加,体重不低于正常 10% 以上。
4. 患儿患病期间未发生肺炎等并发症。
5. 患儿患病期间,采取了适当的隔离预防措施。

【护理措施】

(一) 一般护理

1. 高热的护理 绝对卧床休息至体温正常、皮疹消退为止。定时测量体温,一般每日测量 4 次,高热时每 4 小时测量 1 次,观察热型变化;高热时可遵医嘱小剂量使用退热剂降温或用温水擦浴,忌用乙醇、冷敷等降温方法,以免影响透疹而导致严重并发症;保持室内空气新鲜,维持室温 18 ℃～22 ℃,湿度 50%～60%。每日室内通风 1～2 次,但应避免患儿直接吹风。患儿穿盖衣被适宜,忌捂汗,出汗后应及时擦干更换衣物。

2. 皮肤及黏膜的护理 保持床单、被褥、衣物和皮肤的干燥清洁,在保温的情况下,每日用温水擦浴更衣 1 次(忌用肥皂)。勤剪指甲,避免皮肤抓伤继发感染;如透疹不畅,可用芫荽煎水服用及抹身,以促进血循环,使皮疹出透;加强五官护理,常用等渗盐水清洗双眼后并滴入抗生素眼药水,用湿毛巾或蘸等渗盐水的棉签清除鼻腔内的鼻痂及分泌物。防止呕吐物及泪水流入外耳道避免中耳炎。加强口腔护理,多喂白开水,每日用等渗盐水或多贝液漱口 1～2 次。

3. 饮食护理 发热期给予营养丰富、易于消化、清淡的流质或半流质饮食,如牛奶、豆浆及蒸蛋等，经常改变食物种类，少吃多餐以利于吸收消化；多喂开水及菜汤，以助排毒、降温和透疹；恢复期增加高维生素和高蛋白饮食，由于维生素 A 需要量大，需及时补充以预防眼干燥症。

4. 病情观察　麻疹一般预后良好，若出现并发症则表明病情严重。应注意观察生命体征变化及皮疹的出疹顺序、颜色及范围，当患儿出现透疹不畅、疹色暗紫、持续高热、咳嗽加重、气促、发绀等，可能并发了肺炎；当患儿有声嘶、频咳、三凹症等可能并发了喉炎；当患儿出现烦躁、嗜睡、惊厥、昏迷等可能并发脑炎；此外，麻疹患儿可使原有的结核病恶化，应予相应护理。

（二）预防麻疹的传播

早期发现患儿，及时进行呼吸道隔离，对麻疹患儿应隔离至出疹后 5 日，合并肺炎隔离时间应延长至 10 日，有与麻疹接触的易感儿应隔离观察 21 日。病室应通风换气及空气消毒，患儿的衣被、玩具及日常用品应经日光暴晒 2 小时。医务人员接触麻疹患儿后，应在日光下或流动的空气中停留 30 分钟以上，才能接触其他小儿，减少不必要的探视以防继发感染。麻疹流行期间，易感儿童避免去公共场所，托幼机构暂不接收新生。对 8 个月以上而未患过麻疹的小儿，应及时接种麻疹活疫苗，其预防效果可达 90%，接种疫苗 1～2 周后机体产生抗体，1 个月达高峰，所以易感儿在接触麻疹患儿 2 日内，接种疫苗均有效。对年幼、体弱儿可注射人或胎盘丙种球蛋白，在接触麻疹 5 日内注射可免于发病，接触 6 日后注射病情减轻，内种球蛋白的免疫维持时间约 1 个月。

（三）健康教育

应对患儿家长进行预防感染、病情观察、饮食护理、皮肤口腔护理等方面的指导。

【护理评价】

1. 患儿体温是否恢复正常。
2. 患儿住院期间皮肤黏膜是否完整性恢复。
3. 患儿进食量是否增加。
4. 患儿患病期间并发症是否得到有效预防和控制。
5. 患儿患病期间是否采取了有效的隔离预防措施。

第二节　水　痘

【疾病概论】

水痘（chickenpox，varicella）是由水痘-带状疱疹病毒感染引起的急性传染病。临床以发热、皮肤黏膜出现瘙痒性水疱疹为特征，是儿科常见的呼吸道传染病。水痘痊愈后，病毒可潜伏于脊神经后根或脑神经的感觉神经节细胞内，当机体免疫力下降时，病毒可被激活，引起带状疱疹，常见于成年人。

（一）病因与发病机制

水痘-带状疱疹病毒为 DNA 病毒，属人类疱疹病毒 3 型，有包膜，呈球形，直径 150～200 nm。病毒抵抗力弱，不耐酸和热，对乙醚敏感，在痂皮中不能存活。病毒只有一个血清型，一次感染水痘可终身免疫。

水痘病毒经上呼吸道侵入人体后，在呼吸道黏膜局部及邻近淋巴结内增殖，而后释放入血，在单核-巨噬细胞系统内继续增殖后再次释放入血流，引起病毒血症，并向全身扩散，主要引起皮肤和黏膜的损害。

水痘的皮肤病变仅限于表皮层。皮损为表皮棘细胞气球样变性及肿胀，形成囊状细胞，细胞核内有嗜酸性包涵体形成，疱疹基底邻近细胞相互融合形成多核巨细胞。黏膜炎症导致组织液渗出形成单房性水疱，水疱内有大量病毒，由于病变一般仅限于表皮，疱疹愈后不遗留瘢痕。但如继发细菌感染亦可累及真皮层以下而出现瘢痕。

（二）流行病学

水痘患者是惟一的传染源。病毒存在于患者的皮肤疱疹液及上呼吸道分泌物中，经直接接触、空气或飞沫传播。传染期从出疹前 24 小时至疱疹结痂。传染性极强，90％以上的儿童易感。发病年龄一般见于 10 岁以下的小儿，小于 6 个月的幼婴及新生儿少见，四季均可发病，但以冬末、春初发病率较高。

（三）临床表现

1. 潜伏期 14～16 日。

2. 前驱期 1～2 日，部分患儿，尤其是婴幼儿起病较急，可无此期。年长儿于皮疹前 24 小时出现症状，表现为低热、厌食、头痛、乏力及咽痛等上呼吸道感染的症状。

3. 出疹期 约 10 日，皮疹分批出现，初起始于躯干受压部位，继而向面部及四肢扩展，躯干皮疹较密集而四肢皮疹稀疏散在，呈向心性分布是水痘皮疹特征之一。部分患儿口腔黏膜、眼结膜及会阴黏膜可累及。皮疹开始为红色斑丘疹、继而呈现疱疹、脓疱及结痂，并按此顺序演变。因此，新旧皮疹同时存在也是水痘的重要特点之一。疱疹呈椭圆形，大小 3～5mm，外绕红晕。初起疱疹内液清亮似"露珠"，24 小时后转为云雾状，数日后疱疹逐渐变干，中央略凹陷呈脐状，继发感染者，可能遗留轻微凹痕。

水痘为自限性疾病。体质较弱及使用肾上腺皮质激素治疗的小儿患水痘后病情较重，可出现出血性和播散性疱疹，病死率较高。孕母如在分娩前 21 日内患水痘，新生儿可患先天性水痘，病情凶险。

水痘患儿易并发脓疱疮、蜂窝织炎等继发性皮肤细菌感染。还可出现脑炎、吉兰巴雷综合征、肺炎、心肌炎等，此外患水痘后发生 Reye 综合征者占 10％。

（四）辅助检查

新鲜疱疹底层刮取物用瑞氏或吉姆萨染色可发现多核巨细胞，用苏木素-伊红染色可见核内包涵体，用直接荧光抗体染色查病毒抗原等可提供快速诊断；也可作病毒分离，但仅用于非典型患者；疱疹特异性血清抗体效价检测，第二次抗体效价增加 4 倍以上有意义。同时患者白细胞总数正常和轻度增高。

（五）治疗要点

对无并发症的患儿不需特殊处理，对症治疗即可。有免疫功能低下的患儿或用肾上腺皮质激素及免疫抑制剂的患儿，尽早停药或减少剂量，同时使用抗病毒药如阿昔洛韦，并给予新鲜血浆或人血丙种球蛋白。慎用水杨酸制剂。

【护理诊断】

1. 皮肤完整性受损——与疱疹病毒感染及继发化脓性细菌感染有关。
2. 体温过高——与病毒感染有关。
3. 有传播感染的可能——与呼吸道和皮肤疱液破溃排出病毒有关。

【护理措施】

（一）一般护理

1. 皮肤护理　皮肤护理至关重要，患儿穿的衣物应柔软而宽松，被褥及床单应保持干燥、清洁及平整，并经常换洗，患儿应勤剪指甲或戴手套以免皮肤挠伤。患儿皮肤因瘙痒而吵闹时，应尽量分散其注意力，可用温水洗浴，0.25％冰片炉甘石洗剂或5％碳酸氢钠溶液涂擦，也可口服抗组胺药物减轻其症状。如疱疹破裂后，可用1％甲紫涂擦。继发感染者局部用抗生素软膏或口服抗生素预防及控制感染。据报道可以用频谱治疗仪照射疱疹处，有止痒、加速疱疹干涸、结痂脱落及预防感染的作用。也有报道用麻疹减毒活疫苗0.3～1 mL皮下注射1次，48小时内疱疹全部结痂，不再出现新疹，疗效较好。

2. 降温　水痘患儿一般为低至中度发热，通过多饮水、休息等措施体温即可恢复正常。必要时可遵医嘱使用降温药物。

3. 病情观察　观察患儿精神、食欲等状况。观察患儿有无咳嗽、气促、呼吸困难等呼吸系统感染的症状，如患儿出现头痛、呕吐、意识障碍等症状时，应警惕脑炎的发生，给予相应的处理及护理。

（二）用药护理

避免用肾上腺皮质激素口服或外用，因该药使机体的抵抗力下降，病毒在体内增殖和扩散，病情恶化。如正在使用肾上腺皮质激素的易感儿接触水痘患儿后，应立即肌内注射大剂量丙种球蛋白0.4～0.6 mL/kg或带状疱疹免疫球蛋白0.1 mL/kg，以减轻症状。如已发生水痘，肾上腺皮质激素应争取短期内减量，直至停药。

（三）预防感染的传播

患儿呼吸道隔离的时间为疱疹全部结痂或出疹后7日。室内空气应保持新鲜及流通。托幼机构的室内空气应用紫外线消毒。患儿如无并发症，一般在家中治疗。避免与易感儿接触，尤其是体弱、营养不良、孕妇、免疫缺陷患儿等高危人群接触，对接触者可用丙种球蛋白或带状疱疹免疫球蛋白肌内注射。由于水痘预后良好，一般不进行主动免疫注射，近年来，国外已使用水痘-带状疱疹病毒减毒活疫苗接种，我国目前也开始试用，接种疫苗后可获得永久免疫。

（四）健康教育

应做好预防感染传播、病情观察、皮肤护理、用药护理方面的指导。

第三节　流行性腮腺炎

【疾病概论】

流行性腮腺炎（epidemic parotitis，mumps）是由腮腺炎病毒感染引起的小儿急性呼吸道传染病。临床以腮腺的非化脓性肿痛、发热及咀嚼困难为特点，常可并发脑炎、脑膜脑炎、睾丸炎、卵巢炎等，本病多见于儿童及青少年。

（一）病因与发病机制

腮腺炎病毒为单股 RNA 病毒，属副黏病毒科，有包膜，呈球形，直径 100～200 nm。病毒抵抗力弱，加热 55 ℃～60 ℃ 20 分钟即可将其灭活，0.2％甲醛溶液、75％乙醇 2～3 分钟将其灭活，紫外线照射能将其杀灭，一般室温 2～3 日失去传染性。该病毒只有一个血清型。人是自然界中病毒的惟一宿主。

腮腺炎病毒经呼吸道侵入人体后，迅速在局部黏膜上皮细胞内增殖，导致局部炎症及免疫反应，而后进入血流，引起第 1 次病毒血症，由于病毒对腺体及神经系统有亲和力，病毒随血循环播散至腮腺及神经系统等组织，并在其中增殖，再次入血导致第 2 次病毒血症，引起第 1 次未曾侵入的其他器官的炎症及损伤。腮腺炎病毒除主要侵犯腮腺组织外，还可侵犯睾丸、卵巢、胰腺、脑、肝脏、心肌及甲状腺等脏器组织。

腮腺炎的主要病理变化特征是腮腺的非化脓性炎症，如组织水肿、炎性细胞浸润等。由于炎症使腮腺导管阻塞，唾液排除受阻，进食时，特别是进酸性食物时，唾液分泌增加，引起唾液潴留而致腮腺肿胀疼痛，唾液淀粉酶排出受阻，反流入血引起血、尿淀粉酶增加。在其他腺体，如睾丸、胰腺也可引起相似的病变。

（二）流行病学

隐性感染者及早期患儿（腮腺肿大前 6 日至后 9 日）是腮腺炎的传染源。通过飞沫经呼吸道或直接接触传播。人对流行性腮腺炎易患性较高，可达 80％以上。全年均可发病，以冬春多见。发病年龄以学龄儿童及青少年为主，可在儿童机构爆发流行。感染腮腺炎后可获终身免疫。

（三）临床表现

本病潜伏期 14～25 日，平均 18 日。部分患儿可有发热、头痛、乏力、肌痛等前驱期症状，但一般较轻。1～2 日后腮腺逐渐肿大，首先表现为一侧腮腺肿大，2～4 日后对侧也相继肿大，亦可只有单侧肿大，或者可无腮腺肿大而仅表现为颌下腺肿大。肿大的腮腺以耳垂为中心，向前、后、下扩展，肿胀部位边缘不清，触之有弹性感，腮腺表面皮肤发热、亮而不红，疼痛及触痛明显。由于腮腺管阻塞致其内部张力增加，当张口、咀嚼或进食酸性食物时疼痛加剧。在患儿上颌与第 2 磨牙相对的颊黏膜处，腮腺管开口处红肿，压迫腮腺局部无脓性分泌物流出。腮腺肿大 2～3 日达高峰，持续 4～5 日，1 周左右消退，患儿同时可伴有不同程度的发热，体温达 39 ℃左右，持续时间不一。病程 10～14 日。

患儿中有 15％的病例并发脑炎及脑膜炎，半数以上有脑脊液的异常；表现为头痛、呕吐及神经系统体征；但一般呈良性经过，预后好。偶有神经系统后遗症或死亡。睾丸炎是小儿最常见的并发症，表现为睾丸疼痛、肿胀及触痛，周围皮肤发红、水肿，部分受累睾丸发生不同程度的萎缩，但很少发生不育。此外有些患儿还可伴有卵巢炎、胰腺炎、心肌炎等。

（四）辅助检查

1. 血常规白细胞总数正常或偏低，淋巴细胞比例增高。

2. 血液及尿液淀粉酶在病程早期增加，2 周左右恢复正常。并发胰腺炎者，脂肪酶也可增高。

3. 脑脊液淋巴细胞增加，蛋白稍高，糖和氯化物正常。

4. 用补体结合试验或 ELISA 方法，测血清和脑脊液中病毒特异性 IgM 抗体，或用特异性抗体、单克隆抗体测唾液中的腮腺炎病毒抗原，可作早期诊断。

（五）治疗要点

本病是一种自限性疾病。主要是对症治疗。抗病毒药物疗效不肯定，抗生素治疗无效，常用中药外敷或口服。合并重症脑膜炎、睾丸炎或心肌炎者，可短期使用中等剂量的肾上腺皮质激素。

【护理诊断/问题】

1. 舒适的改变——与腮腺或其他腺体肿胀、疼痛有关。

2. 体温过高——与病毒感染有关。

3. 潜在并发症——脑膜炎、睾丸炎。

4. 有传播感染的可能——与病原体排除有关。

【护理措施】

（一）一般护理

1. 疼痛的护理　腮腺肿大时由于局部疼痛，特别在进食时加重，严重影响患儿的食欲及能量的摄入，因此进食时宜选择营养丰富的流质、半流质或软食。不食有刺激性的酸、碱、硬、冷及油炸食物；多饮水，经常用温盐水漱口，保持口腔的清洁；腮腺局部可冷敷，亦可用如意金黄散调茶水或食醋敷于患处，以减轻疼痛。

2. 发热的护理　随时监测体温的变化。轻中度发热时，鼓励患儿多饮水以利于汗液蒸发、增加散热而降温。高热时，可采用头部冷敷、温水、乙醇擦浴进行物理降温，或遵医嘱用适量的退热剂。并保证足够的休息时间，防止过劳而导致并发症。

3. 病情观察　当患儿出现高热时，如伴有剧烈头痛、呕吐、嗜睡或烦躁、惊厥及颈项强直时，可能并发了脑膜炎，应及时报告并遵医嘱用药，同时采取相应的护理措施。注意观察患儿的腹股沟淋巴结及睾丸有无肿大，睾丸局部如有肿大、疼痛或阴囊皮肤有水肿时，可用丁字带托起阴囊，也可用冰袋冷敷局部而达到消肿止痛目的。

（二）预防感染的传播

由于腮腺炎传染性强，因此对患儿宜采取呼吸道隔离至腮腺肿大完全消退为止。对患儿的呼吸道分泌物及其他被污染物品进行消毒。在流行期间，应加强对托幼机构的检查。对易感儿可采取皮内注射、皮下接种、喷鼻或气雾法接种腮腺炎疫苗，接种后 90％可产生抗体。

（三）健康教育

指导家长学会病情观察，一旦有并发症出现的征象，立即就医。无并发症的患儿，多在家内隔离治疗，教会家长隔离、用药、饮食、退热等护理方法。

第四节　小儿结核病概述

结核病（tuberculosis）是由结核分枝杆菌引起的一种慢性传染病，可以累及全身各器官，尤以肺部感染多见。小儿结核病以原发型肺结核最常见，严重病例可有粟粒型肺结核及结核性脑膜炎。自抗结核药问世和卡介苗接种普及以来，本病发病率和死亡率已明显下降，但 20 世纪末由于耐药菌株和 AIDS 的影响，全球结核病发病有明显上升的趋势。1993 年，世界卫生组织（WHO）宣布全球结核病处于紧急状态。1995 年，WHO 提出新的"WHO结核病控制战略"，即"控制传染源"和"直接督导治疗下的短程化学治疗（directly observed therapy short couse，DOST）"。1997 年将每年 3 月 24 日定为"世界结核病日"。

一、病因与发病机制

1. 病原体　结核分枝杆菌属分枝杆菌属，具有抗酸性，为需氧菌，抗酸染色阳性，对人类致病的结核分枝杆菌主要是人型和牛型，尤以牛型为主要病原体。结核分枝杆菌对干热抵抗力较强，能在干燥的痰中存活 6～8 个月，干热 100 ℃20 分钟才灭活；对湿热较敏感，65 ℃30 分钟即被灭活。痰液中的结核分枝杆菌用 5%苯酚或 20%漂白粉经 24 小时处理才能被杀灭。

2. 结核病的免疫与变态反应　结核分枝杆菌侵入人体后，巨噬细胞吞噬和消化处理结核菌，并将特异性的结核抗原信息传递给 T 淋巴细胞（CD4$^+$），使 T 淋巴细胞致敏；致敏T 淋巴细胞若再次接触结核分枝杆菌或其代谢产物后，即释放一系列细胞因子（如 IFN-γ、趋化因子等），细胞因子进一步激活、趋化、聚集巨噬细胞等炎症细胞，巨噬细胞产生大量的反应性产物、足够的水解酶及杀菌素吞噬和杀灭大部分的结核分枝杆菌。感染结核杆菌后，机体可获得免疫力。一般认为，适度的超敏反应机体抵抗力最强；超敏反应过弱，说明机体反应性差、细胞免疫功能低下；当超敏反应过强时，可加剧炎症反应，甚至发生干酪样坏死，造成组织严重损伤或结核分枝杆菌播散。

二、流行病学

结核病的传染源主要是开放性肺结核患者，但正规化学治疗后 2～4 周，传染性降低。呼吸道为结核病的主要传播途径，其次为消化道，经皮肤、胎盘途径亦可传播，但极少见；小儿通过吸入带结核菌的飞沫或尘埃、饮用了未消毒的牛奶或被结核分枝杆菌污染了的其他食物、与活动性肺结核病人共同进餐、共用餐具等而引起感染。营养不良、生活贫困及居住环境较差的群体是结核病常见的易感人群。但儿童感染结核后是否发病主要取决于：①结核分枝杆菌的数量和毒力；②患儿的免疫状态（机体对结核菌抵抗力的强弱）；③遗传因素（人种、身材等）。

三、辅助检查及治疗要点

（一）辅助检查

1. 结核菌素试验　小儿被结核分枝杆菌感染 4~8 周后，结核菌素试验即可呈阳性反应，因此可以通过结核菌素试验来了解机体的免疫状态，测定受试者是否感染结核病。

（1）试验方法：常用结核菌纯蛋白衍化物（PPD）0.1 mL（含结核菌素 5 U，于左前臂掌侧中下 1/3 处做皮内注射，使之形成直径 6~10 mm 的皮丘，48~72 小时观测注射局部反应。

（2）结果及判断：注射局部由于被结核分枝杆菌致敏的淋巴细胞和巨噬细胞浸润而形成红肿硬结。因此根据红肿硬结的直径来判断反应的强度，一般先量横径再量纵径取两者平均值，以毫米数表示（表 17-2）。记录时直接写硬结直径数而不是符号。

（3）临床意义：

1）阳性反应：①接种卡介苗后；②年长儿无临床表现而呈阳性反应者，表明曾经感染过结核。③3 岁以下小儿尤其是未接种卡介苗者，阳性反应提示有活动性结核，年龄愈小，意义愈大。④强阳性反应，提示有活动性结核。⑤由阴转阳，或反应强度由原来的直径<10 mm增加至直径>10 mm，增加的幅度>6 mm，提示有活动性结核。

表 17-2　　　　　　　　　　　结核菌素试验反应强度判断表

反应	符号	反应性质及强度
阴性	—	无红肿硬结或红肿硬结直径<5 mm
弱阳性	+	红硬，平均直径 5~9 mm
阳性	++	红硬，平均直径 10~19 mm
强阳性	+++	红硬，平均直径>20 mm
极强阳性	++++	同上，局部伴有水疱、坏死、溃疡或淋巴结炎

2）阴性反应：①未感染过结核，机体对结核无免疫力；②结核感染的早期（4~6 周内）；③机体免疫反应受抑制，如重症结核、急性传染病、重度营养不良、长期使用糖皮质激素治疗、肿瘤等；④技术误差或结核菌素制剂效价下降。

2. 结核分枝杆菌涂片及培养　从痰液、胃液、脑脊液、胸腔积液等标本中找结核分枝杆菌是诊断结核病的重要手段，但阳性率较低。其中胃液检查在婴幼儿阳性率相对较高，一般在清晨空腹抽取胃液，采用厚涂片法、荧光染色及培养等进行检查。

3. 结核分枝杆菌抗原抗体检测及生物基因诊断　①用酶联免疫吸附试验或酶联免疫电泳技术检测标本中的抗结核的抗体（PPDIgG 及 PPDIgM）；②DNA 探针分子杂交技术；③聚合酶链式反应（PCR）。

4. 血沉（ESR）检查　结核病活动期血沉增快，抗结核治疗后血沉下降，因此通过血沉的变化可判断结核病灶的活动性及治疗效果。

5. X 线检查　胸部 X 线正、侧位摄片是结核病检查的重要手段之一，阳性率大于结核菌痰涂片，其结果可反映结核病灶的范围、性质、类型、病灶活动及进展情况，亦可观察治疗效果。必要时可进行 CT 扫描或 MRI 检测，有助于发现肿大的淋巴结或隐蔽性病灶。

6. 纤维支气管镜检查　主要诊断支气管内膜结核和支气管淋巴结核。

7. 其他 周围淋巴结穿刺、超声波检查等。

（二）治疗要点

1. 抗结核治疗 现代结核病主要是采用化学合成药和抗结核的抗生素联合应用，按照一定疗程进行治疗，称结核的化学疗法。

（1）化学治疗的原则：早期、联合、适量、规律、全程及分段治疗。

（2）常见的抗结核药物种类：

1）杀菌药物：如异烟肼（INH）、利福平（RFP）为全杀菌药。链霉素（SM）、吡嗪酰胺（PZA）为半杀菌药。

2）抗菌药：如乙胺丁醇（EMB）、乙硫异烟肼（ETH）等。

3）新型抗结核药：如 Rifamate（内含 INH、RFP）、Rifater（内含 INH、RFP 和 PZA），为老药的复合剂型；如 Rifapentine 是一种长效利福霉素的衍生物；如力排肺疾（Dipasic）为一种独立合成的新抗结核药。这些新型抗结核药主要是针对多药耐药性结核菌株而制造的。

（3）化学治疗方案：

1）标准方案：主要用于无明显症状的原发型肺结核，如 INH，RFP 和（或）EMB，疗程 9～12 个月。

2）两阶段疗法：主要用于活动性肺结核、粟粒性肺结核和结核性脑膜炎。

强化阶段：3～4 种杀菌药联合，疗程 3～4 个月。目的在于迅速杀灭敏感菌及生长繁殖活跃的细菌，防止和减少耐药菌的产生。

巩固治疗阶段：两种抗结核药物联用，一般选 INH 和 RFP。疗程 9～12 个月。目的在于消灭残存的结核菌以巩固疗效。

3）短程方案：有 6 个月和 8 个月两种疗程。常选用下列几种 6 个月短程化学治疗方案：①2HRZ/4HR、②2SHRZ/4HR、③2EHRZ/4HR、④2HRZ/4H_3R_4（H_3R_3）。若无 PZA 则将疗程延长至 9 个月。（注：方案中数字表示使用月数，下标数字表示每周使用次数，H＝INH，R＝RFP，Z＝PZA，S＝SM，E＝EMB）。

2. 对症支持疗法 见本节护理部分。

四、预防

1. 早期发现，及时治疗结核菌涂片阳性的患者是预防结核病的主要措施。

2. 普种卡介苗 接种卡介苗是结核病特异性防治的有效措施。

（1）接种对象：新生儿初种卡介苗，7 岁、12 岁时各复种 1 次。

（2）接种禁忌证：原发性或继发性免疫缺陷症患者、急性传染恢复期患儿、注射局部有湿疹者、PPD 阳性者。

3. 预防性化学治疗

（1）适应证：①与开放性结核有密切接触的患儿；②3 岁以下未接种卡介苗，但结核菌素试验阳性者；③结核菌素试验新近由阴性转为阳性者；④结核菌素试验阳性伴有结核中毒症状者；⑤结核菌素试验阳性，新患麻疹或百日咳小儿；⑥结核菌素试验阳性小儿需长期使用肾上腺皮质激素或其他免疫抑制剂者。

（2）方法：异烟肼 10 mg/（kg·d），6～9 个月。

第五节　小儿结核病

原发型肺结核

【疾病概论】

原发型肺结核（primary pulmonary tuberculosis）是指结核分枝杆菌初次侵入肺部发生的原发感染，是小儿肺结核的主要类型，约占小儿各型肺结核总数的 85.3%。原发型肺结核包括原发综合征（primary complex）和支气管淋巴结结核（tuberculosis of tracheobronchial lymphonodus），两者并无原则的区别，它们只是同一疾病发展过程中两种不同的表现形式，在临床表现上难于区分，但在 X 线胸片上表现不同。原发型肺结核大多呈良性经过，少数在机体免疫状态异常时病情进展，如发展为干酪性肺炎、粟粒性肺结核及结核性脑膜炎。

1. 临床表现　多数患儿起病缓慢，临床表现轻重不一，轻者可无任何临床症状，仅在健康体检时发现。一般患儿可有长期不规则低热、盗汗、食欲不振、乏力及消瘦等结核中毒症状，可伴有咳嗽，多为干咳或轻咳。婴幼儿及重症患儿起病较急，体温达 39℃ 左右或更高，但一般情况较好，与发热不相称。若淋巴结肿大明显，在婴幼儿可出现压迫症状，如压迫支气管分叉处可出现百日咳痉挛样咳嗽；压迫支气管可出现喘息；压迫喉返神经可出现声音嘶哑等症状。部分高敏患儿，有时可出现疱疹性结膜炎、皮肤结节性红斑、多发性一过性关节炎等症状。体检时，患儿可有全身浅表淋巴结肿大，但肺部体征不明显。

2. 辅助检查　结核菌素试验呈阳性反应，多可伴有血沉的增快及血红蛋白的下降。X线胸片检查：原发综合征典型的表现为肺内原发病灶、肺门淋巴结肿大以及连接前两者之间的淋巴管炎阴影形成的哑铃状双极影，支气管淋巴结结核可有炎症型、结节型及微小型 3 种表现类型。

【护理评估】

（一）健康史

详细评估患儿近期有无与活动性肺结核病人的密切接触史，是否接种过卡介苗或检查患儿的双上臂有无接种瘢痕；了解患儿近期是否用过肾上腺皮质激素或其他免疫抑制剂；了解患儿最近是否患过麻疹、水痘、百日咳等传染性疾病；了解患儿有无结核中毒症状。

（二）身心状况

1. 症状、体征　应注意评估患儿有无结核中毒症状，如发热的程度及发热的持续时间；咳嗽的性质、程度、持续时间；有无咳痰、痰液的性状及痰量；有无盗汗、乏力等症状；同时评价患儿的体格发育情况，有无明显消瘦或营养不良；全身或局部淋巴结有无肿大；肺部体检是否听到异常呼吸音或干湿性啰音。

2. 社会、心理反应　应注意患儿发病后是否因患结核病或患儿周围伙伴不愿意接近自己而产生自卑情绪和孤独感，或因结核病治疗时间较长而产生畏惧情绪和厌烦心理；家长对结核病的认识情况，患儿和家长双方对此有无足够的心理准备。

（三）辅助检查

一般常规做结核菌素试验、血常规、X线胸片检查。

【常见护理诊断】

1. 营养失调（低于机体需要量）——与食欲下降及疾病慢性消耗有关。
2. 疲乏——与结核分枝杆菌感染有关。
3. 有传播感染的危险——与呼吸道排菌有关。
4. 焦虑——与病程长有关。
5. 知识缺乏（家长）——缺乏预防、治疗、护理等方面的知识。

【护理目标】

1. 患儿的营养状况逐渐改善，体重增加。
2. 患儿的精神状况逐渐好转，活动耐力增加。
3. 患儿的呼吸道隔离措施采取较好。
4. 患儿的焦虑逐渐减轻。
5. 患儿及家长掌握了结核病防治、护理的相关知识。

【护理措施】

（一）一般护理

1. 饮食护理　加强饮食护理是结核治疗过程中一个重要的辅助环节。应为患儿提供高热量、高蛋白、高维生素、富含钙质及容易消化的食物，以增强抵抗力，如增加牛奶的摄入等；指导家长为患儿制定每日的食谱，在保证营养及能量供给的基础上，尽量提供患儿喜爱的食物，同时，注意食物的色、香、味等，以增进患儿食欲。

2. 日常生活护理　保持室内空气流通、阳光充足及适宜的温度、湿度；建立良好的生活制度，保证患儿每日有足够的休息，待病情稳定后可安排患儿进行适当的户外活动，但应避免过度劳累；避免患儿与开放性肺结核病人继续接触，避免和其他传染病，如麻疹、水痘、腮腺炎、百日咳等疾病接触，以防止因免疫力下降而导致结核病情恶化。

3. 病情观察　观察患儿的体温变化，咳嗽是否减轻，盗汗是否消失，食欲、精神、睡眠是否恢复正常。

（二）用药护理

抗结核药物种类多、疗程长，治疗过程中会出现不同程度的不良反应（表17-3），因此需密切观察及时发现以便采取相应的干预措施。

（三）心理护理及健康教育

1. 结核病是一种慢性传染性疾病，治疗周期长，大多数患儿在家治疗，可有害怕打针、服药的心态，甚至因经济条件等原因，容易出现治疗不规律或自行停药的现象。因此护理人员要经常和患儿及家长沟通，了解其心态的变化，及时做好思想工作，并告诫患儿自行停药的严重危害，使其消除顾虑，坚持治疗，树立战胜疾病的信心，直到疾病完全康复。

表 17-3　　　　　　　　　　常用抗结核药物的主要不良反应及处理

药　物	剂量（mg/kg）	不良反应	处理
异烟肼	10～20	周围神经炎	服用维生素 B_6
		肝损害	定期检查肝功能
利福平	15～20	肝损害	定期监测肝功能
		胃肠反应	空腹给药
		偶见皮疹、发热，	观察
		尿、大便、眼泪及唾液等分泌物呈红色	不需特殊处理
链霉素	10～15	听神经及前庭神经损害、肾损害	出现后及时停药，避免合用呋塞米第一代头孢菌素
吡嗪酰胺	20～30	肝损害及关节痛	定期监测肝功能
		尿酸血症	定期监测血尿酸
乙氨丁醇	15	球后视神经炎	眼科检查
氨硫脲	1～5	肝损害、消化道反应、造血障碍	

2. 对原发性活动性肺结核患儿应采取呼吸道隔离，对患儿的痰、餐具、玩具及其他生活用品及时消毒。

【护理评价】

1. 患儿的营养状况是否改善，体重有无增加。
2. 患儿的精神状况是否好转，活动耐力有无增加。
3. 患儿的呼吸道隔离是否采取。
4. 患儿的焦虑是否减轻。
5. 患儿及家长是否掌握了结核病防治、护理的相关知识。

结核性脑膜炎

【疾病概论】

结核性脑膜炎（tuberculous meningitis）简称结脑。常在结核感染后 1 年以内发病，是小儿结核最严重的一型，亦是小儿结核病最主要的死亡原因之一。存活者常出现神经系统后遗症。但自从普种卡介苗及有效抗结核药物使用以来，结核性脑膜炎的预后已大有改进，如能早期诊断、及时治疗及合理的护理，大多数病人可以治愈。

（一）临床表现

大多数患儿起病缓慢，偶有骤然起病者。根据患儿不同程度的症状和症状出现的时间，将病程分为三期，但三期之间并没有严格的界限。

1. 早期（前驱期）　1～2 周，患儿此期的主要表现为性情改变，也可伴有低热、盗汗、消瘦等结核中毒症状。

2. 中期（脑膜刺激征期）　1～2 周，患儿由于颅内压增高，出现剧烈头痛，喷射性呕吐，脑膜刺激征明显，颈项强直、Kernig 征、Brudzinski 征阳性。婴幼儿囟门未闭时，则以囟门隆起为特征，而脑膜刺激征不明显；脑神经受累者，常出现面神经瘫痪、斜视或视力障碍；脑实质受累患儿可出现运动障碍及语言障碍。

3. 晚期（昏迷期） 1～3 周，上述症状进行性加重。患儿可由嗜睡发展为浅昏迷，最后进入深昏迷。患儿可有频繁惊厥、呕吐、反射消失等征象。由于高热及频繁呕吐、患儿可出现水、电解质平衡紊乱。由于摄入不足和慢性消耗，患儿呈极度消瘦，肌肉松弛，最终因颅内压急剧增高而死于脑疝。

（二）辅助检查

1. 结核菌素试验可为阴性。

2. 脑脊液检查 脑脊液压力升高，外观浑浊呈毛玻璃样，潘氏试验阳性，蛋白定量增加；糖和氯化物下降。镜检白细胞（50～500）×10^6/L；分类以淋巴细胞增加为主。将脑脊液静置 12～24 小时后，有网状薄膜形成，取其涂片查找结核菌阳性率较高。脑脊液沉渣直接涂片及培养找到抗酸杆菌即可确诊。还可对脑脊液进行免疫学的相关检查，如 ELISA 结核菌抗原检测、抗结核抗体（PPDIgG、PPDIgM）、免疫球蛋白（IgG、IgM、IgA）及 PCR 的检查。

3. 腺苷脱氨酶（ADA）检查 63%～100%结脑患儿 ADA 增高。

4. X 线检查 85%结脑患儿胸片有改变，其中 90%为活动性肺结核，48%呈粟粒型肺结核改变。必要时可选择头颅 CT 及 MRI（磁共振）检查。

5. 眼底检查 眼底镜检查可见视盘水肿，如见脉络膜粟粒状结节，对确诊结核性脑膜炎有重要意义。

【常见护理诊断】

1. 有生命体征改变的危险——与颅内高压有关。

2. 有窒息的危险——与呕吐物吸入有关。

3. 体液不足——与液体摄入不足、高热及频繁呕吐有关。

4. 有皮肤完整性受损的危险——与极度消瘦、长期卧床、排泄物刺激有关。

5. 焦虑——与病情严重、预后差有关。

6. 知识缺乏（家长）——缺乏结核病治疗和护理的相关知识。

【护理措施】

（一）一般护理

1. 观察病情变化 密切观察患儿体温、脉搏、呼吸、血压等生命体征的变化，密切观察患儿神志、瞳孔、肌张力及惊厥发作情况，以便及时了解病情的进展或好转的趋势，特别是及时发现脑疝的征象，有助于及时采取抢救措施。

2. 饮食护理 为患儿提供足够的热量、蛋白质、维生素及液体，保证患儿有足够的体力与疾病抗争。进食的方式取决于患儿的病情及进食能力。能口服者，少吃多餐，耐心喂养；昏迷患儿，可插胃管鼻饲，有条件的医院可采用胃肠道外营养（静脉营养）的方式。此外，应注意维持水、电解质平衡。

3. 昏迷的护理

（1）患儿需绝对卧床休息，病室内保持安静，相关护理操作应尽量集中进行，以减少对患儿的刺激。

（2）为保护患儿，在惊厥发作时，应在齿间放牙垫，以防舌咬伤。

（3）晚期患儿可因持续惊厥、呼吸衰竭或循环衰竭死亡，因此，止痉、改善呼吸及循环功能、维持患儿正常生命体征是挽救病人生命的重要措施。有呼吸功能障碍的患儿，应维持呼吸道的通畅。患儿取侧卧位，避免舌根后坠堵塞呼吸道。解松衣领，及时清除口鼻分泌物及呕吐物，以防吸入性肺炎或吸入后窒息。通过鼻导管、面罩或人工呼吸给氧，同时用吸痰器吸净呼吸道分泌物。

（4）配合医生做腰穿或侧脑室引流术，操作完成后，需做好病人术后护理，腰穿后患儿需去枕平卧 4～6 小时。

（5）遵医嘱合理使用抗结核药物。

4. 皮肤、黏膜的护理 昏迷患儿长期卧床后，皮肤受压易导致压疮及继发其他化脓性细菌感染。应每 2 小时翻身 1 次，不要搓擦发红的部位或骨隆起部位，可在骨隆起部位置气垫圈或棉垫，每次改变体位的时候，要观察受压部位有无发热或肿胀。每日用温水清洗皮肤两次，在腋窝、腘窝及腹股沟处，涂抹爽身粉或凡士林。保持床单的干燥、清洁与平整，大小便后清洗臀部及会阴部皮肤，及时更换尿布。及时清除残留在颈部、耳根的分泌物。

（二）心理护理

1. 医护人员对待病人及家长要抱有极大的同情心，要尊重家属对治疗及护理的要求，体谅家属及患儿的焦虑情绪，耐心为其提供治疗、护理及生活等各个方面的周到服务。

2. 家长对患儿的预后担忧，护理人员应给予耐心的解释和心理上的支持。经常通过倾听或语言等方式与其进行交流，使患儿及家属放松心态，克服急躁情绪，配合好治疗和护理。

（三）健康教育及指导

由于结脑治疗时间长，患儿病情缓解出院后还需继续治疗，医护人员应给予以下家庭护理指导：

1. 要有长期治疗的思想准备，坚持规律、全程、合理用药。

2. 观察病情及药物的毒副作用，定期门诊复查，防止复发。

3. 为患儿制定良好的生活制度，提供足够的营养，保证休息，适当的户外活动。

4. 避免与开放性肺结核继续接触，防止重复感染。积极预防和治疗各种感染性疾病。

5. 对部分有后遗症的患儿，瘫痪者可行理疗，瘫痪肢体采取被动活动，防止肌肉萎缩，帮助肢体功能恢复；对失语和智力低下者，可进行语言训练及体育锻炼。

第六节 蛔 虫 病

【疾病概论】

蛔虫病（ascariasis）系蛔虫寄生于人体肠道内所致的感染性疾病，是儿童时期发病率较高的肠道寄生虫病之一。患儿轻者可无症状，或仅有消化道症状，重者则出现胆道蛔虫、肠穿孔、重度营养不良等并发症，甚至危及生命。目前，由于生活环境和卫生条件好转，蛔虫病总发病率明显下降。

（一）病原与流行病学

蛔虫是寄生于人体内最大的线虫，其外形呈线状似蚯蚓，雌雄异体。蛔虫成虫寄生于人体小肠，雌雄交配后产卵于肠腔，蛔虫卵随粪便排出体外。蛔虫卵在外界适宜的条件下2~3周发育成熟为感染性蛔虫卵，后者可污染食物、水源，虫卵随污染的食物及水经口感染人体，进入消化道后，胃酸能将大多数虫卵杀死，少数进入小肠孵化出幼虫。幼虫从肠黏膜血管进入血循环，经门静脉、下腔静脉、心脏到达肺，在此处蜕皮2次，穿破肺毛细血管进入肺泡，然后逆呼吸途径移行到咽部，幼虫可随痰再次咽入肠道，在小肠幼虫发育成熟为成虫，整个过程2~3个月。蛔虫成虫寄生于肠道，以肠内未消化的食物为食，掠夺儿童营养，蛔虫的寿命为1~2年。

蛔虫病主要的传染源是患者，通过含虫卵的粪便污染土壤及周围环境，经口吞入是蛔虫病的主要传播途径。小儿也可通过吮指、玩不洁玩具等方式感染。蛔虫病的流行呈全球性，环境污染、卫生条件及经济水平均与蛔虫病的流行密切相关。在气候温暖、潮湿、土地肥沃的地区比干旱、寒冷地区蛔虫病发病率高，农村比城市发病率高，儿童比成人发病率高。WHO统计全球有13亿患者，我国约有5.31亿人感染。

（二）临床表现

1. 成虫寄生症状　蛔虫成虫寄生于小肠，其临床症状的轻重主要取决于虫体数量。大多数患儿无任何不适，或仅有轻微的消化道功能紊乱的表现。患儿可表现为腹痛，多为脐周阵发性疼痛，喜按压。也可表现为食欲减退或食欲增加、恶心、呕吐、腹胀及便秘等。虫体量多时可合并不同程度的营养不良，甚至出现贫血。虫体的代谢产物及毒素吸收后可引起患儿夜间磨牙、睡眠不安、夜惊等。有的患儿还可出现异嗜癖。

2. 幼虫移行所致症状

（1）幼虫在体内移行过程中，其代谢产物、蜕皮等抗原性异物刺激机体的免疫系统，诱发局部或全身出现超敏反应，如皮肤荨麻疹、皮肤瘙痒症、鼻和咽部黏膜刺激感。

（2）幼虫在肺部穿过毛细血管进入肺泡的过程中可引起局部炎症反应。表现为发热、咳嗽、血丝痰、哮喘，严重患儿可出现气促、呼吸困难、发绀；肺部听诊可闻及干啰音及哮鸣音；血常规检查，嗜酸性粒细胞明显增加；X线胸部摄片，肺部可见点片状或云雾状阴影，称蛔幼性肺炎。

（3）幼虫偶尔可移行至肝、脑、肾、眼等部位，产生相应部位受累的临床表现，如肝区疼痛、肝大、肝功能异常。或引起癫痫、眼睑肿胀等。

3. 并发症

（1）胆道蛔虫症：是肠蛔虫症常见的并发症，占全部并发症的64%。由于蛔虫有喜游走好钻孔的习性，当患儿出现发热或不恰当使用驱虫药时，蛔虫受刺激后活动增强，钻入胆道引起胆道蛔虫；由于蛔虫的钻入使胆总管括约肌痉挛及胆道阻塞，患儿常表现为突然的阵发性的右上腹剧烈绞痛，疼痛时剧烈难忍、哭叫翻滚、弯腰屈体、面色苍白，疼痛可向右肩或腰部放射；同时可伴有恶心、呕吐、黄疸等症状，呕吐时常可吐出胆汁或蛔虫；腹部体格检查时仅有右上腹压痛，一般无反跳痛；部分患儿可诱发胆道感染或胆囊炎。

（2）蛔虫性肠梗阻：由于大量蛔虫扭结成团阻塞肠道，或蛔虫寄生并刺激肠壁引起肠痉挛。患儿可表现为部分性或完全性肠梗阻；临床出现间歇性脐周或右下腹疼痛且阵发性加剧，可伴有腹胀、恶心呕吐等；腹部视诊时可见肠型或胃肠蠕动波，触诊时扪及可移动的条索状的包块；腹部 X 线摄片可见液平面和肠充气；严重患儿可伴有高热、脱水、酸中毒，甚者出现肠穿孔及弥漫性腹膜炎。

（3）蛔虫性阑尾炎及胰腺炎：蛔虫钻入阑尾或胰腺导管引起相应部位的炎症或阻塞症状。

（三）辅助检查

肠蛔虫症常采用粪便直接涂片检查，检出率可达 95％。其他部位的蛔虫感染则根据寄生部位分别采取胸部或腹部 X 线摄片检测、血常规检查等。

（四）治疗要点

1. 驱虫治疗　常用的驱蛔虫药有甲苯达唑、阿苯达唑、左旋咪唑、哌嗪等。

2. 并发症治疗　并发胆道蛔虫时应采取解痉止痛、驱虫及控制感染的处理措施，解痉剂常用阿托品或颠茄、东莨菪碱等。并发肠梗阻时采取禁食、胃肠减压、解痉、补液、止痛等内科保守治疗，症状缓解后给予驱虫治疗，内科治疗无效者可进行外科手术治疗。

【护理诊断/问题】

1. 疼痛——与蛔虫导致肠道和胆道平滑肌痉挛有关。
2. 营养失调（低于机体需要量）——与蛔虫掠夺宿主的营养及影响营养的吸收有关。
3. 潜在并发症——胆道蛔虫症、蛔虫性胆囊炎、蛔虫性肠梗阻。
4. 知识缺乏——缺乏个人卫生、饮食卫生及环境卫生的相关知识。

【护理措施】

（一）一般护理

1. 减轻疼痛　可采用腹部按揉或热敷方法帮助患儿减轻疼痛，必要时遵医嘱给解痉止痛药。

2. 加强营养　增加患儿食欲，通过增加食物种类、改进烹调方法或用助消化的药物。给患儿补充易消化吸收、富含蛋白质、热量及维生素的食物。

3. 密切观察病情变化　观察患儿腹痛的发作情况，有无局部压痛及肌紧张。患儿大便是否成形，有无虫体排出。由于蛔虫喜钻孔，因此特别要观察患儿肠道外的其他症状出现情况，如伴有右上腹剧烈阵发性绞痛、发热、黄疸表明胆道受累；如腹壁有肠形、肠蠕动波及腹胀、肠鸣音亢进等表明并发肠梗阻。一旦有并发症征象出现，及时向医生报告，并采取相应的护理及治疗措施。此外，在使用驱虫药治疗后，要注意观察治疗效果，有无虫体排出或及时复查大便检查。甲苯达唑、阿苯达唑、左旋咪唑等药物疗效较好，毒副作用较少。一般仅有胃肠道反应，个别可有头晕、头痛，但能自行消失，大量使用时亦可出现超敏反应、粒细胞减少及脱发。

（二）健康教育

指导患儿及家长掌握蛔虫病预防知识。搞好个人、环境、饮食卫生，养成良好的生活习惯。

第七节 蛲虫病

【疾病概论】

蛲虫病（enterobiasis，pinworm）是指蛲虫寄生于人体肠道所致的一种感染性疾病。蛲虫病是幼儿期特别是集体机构儿童发病率较高的寄生虫病。临床特征为肛周及会阴瘙痒、睡眠不安。

（一）病原与流行病学

蛲虫成虫外形呈线形，乳白色，似线头状。虫体长约 1 cm，雌雄异体。成虫常寄生于人体结肠、盲肠、阑尾、直肠及回肠下段，雌雄交配后雄虫很快死亡；雌虫则随肠蠕动向肠道下段移行，夜间由于肛门括约肌松弛，雌虫爬出至肠道、肛周，因肛周局部温度、空气等周围环境的改变，雌虫产卵于肛周黏膜及会阴黏膜皱褶处，约 6 小时后，蛲虫卵发育为感染性虫卵。雌虫产卵后大多数死亡，也有少数雌虫回到肠道，但也有少数雌虫可移行于尿道和阴道，引起相应部位受累。肛周的感染性蛲虫卵如果污染患儿手指、衣物及玩具，可经食入进入肠道，虫卵 2~3 周发育成熟，成虫寿命约 2 个月。

患者是蛲虫病惟一的传染源。蛲虫病的感染方式主要是通过肛—手—口（自体体外重复感染）直接感染或人群之间接触感染，偶见肛周孵化的幼虫爬回肠道的逆行感染。蛲虫卵抵抗力较强、感染方式简单，因此易于流行。

蛲虫感染呈世界性分布，我国蛲虫的平均感染率约 26.36%。

（二）临床表现

大多数患儿可无任何症状。仅有少数患儿出现临床症状。蛲虫病的主要症状为肛周瘙痒症，患儿因瘙痒可影响睡眠及休息，抓破局部皮肤可继发感染。此外，由于肠道寄生其代谢产物或虫体本身机械性刺激，少数患儿可出现恶心、呕吐、食欲减退等消化道紊乱症状或慢性肠炎。偶有因异位寄生而出现阴道炎、尿道炎及阑尾炎。

（三）辅助检查

蛲虫病常采用肛周透明胶纸法或棉签涂擦法查虫卵。

（四）治疗要点

本病的治疗要点主要是采取积极的预防措施。常用的驱虫药有：噻嘧啶、甲苯达唑、阿苯达唑等。

【护理诊断】

1. 舒适的改变——与肛周瘙痒有关。
2. 知识缺乏（家长）——缺乏蛲虫病的防治知识。

【护理措施】

（一）一般护理

1. 肛周及会阴部局部护理　每晚用温水洗净肛门、会阴部皮肤后，用蛲虫软膏涂肛周或用双羟萘酸嘧啶栓剂塞肛门，或遵医嘱服药。

2. 指导患儿进行驱虫治疗，并注意药物的不良反应，常见驱虫药的不良反应见"蛔虫病"。

（二）健康教育

1. 指导家长夜间检查成虫和收集虫卵的方法：夜间患儿熟睡后 1～3 小时，观察肛门周围及会阴黏膜皱褶处有无 1 cm 大小白色线头状小虫，清晨起床前剪下市售的透明胶纸，贴于肛周然后揭下，操作时需用手指将肛周黏膜皱褶绷平，以提高检出率；或用等渗盐水浸润的清洁棉签在肛周涂擦以获取虫卵。

2. 本病易重复感染，单纯治疗易复发，因此必须与预防相结合才能根治蛲虫病。集体生活的儿童要定期普查、普治。对家长及保育人员要进行蛲虫病知识的指导。教育患儿养成良好的卫生习惯，如饭前、便后及睡前洗手，勤剪指甲，不吸吮指甲，不穿开裆裤。患儿的衣裤、被单需煮沸，图书、玩具及日常用品用紫外线或日光消毒 6～8 小时。其他与患儿密切接触者应进行治疗，以避免再感染。

〔王　薇〕

附　　录

附录一　儿科护理病历的书写及表格

护理病历是对护理活动准确、完整的记录。护理程序是儿科护理活动的基础，儿科护理病历包括护理评估、诊断与计划、实施和评价四个方面。

一、评估

（一）健康史

1. 一般情况

姓名_____别名（小名）____性别____年龄____岁____月____天（小婴儿）

出生日期____年____月_日_时　生于____省____县（市）____乡

民族____住址_____联系电话_____

病房____床号____住院号_____入院医疗诊断_____

入院日期____年____月____日____时

病历申述者_____病史采集日期____年____月____日____时

主管护士_____主管医生_____

2. 主诉　包括此次就诊的主要原因和发病经过等。

3. 现病史　包括此次患病的详细情况，包括发病时间，主要症状、病情发展、严重程度以及接受过何种处理等，还应包括其他系统和全身的伴随症状，以及同时存在的疾病，如营养缺乏疾病、贫血和佝偻病等。

4. 个人史

（1）出生史：

第____胎 第____产 足月产____早产____产院生产____家庭生产____

母亲孕期情况：_____

分娩经过（包括生产方式）：_____

出生时情况：窒息____产伤____ Apgar 评分 1 分钟____ 5 分钟____体重____

（2）喂养史：

乳儿期：

母乳喂养：每日____次 其他____

人工喂养：乳品种类____ 冲调浓度____ 每日____次 每次____ mL

辅食添加（开始月龄和方法）：果汁、菜汁____蛋黄____淀粉类____肉类____果菜类____其他_____小儿反应_____

维生素 A、维生素 D 制剂：开始服用时间_____ 剂型及每日剂量_____

进食方式：奶瓶_____ 杯子_____

较大儿童：

食品种类＿＿＿ 每日＿次，每次食量＿＿＿ 食欲＿＿＿ 喜欢的食物＿＿＿＿＿ 不喜欢的食物＿＿＿

不良饮食习惯：挑食＿＿＿ 偏食＿＿＿ 吃零食＿＿＿ 其他＿＿＿＿＿＿＿

喂养问题：

呕吐＿＿＿ 腹泻＿＿＿＿＿ 腹痛＿＿＿ 溢奶＿＿＿ 其他＿＿＿＿＿＿＿＿＿

（3）生长发育史：

以往体格生长指标记录：中等＿＿＿ 偏高＿＿＿ 偏低＿＿＿ 乳牙萌出＿＿＿ 换牙＿＿＿

动作能：开始会抬头＿＿＿ 翻身＿＿＿ 坐＿＿＿ 爬＿＿＿ 站＿＿＿走＿＿＿

语言能：无意识叫"爸爸、妈妈"＿＿＿ 有意识叫"爸爸、妈妈"＿＿＿ 现在＿＿＿＿＿＿

认知发展：时间概念＿＿＿＿＿＿ 空间概念＿＿＿＿＿＿

学业（幼儿园、学校）：好＿＿＿ 中＿＿＿ 差＿＿＿

心理社会发展：个性：外向＿＿＿＿ 内向＿＿＿＿＿ 温和＿＿＿＿＿ 易激惹＿＿＿＿＿

对新环境适应：好＿＿＿＿＿ 不良＿＿＿＿ 与他人交往：好＿＿＿＿ 中＿＿＿＿ 差＿＿＿＿

游戏发展：喜欢的玩具＿＿＿＿＿＿＿ 喜欢的游戏＿＿＿＿＿＿＿

（4）既往健康史：

预防接种：卡介苗＿＿＿＿ 乙肝疫苗＿＿＿＿ 百白破三联制剂＿＿＿＿ 麻疹疫苗＿＿＿＿ 脊髓灰质炎疫苗＿＿＿＿ 流脑疫苗＿＿＿＿ 乙脑疫苗＿＿＿＿ 其他＿＿＿＿＿＿＿

患过何种疾病（时间、诊断、转归）＿＿＿＿＿＿＿ 意外伤害＿＿＿＿＿＿＿＿＿

住院史（时间、诊断、转归）＿＿＿＿＿＿＿＿＿＿＿＿＿＿＿

儿童对疾病、住院的反应（如退行性行为）＿＿＿＿＿＿＿＿＿＿＿＿＿＿＿

过敏史：药物＿＿＿＿＿＿ 食物＿＿＿＿＿＿ 其他＿＿＿＿＿＿＿＿＿＿＿

近期用药史（名称、剂量、服药方法等）＿＿＿＿＿＿＿＿＿＿＿＿＿＿＿＿＿＿＿＿

5. 日常活动

活动环境：在家＿＿＿＿＿ 托儿所＿＿＿＿＿ 幼儿园＿＿＿＿＿ 学校＿＿＿＿＿＿＿＿ 照顾者＿＿＿＿＿＿＿

卫生习惯：洗澡＿＿＿＿＿ 换衣＿＿＿＿＿ 刷牙＿＿＿＿＿ 生活自理情况·＿＿＿＿＿＿＿

睡眠与休息：每日睡＿＿＿＿＿小时 白天小睡＿＿＿＿＿＿＿＿次

睡眠习惯（如自己入睡、抱睡）＿＿＿＿＿＿＿＿＿＿＿＿

户外活动：每日＿＿＿＿＿小时

排泄习惯：大便＿＿＿＿＿次/日 便盆＿＿＿＿＿ 尿布＿＿＿＿＿ 其他＿＿＿＿＿＿ 习惯用语＿＿＿＿＿

小便＿＿＿次/日 便盆＿＿＿ 尿布＿＿＿ 其他＿＿＿ 习惯用语＿＿＿ 自理情况＿＿＿＿＿

较大儿童：吸烟＿＿＿＿＿ 饮酒＿＿＿＿＿＿ 滥用药物＿＿＿＿＿＿＿

特殊行为问题：吮拇指＿＿＿＿＿＿ 咬指甲＿＿＿＿＿ 手淫＿＿＿＿＿ 其他＿＿＿＿＿＿

6. 家庭状况

父亲：姓名＿＿＿ 年龄＿＿＿ 职业＿＿＿ 文化程度＿＿＿ 工作单位＿＿＿＿＿＿ 健康状况＿＿＿＿＿＿

母亲：姓名＿＿＿ 年龄＿＿＿ 职业＿＿＿ 文化程度＿＿＿ 工作单位＿＿＿＿＿＿ 健康状况＿＿＿＿ 妊娠次数和结果＿＿＿＿＿＿＿

父母是否为近亲婚配＿＿＿＿ 家庭成员有无毒物接触史＿＿＿＿ 兄弟姐妹健康状况＿＿＿＿＿＿

传染性疾病史＿＿＿＿＿＿＿＿＿ 遗传性疾病史＿＿＿＿＿＿＿＿

家庭经济状况：上等＿＿＿＿＿ 中等＿＿＿＿＿ 下等＿＿＿＿＿

居住环境（阳光、空气水）：好＿＿＿＿＿ 中＿＿＿＿＿ 差＿＿＿＿＿

宗教信仰＿＿＿＿＿＿＿＿＿＿

家庭成员间的关系：和谐＿＿＿＿＿ 冷淡＿＿＿＿＿ 经常争吵＿＿＿＿＿

家长对小儿的教养：严格＿＿＿＿＿ 一般＿＿＿＿＿ 放纵＿＿＿＿＿

对小儿的期望＿＿＿＿＿＿＿＿＿＿＿＿＿＿＿＿＿＿＿＿

家长对患儿疾病的了解程度_____

儿童住院后对家庭的影响_____

目前家长最关心的问题_____

（二）体格检查

1. 一般情况

体温____ 呼吸____ 脉搏____ 血压____ 体重____ 身高____ 头围____ 胸围____ 发育____ 营养____ 四肢活动____ 哭声____ 病容____ 精神状态____

皮肤及皮下脂肪：皮疹____ 黄疸____ 弹性____ 腹部皮下脂肪厚度____ 其他____

2. 淋巴结 _____

3. 头部 头颅外形_____ 头发_____ 前囟_____ 骨缝_____ 颅骨软化_____ 眼睛_____ 耳_____ 咽_____ 口腔（黏膜、扁桃体牙齿）_____

4. 颈部 _____

5. 胸部 胸廓____ 鸡胸____ 漏斗胸有____ 肋骨串珠_____ 郝氏沟____ 肋缘外翻____

6. 呼吸系统 呼吸节律____ 口周青紫____ 鼻翼扇动____ 三凹征____

7. 肺 望诊_____ 触诊_____ 叩诊_____ 听诊_____

8. 心脏 望诊_____ 触诊_____ 叩诊_____ 听诊_____

9. 腹部 望诊_____ 触诊_____ 叩诊_____ 听诊____肝____脾____

10. 脊柱四肢 _____

11. 神经系统 生理反射（小婴儿）____肌张力____病理反射____脑膜刺激征_____

12. 门诊化验 _____

二、护理诊断与护理计划

护理计划单

日期	护理诊断	预期目标	护理措施	评价

三、护理计划的实施

护理计划实施记录单

日期/时间	护 理 活 动	签名

四、评价

内容包括对护理计划中目标是否达到的评价以及出院小结。

附录二 丹佛智能发育筛查法

丹佛智能发育筛查法（DDST）适用对象为 6 岁以下基本正常的儿童（附图 5）。包括 4 个能区，共 105 个项目。图的顶边线及底边线画有年（月）龄。105 个项目均以横块表示，置于年（月）龄线各能区之内。横块上标有正常儿童 25％、50％、75％、90％能完成该项目的年（月）龄刻度。某些项目由家长报道，完成的则于横块上注"R"。

此法属筛查法，并非智能发育诊断方法，不能测定智商，无法预测小儿将来的发育，也不能诊断和评价智能发育障碍的名称和程度，仅用于检查个别小儿的智能发育是否在正常范围之内。发现异常或可疑者应进一步做诊断性测试。

主试者必须接受严格训练，并按规定方法及物品进行检查。测验的成功需要家长特别是小儿的配合，因此，必须使小儿舒适安定、集中注意力。

一、测验程序

按图中横块右上端号码对照下列各项，进行检查并记录：

1. 检查者逗小儿笑，检查者自己向小儿微笑，或交谈，或招手，但不要接触小儿，小儿做出微笑应答。

2. 当小儿正在高兴地玩着玩具时，检查者从其手中抢走玩具，如遭拒绝，算及格。

3. 小儿自己能穿鞋（不要求系鞋带）、穿衣（不要求自己系背部纽扣）。

4. 把一线团距离小儿面前 15 cm，向左右交替移动，如小儿的眼跟踪 90°到中线，算通过（小儿眼随视 180°或过中线均算通过）。

5. 用摇浪鼓接触小儿的手背或指端，小儿能握住它。

6. 小球从桌边滚下时，小儿视线会跟随它，好像在追逐它，或想看看它究竟到哪儿去了。检查者掷出球时，应敏捷地使球落下，勿挥臂，使小儿几乎见不到检查者的手。

7. 小儿用拇指和另一指捏小丸（平剪摘）。

8. 小儿用示指、拇指指端捏小丸，捏时腕部离开桌面（垂直摘）。

9. 照样学画圈，不示范，不说出式样，只要封住口就算通过（附图 1）。

10. 先给小儿看长短 2 条线，后问哪条线长一些？然后把线旋转 180°，再问哪条长（附图 2）？（3 试 3 成或 6 试 5 成）

11. 令画"十"字，只要画成交叉线即算通过（附图 3）。

12. 先嘱小儿照样画方形，如失败，检查者再示范。要求图案具有 4 个方角便算及格（附图 4）。

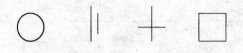

附图 1　　附图 2　　附图 3　　附图 4

测试 9 项、11 项、12 项时，不说出式样，9 项、11 项不示范。

13. 评分时，对称部分每侧算作 1 个单元。（两臂、两腿、两眼等仅算作 1 个单元）

14. 点画片嘱小儿说出图形的名称。（仅做声而未叫出物名，不记分）

15. 检查者嘱小儿：①把积木给妈妈；②把积木放在桌子上；③把积木放在地上。（3 试 3 成，不能给

小儿任何暗示）

16. 检查者提问小儿：①冷了怎么办？②饿了怎么办？③累了怎么办？（3 问 2 答对）

17. 检查者嘱小儿：①把积木放在桌上；②放在桌下；③放在椅子前；④放在椅子后。（4 试 3 成，不能给任何暗示）

18. 检查者嘱小儿口头填空："火是热的，冰是_____"；"妈妈是女的，爸爸是_____"；"马是大的，老鼠是_____"。（3 题 2 对）

19. 嘱小儿解释下列 9 个词的意义：球、河、桌子、房屋、香蕉（或其他水果）、窗帘、天花板、篱笆、人行道。能说出用途、外形、结构、成分或分类都算及格（如香蕉是水果，不只说颜色是黄的）。

20. 提问小儿："钥匙是什么做的?"，"鞋是什么做的?"，"门是什么做的?""不能以其他事物代问。（3 试 3 成）

21. 令小儿俯卧用双侧前臂和（或）用双手撑住，使胸部离开桌面。

22. 小儿仰卧位，检查者抓其双手拉他坐起，如头不后倾为及格。

23. 小儿可扶墙壁或栏杆上楼梯，但不准别人扶或爬行。

24. 小儿举手过肩，能掷球给 1 m 外的检查者。

25. 小儿能并足平地跳远约 21 cm。

26. 嘱小儿向前沿直线行走，前后两脚间距离不超过 2.5 cm。检查者可做示范。小儿必须连续走 4 步。（3 试 2 成）

27. 检查者在 90 cm 外，把皮球拍给小儿，要求小儿能用手接球，不准用臂抱球。（3 试 2 成）

28. 嘱小儿沿直线后退行步，前脚跟与后脚尖距离不超过 2.5 cm。检查者可示范。小儿必须连续退 4 步。（3 试 2 成）

二、测验结果评定

DDST 最后评定结果，可分为正常、可疑、异常、无法测定。

1. 异常　2 个或以上能区具有 2 个或以上项目迟长。

2. 异常　1 个能区具有 2 个或以上项目迟长，加上 1 个或更多能区具有 1 项迟长和同区通过年龄线的项目都失败。

3. 可疑　1 个或更多能区具有 1 项迟长和同区通过年龄线的项目都失败。

4. 可疑　1 个能区具有 2 个或以上项目迟长。

5. 无法测定　由于小儿不合作无法测定。注意不能将不合作误判为失败。

6. 正常　无上述情况者。

附录三　小儿临床检验正常参考值

一、各年龄小儿血细胞参考值

测定项目	第1日	2～7日	2周	3个月	6个月	1～2岁	4～5岁	8～14岁
红细胞($\times10^{12}$/L)	5.7～7.0	5.2～5.7	4.2	3.9	4.2	4.3	4.4	4.5
有核红细胞	0.03～0.10	0.03～0.10	0	0	0	0	0	0
网织红细胞	0.04～0.06	0.01～0.03	0.003～0.01	0.015	0.005	0.005	0.005	0.005
红细胞平均直径(μm)	8.0～8.6	8.0～8.6	7.7	7.3	7.3	7.1	7.2	7.2
血红蛋白(g/L)	180～220	163～180	150	111	123	118	134	139
红细胞比容	0.53	0.53	0.43	0.34	0.37	0.37	0.40	0.41
红细胞平均体积(MCV)(fL)	35	35	34	29	28	29	30	31
红细胞平均血红蛋白浓度(MCHC)	0.32	0.32	0.34	0.33	0.33	0.32	0.33	0.34
白细胞($\times10^9$/L)	20	15	12	12	12	11	8～10	8～10
中性粒细胞	0.65	0.40	0.35	0.35	0.31	0.36	0.58	0.55～0.70
嗜酸与嗜碱性细胞	0.03	0.05	0.04	0.04	0.03	0.02	0.02	0.02
淋巴细胞	0.20	0.40	0.55	0.55	0.60	0.56	0.34	0.30
单核细胞	0.07	0.12	0.06	0.06	0.06	0.06	0.06	0.06
未成熟白细胞	0.10	0.03	0	0	0	0	0	0
血小板($\times10^9$/L)				150～250				

二、血生化检验正常参考值

测定项目	采血量（mL）	正常参考值（法定单位）
钠（S）	2	135～145 mmol/L
钾（S）	2	3.5～4.5 mmol/L
氯（S）	1	96～106 mmol/L
磷（S）	1	1.3～1.9 mmol/L
钙（S）	1	2.25～2.8 mmol/L
镁（S）	1	0.75～1.05 mmol/L
铁（S）	1	9.0～30 μmol/L
铁结合力（S）	2	40～77 μmol/L
锌（S）	1	7.65～22.95 μmol/L
铜（S）	2	11～23.6 μmol/L
铅（S）	2	<1.45 μmol/L
二氧化碳结合力（P）	3	22～31 mmol/L
葡萄糖（空腹，B）	2	3.9～6.1 mmol/L

测定项目	采血量（mL）	正常参考值（法定单位）
总蛋白（P）	2	60～80 g/L
清蛋白（P）	2	38～54 g/L
球蛋白（P）	2	20～30 g/L
蛋白电泳（P）	2	
清蛋白		0.55～0.61
α_1 球蛋白		0.04～0.05
α_2 球蛋白		0.06～0.10
β 球蛋白		0.09～0.12
γ 球蛋白		0.15～0.20
胆固醇（P，S）	2	3.12～5.2 mmol/L
总胆红素（S）	2	3.4～17.1 μmol/L
直接胆红素（P）	2	0.50～3.4 μmol/L
尿素氮（B）	3	1.78～7.14 mmol/L
肌酐（S）	3	44～133 μmol/L
蛋白结合碘（S）	3	270～550 mmol/L
铜蓝蛋白（S）	1	0.21～0.53 g/L
抗链球菌溶血素"O"（S）	3	<500 U
红细胞沉降率（B）	1.6	0～20 mm/h
谷丙转氨酶（S）	2	5～25 U/L
谷草转氨酶（S）	2	<40 U/L
碱性磷酸酶（S）	2	<350 U/L
二氧化碳分压（A，B）	1.5	4.8～5.9 kPa
氧分压（A，B）		10～14 kPa
氧饱和度（A，B）		0.90～0.98 mmol/mol
（V）		0.6～0.8 mol/mol
氢离子浓度（A，B）		35～50 mmol/L

注：（A）代表标本为动脉血，（B）全血，（P）血浆，（S）血清，（V）静脉血。

三、尿液检查正常参考值

测定项目	正常参考值
尿蛋白定性	阴性
尿蛋白定量	<80 mg/24h
尿糖定性	阴性
尿糖定量	<2.78 mmol/24h
相对密度	1.015～1.025，晨尿>1.020
渗透压	婴儿 50～700 mmol/L
	儿童 300～1 400 mmol/L
氢离子浓度	0.01～32 μmol/L（平均 1.0 μmol/L）
沉渣镜检	
白细胞	<5 个/HP
红细胞	<3 个/HP

测定项目	正常参考值
管型	无或偶见
Addis 计数	
白细胞	<100 万个/12h
红细胞	0~50 万个/12h
管型	<3400 个/h
尿胆原	0.84~4.2 μmol/24h
钠	130~260 mmol/(L·24h)
钾	25~100 mmol/(L·d)（随进食量而异）
氯	100~250 mmol/d
钙	2.5~7.5 mmol/L
磷	16~42 mmol/24h
镁	3.00~5.00 mmol/d
肌酸	0.08~2.06 mmol/24h
肌酐	0.11~0.132 mmol/(kg·24h)
尿素	166~580 mmol/24h
淀粉酶	80~300 U/h（Somogyi 法）
17-羟类固醇	婴儿 1.4~2.8 μmol/24h
	儿童 2.8~15.5 μmol/24h
17-酮类固醇	2 岁以下：<3.5 μmol/24h
	2~12 岁：3.5~21 μmol/24h
酚红试验	2 小时排出量>55%
稀释试验	至少有 1 次尿相对密度<1.003
浓缩试验	至少有 1 次尿相对密度>1.020

四、小儿脑脊液正常参考值

测定项目	正常参考值
压力	新生儿：290~780 Pa
	儿童：690~1960 Pa
细胞数	
红细胞	<2 周：675×10⁶/L
	>2 周：0~2×10⁶/L
白细胞（多为淋巴细胞）	婴儿：0~20×10⁶/L
	儿童：0~10×10⁶/L
蛋白	
定性（Pandy 试验）	阴性
定量	新生儿：200~1 200 mg/L
	儿童：200~400 mg/L
糖	婴儿：3.9~5.0 mmol/L
	儿童：2.5~4.4 mmol/L
氯化物	婴儿：111~122 mmol/L
	儿童：117~127 mmol/L

附录四　常用食品及水果营养成分表

食物名称	食部(%)	水分(g)	蛋白(g)	脂肪(g)	糖类(g)	热量(kJ)	热量(kcal)	钙(mg)	磷(mg)	铁(mg)	锌(mg)	胡萝卜素(mg)	维生素B₁(mg)	维生素B₂(mg)	烟酸(mg)	维生素C(mg)
米	100	13.0	8.2	1.8	75.5	1467	351	10	221	2.4	1.70	0	0.22	0.06	1.8	0
面粉	100	12	9.9	1.8	74.5	1482	354	38	268	4.2	1.22	0	0.46	0.06	2.5	0
麦片	100	7.9	14	7.0	68	1637	391	69	392	3.8	2.59	0	0.6	0.14	1.0	0
小米	100	11.1	9.7	3.5	72.8	1516	362	29	240	4.7	1.87	0.19	0.57	0.12	1.6	0
猪肉	100	29.3	9.5	59.8	0.9	2428	580	6	101	1.4	2.06		0.53	0.12	4.2	
牛肉	100	68.6	20.1	10.2	0	720	172	7	170	0.9	3.67	0	0.07	0.15	6.0	
羊肉	100	58.7	11.1	28.8	0.8	1285	307				3.22	0	0.07	0.13	4.9	0
鸡肉	34	74.2	21.5	2.5	0.7	465	111	11	190	1.5	1.09		0.03	0.09	8.0	
鸭肉	24	74.6	16.5	7.5	0.5	779	186	7			1.33		0.07	0.15	4.7	
鸡蛋	85	71.0	14.7	11.6	1.6	712	170	55	210	2.7	1.01	1440	0.16	0.31	0.1	
鸭蛋	87	70.0	8.7	9.8	10.3	687	164	71	210	3.2	1.67	1380	0.15	0.37	0.1	
带鱼	72	74.1	18.1	7.4	3.1	582	139	24	160	1.1	0.70		0.01	0.09	1.9	
人乳	100	87.6	1.5	3.7	6.9	281	67	34	15	0.1	0.28	250	0.01	0.04	0.1	6
牛乳	100	87.0	3.3	4.0	5.0	289	69	120	93	0.2	0.42	140	0.04	0.13	0.2	1
羊乳	100	86.9	3.8	4.1	4.3	289	69	140	106	0.1	0.29	80	0.05	0.13	0.3	
黄豆	100	10.2	36.3	18.4	25.3	1725	412	367	571	11.0	3.34	0.4	0.79	0.25	2.1	0
红豆	100	9.0	21.7	0.8	60.7	1411	337	76	386	4.5			0.43	0.16	2.1	0
绿豆	100	9.5	23.8	0.5	58.8	1403	335	80	360	6.8	2.18	0.22	0.53	0.12	1.8	0
豆浆	100		5.2	2.5	3.7	243	58	57	88	1.7	0.24	0.05	0.12	0.04		0
蚕豆	100	13.0	28.2	0.8	48.6	1315	314	71	340	7.0	4.76	0	0.39	0.27	2.6	0
豆腐	100	90	4.7	1.3	2.8	251	60	240	64	1.4	1.11		0.06	0.03	0.1	0
黄豆芽	100	77.0	11.5	2.0	7.1	385	92	68	102	1.8	0.54	0.03	0.17	0.11	0.8	4
绿豆芽	100	91.9	3.2	0.1	3.7	121	29	23	51	0.9	0.35	0.04	0.07	0.06	0.7	6
毛豆	42	69.8	13.6	5.7	7.1	561	134	100	219	6.4	1.73	0.28	0.33	0.16	1.7	25
四季豆	95	92	1.7	0.5	3.8	113	27	61	43	2.0	0.23	0.26		0.10	0.5	6
甘薯	87	67.1	1.8	0.2	29.5	530	127	18	20	0.4	0.15	1.31	0.12	0.04	0.5	30
马铃薯	88	79.9	2.3	0.1	16.6	322	77	11	64	1.2	0.37	0.01	0.10	0.03	0.4	16
芋头	85	78.8	2.2	0.1	17.5	335	80	19	51	0.6	0.49	0.02	0.06	0.03	0.07	4
胡萝卜	79	89.3	0.6	0.3	8.3	158	38	19	29	0.7	0.14	1.35	0.04	0.04	0.4	12
白萝卜	78	91.7	0.6	0	5.7	105	25	49	34	0.5	0.30	0.01	0.02	0.04	0.5	30
大白菜	89	96	0.9	0.1	1.7	46	11	45	29	0.6	0.21		0.01	0.04	0.5	45
菠菜	89	91.8	2.4	0.5	3.1	113	27	72	53	1.8	0.85	3.87	0.04	0.13	0.6	39
菜花	53	92.6	2.4	0.4	3.0	105	25	18	53	0.7	2.15	0.08	0.06	0.08	0.8	88
番茄	97	95.9	0.8	0.3	2.2	63	15	8	24	0.8	0.13	0.37	0.03	0.02		8
苹果	81	84.6	0.4	0.5	13.0	243	58	11	9	0.3	0.19	0.08	0.01	0.01	0.1	微量
梨	76	83.6	0.2	0.2	10.0	180	43	4	14	0.9	0.10	0.01	0.02	0.01	0.2	3
香蕉	56	77.1	1.2	0.6	19.5	368	88	9	31	0.6		0.25	0.02	0.05	0.7	6

实 习 指 导

实习一　小儿生长发育、小儿营养及儿童保健

【目的】

1. 掌握小儿生长发育的测量方法及评价。
2. 掌握小儿预防接种的实施程序和注意事项，熟悉儿童保健措施。
3. 熟悉小儿营养状况的评价。
4. 了解小儿膳食调查的方法。

【时数】3 学时。

【准备】联系托幼机构，准备不同年龄阶段小儿 4～5 名。

【内容】

（一）步骤

1. 组织学生参观托儿所、幼儿园，了解托幼机构的设施及环境要求。
2. 参观托幼机构食堂，了解小儿的膳食情况。
3. 参观托儿所或幼儿园医务室，了解儿童保健措施，医务室老师介绍预防接种程序及管理制度。
4. 根据学生人数分为若干组，在老师指导下每组学生对 1 名小儿进行体格测量。
5. 组织学生讨论测量结果，对小儿生长发育和营养状况进行评价。

（二）测量方法

1. 体重测量方法　测量前将秤校正至零点，嘱小儿排空大小便；尽量脱去衣服；测量时，小婴儿卧于称盘中，1～2 岁小儿蹲于称盘的中央，年长儿可赤足站在踏板适中部位，两手自然下垂，不能摇动或接触其他物体，以免影响准确性。

2. 身高测量方法　3 岁以下小儿取卧位测身长：脱去帽、鞋、袜，穿单衣仰卧于量床底板中线上，助手将其头扶正，头顶接触头板，小儿面向上，测量者位于小儿右侧，左手握住双膝，使腿伸直，右手移动足板使其接触两侧足跟，然后读刻度，误差不超过 0.1 cm。

3 岁以上小儿量身高：取立正姿势，两眼直视正前方，胸部稍挺起，腹部微后收，两臂自然下垂，手指并拢，脚跟靠拢，脚尖分开约 60°，使其两足跟、臀部和两肩胛间同时靠着立柱，头部保持正直位置，然后测量；使底板与颅顶点接触，同时观察被测者姿势是否正确，然后读立柱上数字，误差不超过 0.1 cm。

3. 头围测量　用左手拇指固定软尺零点于小儿头部右侧眉弓上缘紧贴头皮，从眉弓上

缘经枕骨结节绕头 1 周回到零点，读厘米数，头发多的小儿，应将头发拨开测量头围。

4. 胸围测量　3 岁以下小儿取卧位，3 岁以上小儿取立位，测量时嘱小儿两手自然平放或下垂，两眼平视，测量者立于前方或右方，用左拇指将零点固定于小儿胸前乳头下缘，右手将软尺经右侧绕背部以肩胛骨下角下缘为准，经左侧面回到零点，取平静呼吸气时的中间读数，误差不超过 0.1 cm

5. 牙齿测量　出生后 4～10 个月乳牙开始萌出，最晚 2.5 岁出齐。

$$2 岁内乳数 = 月龄 - (4～6)$$

6. 体温测量

(1) 腋下测温法：小儿可坐或卧于护理人员或家属怀中，亦可睡在床上，然后将其胸前衣纽解开，擦去腋下汗液，取出消毒好的体温计，用纱布或棉球轻轻擦干，把体温表的水银头放在小儿腋窝中（消瘦小儿，腋表应后挟于腋窝中间，时间宜稍长），使小儿屈肘，测量者手扶小儿肩与上臂部位压紧腋窝，测试时间为 5～10 分钟。

(2) 肛门内测温法：使小儿侧卧床上，臀部突起，上肢屈曲，嘱其张口呼吸使肛门放松，婴幼儿应使其面部向下，横卧于家属或护理人员拱起的大腿上，小儿下肢悬垂于大人的两腿之间并将之夹紧，将已涂润滑油的肛表水银头轻轻插入肛门内，与成人大腿或床面约倾斜 20°。一般宜将肛表插入肛门 2.5 cm，测温时间为 3 分钟。

(3) 口腔测量法：首先向小儿解释，取得合作，将已消毒的口腔体温计放入小儿舌下含住，嘱小儿闭口用鼻呼吸并避免用牙咬体温计，3 分钟后取出读数。

7. 脉搏测量　选择较浅的动脉如桡动脉、颈动脉、股动脉、颞动脉、足背动脉、耳前动脉及其他如肱动脉、腘动脉等。测量时用示指、中指和无名指的指尖互相靠拢，平放于桡动脉近手腕处，进行细致的触诊，注意速率、节律、紧张度、强弱或大小，脉搏形状及动脉壁的情况见表实。

8. 呼吸测量　可在测量脉搏前或后测量，手仍放在小儿手腕上，观察小儿胸廓运动或鼻翼扇动来计数，一呼一吸计算为一次呼吸，呼吸微弱者可用棉花或棉线放在鼻孔处观察吹动次数见表实。

9. 血压测量　小儿取仰卧位或坐位（坐位为宜），手臂应摆置于右心房水平（坐位在第 4 肋骨水平，卧位在腋中线水平）外展 45°，衣袖上卷或解除过紧的衣袖，将袖带展平后，贴绑于上臂下端近关节处，袖带下缘在肘窝上约 2 cm 处，露出肘窝，以备安放听诊器，袖带束缚以紧贴而舒适为度，不可过紧或过松，同时避免紧绑过久而使静脉过度充血，导致舒张压偏低。水银柱放置垂直位，血压数字应在检查者眼部水平，避免视差。在小儿肘窝内侧摸到肱动脉搏动后，将听诊器放在袖带下缘肱动脉处，适度按压，不要把听诊器压在袖带下或与袖带摩擦。打开血压计水银柱开关，关紧气球上的气门，打气至水银柱上升，待水银柱上升到桡动脉搏动音消失点上 17～35 mmHg 时，缓慢放松气囊，使水银柱缓缓下降，当突然听到第 1 次清晰而有叩击性质的声音，此时水柱的压力即为收缩压，以后脉搏跳动音逐渐增强，至声音又突然变弱或消失，此时水银柱即为舒张压

正常值：收缩压(mmHg) = 80 + (年龄×2)

舒张压 = 2/3 收缩压

表实	不同年龄小儿的呼吸、脉搏频率		
年　龄	呼吸（次/分）	脉搏	呼吸∶脉搏
新生儿	40～50	120～140	1∶3
＜1 岁	30～40	110～130	1∶3～1∶4
～3 岁	25～30	100～120	1∶3～1∶4
～7 岁	20～25	80～100	1∶4
～14 岁	18～20	70～90	1∶4

【思考题】

1. 简述小儿生长发育常用指标的测量方法及正常值。

2. 简述小儿预防接种的程序和注意事项。

实习二　儿科医疗机构设置

【目的】

1. 熟悉儿科门诊、急诊及病房的设置特点。

2. 熟悉儿科护理管理要求。

【时数】1.5 学时。

【准备】联系儿科门诊、急诊及病房。

【内容】

1. 带教老师向学生介绍儿科门诊、急诊及病房的设置，具体内容参见第三章第一节相关内容。

2. 讨论儿科病房的护理管理特点。

【思考题】

1. 简述儿科病房的设置要求。

2. 简述儿科病房的安全管理措施。

实习三　儿科护理操作（一）

【目的】

1. 熟悉小儿喂药方法及注意事项。

2. 了解小儿头皮静脉穿刺、股静脉采血、颈静脉采血的方法。

【时数】3 学时。

【准备】准备小儿喂药、头皮静脉穿刺、股静脉采血、颈静脉采血患儿各 1 名；小儿喂药、头皮静脉穿刺、股静脉采血、颈静脉采血等操作的用物准备。

【内容】

1. 带教老师临床示教小儿喂药、头皮静脉穿刺、股静脉采血、颈静脉采血的操作方法，参阅第三章第五节相关内容。

2. 回示教室组织学生讨论小儿喂药、头皮静脉穿刺、股静脉采血、颈静脉采血等护理操作的目的和注意事项。

【思考题】

1. 简述小儿喂药及头皮静脉穿刺的注意事项。

2. 简述颈静脉搏穿刺及股静脉穿刺的部位。

实习四　儿科护理操作（二）

【目的】

1. 掌握婴儿培养箱和光疗箱的使用方法和注意事项。

2. 熟悉光照疗法的适应证和禁忌证。

3. 掌握婴儿沐浴的方法和注意事项。

4. 掌握婴儿更换尿布的方法。

【时数】3学时。

【准备】准备性能完好的婴儿培养箱、光疗箱、婴儿模型及沐浴设备和尿布。

【内容】

1. 教师示范婴儿培养箱和光疗箱的使用及婴儿沐浴和婴儿更换尿布的方法，参阅教材第三章第五节内容。

2. 根据学生人数分为2组，第1组练习婴儿培养箱和光疗箱的使用，第2组练习婴儿沐浴和更换尿布的方法。

3. 1.5学时后再交换练习。

【思考题】

1. 简述光照疗法的护理。

2. 早产儿如何选择温箱的温度和湿度？

3. 简述婴儿沐浴的注意事项。

4. 简述婴儿更换尿布的方法和注意事项。

实习五　足月儿及早产儿的护理

【目的】

1. 了解新生儿病房设置要求及管理特点。

2. 熟悉早产儿与足月儿的外观特点。

3. 掌握足月儿与早产儿的护理措施。

【时数】3 学时。

【准备】准备足月儿及早产儿各 1～2 名；学生更换干净工作衣、帽。

【内容】

1. 分组参观新生儿病室，带教老师介绍新生儿病室设置特点及管理要求。

2. 在带教老师指导下观察比较足月儿与早产儿的外观特点。

3. 带教老师临床示教足月儿与早产儿的护理。

【思考题】

1. 足月儿与早产儿外观有什么区别？

2. 简述足月儿与早产儿的护理措施。

实习六　维生素 D 缺乏性佝偻病

【目的】

1. 掌握维生素 D 缺乏性佝偻病的护理评估、护理措施。

2. 熟悉维生素 D 缺乏性佝偻病的护理诊断、健康教育。

【时数】3 学时。

【准备】维生素 D 缺乏性佝偻病患儿 1～2 名。

【内容】

（一）护理评估

1. 询问健康史

（1）了解患儿生活地区、户外活动、生长速度及饮食情况。

（2）了解是否已补充维生素 D，以及使用维生素 D 的剂量和时间。

2. 评估症状、体征

（1）根据患儿症状和体征，判断患儿的病情属于初期或激期。

（2）根据患儿不同年龄，重点检查该年龄阶段易出现的骨骼变化。

1）3～6 个月患儿要检查是否有颅骨软化（乒乓球样感觉）；

2）7～8 个月患儿可检查有无方颅；

3）1 岁左右患儿检查有无肋膈串珠、郝氏沟、鸡胸、漏斗胸等胸廓畸形；

4）6 个月以上小儿要检查有无佝偻病手镯、脚镯，小儿行走后检查有无膝内翻或膝外翻；各种后遗症主要见于 3 岁以上的患儿。

3. 了解社会心理状态

（1）评估父母对合理喂养、户外活动的必要性的了解程度，日常照顾小儿有无困难。

（2）了解家长对患儿出现的骨骼变化有无焦虑。

（二）步骤

1. 在示教室，带教老师组织学生简要复习维生素 D 缺乏性佝偻病的疾病概论。

2. 学生进入病房，在带教老师指导下对患儿进行护理评估。

3. 回到示教室，带教老师组织同学报告护理评估结果，提出护理诊断，讨论护理措施。

4. 带教老师讲评护理评估中遗漏的内容及不正确的方法，修正护理诊断，补充护理措施。

【思考题】

1. 引起维生素 D 缺乏性佝偻病的原因有哪些？

2. 维生素 D 缺乏性佝偻病可有哪些骨骼改变？

3. 简述维生素 D 缺乏性佝偻病的护理措施。

实习七　消化系统疾病

【目的】

1. 掌握小儿腹泻的临床表现及护理措施。

2. 掌握脱水患儿的护理评估及液体疗法的护理。

3. 熟悉液体疗法的步骤和方法。

【时数】3 学时。

【准备】腹泻脱水患儿 1～2 名或腹泻脱水患儿病历 1～2 份。

【内容】

（一）护理评估

1. 询问健康史

（1）了解是母乳喂养还是人工喂养，喂何种乳品，冲调浓度、喂哺次数及量，添加辅食及断奶情况。

（2）有无不洁饮食史、食物过敏史、外出旅游和气候变化史等。

（3）腹泻开始时间、次数、颜色、性质及量。

（4）是否伴随发热、呕吐、腹胀、腹痛及里急后重等症状。

（5）既往有无腹泻史，其他疾病史和长期服用广谱抗生素史等。

2. 评估症状、体征

（1）了解有无腹痛、里急后重及大便性状。

（2）检查患儿生命体征、神志状态、营养状态、皮肤弹性、眼窝凹陷、口舌黏膜干燥表现、神经反射等，评估脱水的程度和性质，有无电解质和酸碱平衡失调。

（3）检查肛周皮肤有无发炎、破损。

3. 了解心理社会状态

（1）了解家长的心理状态及对疾病的认识程度，是否缺乏小儿喂养和卫生知识。

（2）评估患儿家庭居住环境条件、经济状况、家长的文化程度。

（二）步骤

1. 在示教室，带教老师组织学生简要复习小儿腹泻的疾病概论。

2. 学生进入病房，在带教老师指导下对患儿进行护理评估。

3. 回到示教室，由学生报告评估结果，提出护理诊断及必要的辅助检查项目，讨论护理措施。

4. 带教老师将已做的辅助检查结果报告给学生，讲评护理评估中遗漏的内容及不正确的方法，修正护理诊断，补充护理措施。

5. 根据患儿脱水情况及实验室检查结果或病历资料，带教老师指导学生制定补液方案。

【思考题】

1. 简述腹泻患儿的饮食护理。

2. 简述液体疗法的目的和方法

实习八　肺　炎

【目的】

1. 掌握小儿肺炎的临床表现及护理评估方法。

2. 掌握小儿肺炎的护理措施。

【时数】3 学时。

【准备】肺炎患儿 1～2 名。

【内容】

（一）护理评估

1. 询问健康史

（1）询问有无发热、咳嗽、气促情况。

（2）既往有无反复呼吸道感染。

（3）家庭成员中有无哮喘史。

（4）患病前有无呼吸道传染病接触史。

（5）询问患儿食欲情况及生长发育史。

2. 评估症状、体征

（1）检查患儿营养发育，精神情况，咳嗽性状，有无呼吸困难、发绀等。

（2）测量体温，记录呼吸频率及脉搏次数，肺部呼吸是否有三凹征。

（3）观察患儿有无烦躁、易惊及腹胀等临床表现。

3. 了解社会心理状态

（1）了解患儿及家长对疾病的病因和预防知识的了解程度。

（2）了解家长对小儿的照顾能力。

（3）了解患儿的家庭环境及经济能力。

（二）步骤

1. 在示教室，带教老师组织学生简要复习肺炎的疾病概论。

2. 学生进入病房，在带教老师指导下对患儿进行护理评估。

3. 回示教室，学生报告评估结果，提出护理诊断及必要的辅助检查项目，讨论护理措施。

4. 带教老师将已做的辅助检查结果报告给学生，讲评护理评估中遗漏的内容及不正确的方法，修正护理诊断，补充护理措施。

【思考题】

1. 简述小儿肺炎的观察要点。

2. 简述小儿肺炎的护理措施。

实习九 先天性心脏病

【目的】

1. 熟悉室间隔缺损、房间隔缺损、动脉导管未闭及法洛四联症的临床表现及治疗原则。

2. 掌握先天性心脏病的护理评估及护理措施。

【时数】3 学时。

【准备】先天性心脏病患儿 1～2 名或病历 1～2 份、多头听诊器及小儿血压计。

【内容】

（一）护理评估

1. 询问健康史

（1）母亲妊娠史 妊娠早期是否患过"感冒"或"腹泻"，是否应用过某些药物和接受过 X 线检查；患儿母亲是否患有糖尿病、严重贫血等。

（2）患儿出现心脏病临床表现的年龄。

（3）常见症状 患儿有无心悸、气促、乏力、多汗、声嘶及反复呼吸系统感染的症状，有无哭闹后出现阵发性呼吸困难、昏厥及抽搐等病史。

2. 评估症状及体征

（1）注意患儿生长发育情况、皮肤黏膜有无发绀及其范围、程度，有无杵状指（趾）。

（2）检查有无心前区隆起、心尖搏动弥散、震颤、心界扩大，肺动脉第二音是否亢进或减弱，有无分裂，是否有心脏杂音、脉压增大及周围血管征等。

（3）检查有无呼吸急促、心率加快、鼻翼扇动以及肺部细湿啰音、肝脏增大等心力衰竭的表现。

3. 了解心理社会状态

（1）评估患儿是否因患先天性心脏病而致生长发育滞后，正常活动、游戏及学习是否受到限制和影响，是否出现抑郁、焦虑、自卑、恐惧等心理。

（2）了解家长是否因本病的检查和治疗比较复杂、风险较大、预后难以预测、费用高等因素而出现焦虑和恐惧等。

（二）步骤

1. 带教老师首先讲解先天性心脏病的病因与分类。

2. 在带教老师指导下，学生分组对患儿进行护理评估。

3. 回示教室指导学生阅读分析患儿心电图、X 线片、超声心动图及心导管检查的报告。

4. 组织启发学生讨论，让学生提出护理诊断，确定护理目标，制订护理措施。

【思考题】 简述先天性心脏病患儿的护理措施。

实习十　急性肾小球肾炎

【目的】

1. 掌握急性肾炎的护理措施。

2. 熟悉急性肾小球肾炎的护理评估方法及护理诊断。

【时数】3 学时。

【准备】急性肾小球肾炎患儿 1～2 名。

【内容】

（一）护理评估

1. 询问健康史

（1）询问患儿病前 1～4 周有无上呼吸道或皮肤感染史，目前有无发热、乏力、头痛、呕吐及食欲下降等全身症状。

（2）若主要症状为水肿或血尿，应了解水肿开始及持续时间、发生部位、发展顺序及程度。

（3）了解患儿 24 小时排尿次数及尿量、尿色。

（4）询问目前药物治疗情况，用药的种类、剂量、疗效及不良反应。

2. 评估症状、体征

（1）评估患儿一般状态及生命体征。

（2）测量患儿体重、腹围。

（3）评估患儿水肿的程度。

（4）检查水肿的部位和性质。

（5）了解有无头痛、呕吐等伴随症状。

（6）评估患儿有无呼吸困难、端坐呼吸、心悸、颈静脉怒张等循环充血的症状。

3. 了解心理社会状态

（1）评估患儿及家长对急性肾炎的了解程度，有无急躁或焦虑的情绪。

（2）了解患儿的居住环境，家长的文化素质及家庭的经济状况。

（3）了解家长对患儿健康状态有何要求。

（二）步骤

1. 带教老师组织同学简要复习急性肾小球肾炎的疾病概论。

2. 按学生人数分组，进入儿科病室或病房，在带教老师的指导下，对急性肾小球肾炎患儿进行护理评估。

3. 回示教室，带教老师将有关实验室检查报告给学生，并组织学生将所收集的资料进行初步的整理、分析，请学生提出护理诊断，制定护理措施。

4. 带教老师讲评学生护理评估中遗漏的内容及不正确的方法；修改不恰当的护理诊断，补充护理措施。

【思考题】

1. 急性肾小球肾炎的护理措施有哪些？

2. 如何预防急性肾小球肾炎？

实习十一　缺铁性贫血

【目的】

1. 掌握缺铁性贫血的护理措施。

2. 熟悉缺铁性贫血患儿的护理评估的方法。

【时数】3 学时。

【准备】缺铁性贫血患儿 1～2 名。

【内容】

（一）护理评估

1. 询问健康史

（1）询问患儿的喂养方法及辅食添加的情况。

（2）了解患儿有无偏吃素食的习惯。

（3）询问是否患有肠道寄生虫病、慢性消化道及感染性疾病。

（4）了解是否为早产、双胞胎或多胞胎儿。

（5）询问其母妊娠期是否患有缺铁性贫血。

2. 评估症状及体征

（1）评估患儿有无皮肤黏膜苍白、疲乏无力、食欲减退、腹泻、腹胀等症状。

（2）检查患儿有无肝脾肿大、心率增快、心界扩大和心脏杂音等体征。

3. 了解心理社会状况

（1）评估家长及年长患儿对本病知识的了解程度。

（2）了解患儿有无因病而致学习成绩差所产生的焦虑和自卑心理。

（二）步骤

1. 在示教室，带教老师组织学生简要复习急性缺铁性贫血的疾病概论。

2. 学生进入病房，在带教老师指导下对患儿进行护理评估。

3. 回示教室，带教老师将有关实验室检查报告给学生，并组织学生将所收集的资料进行初步的整理、分析，请学生提出护理诊断，制定护理措施。

4. 带教老师讲评学生护理评估中遗漏的内容及不正确的方法；修改不恰当的护理诊断，补充护理措施。

【思考题】

1. 简述缺铁性贫血的护理措施。

2. 简述缺铁性贫血的健康教育内容。

实习十二 化脓性脑膜炎

【目的】

1. 掌握化脓性脑膜炎患儿的护理措施。
2. 熟悉化脓性脑膜炎患儿的护理评估方法。

【时数】3 学时。

【准备】化脓性脑膜炎患儿 1～2 名。

【内容】

（一）护理评估

1. 询问健康史

（1）询问患儿数日前有无呼吸道、消化道及皮肤感染等病史。

（2）如为新生儿应询问其分娩史、有无化脓性脐炎的病史等。

2. 评估症状及体征

（1）监测患儿的体温、脉搏、呼吸及血压。

（2）评估患儿有无高热、头痛、呕吐、烦躁不安或精神委靡、嗜睡、昏迷等感染中毒症状。

（3）检查有无脑膜刺激征、前囟隆起、两侧瞳孔的大小不等和对光反射迟钝甚至消失等。

3. 了解心理社会状况 应评估家长对本病知识的了解程度、是否有焦虑和恐惧心理。

（二）步骤

1. 在示教室，带教老师组织学生简要复习化脓性脑膜炎的疾病概论。

2. 学生进入病房，在带教老师指导下对患儿进行护理评估。

3. 回示教室，带教老师指导学生阅读脑脊液和周围血常规检查报告，分析其临床意义。

4. 组织学生将所收集的资料进行初步的整理、分析，请学生提出护理诊断，制定护理措施。

5. 带教老师讲评学生护理评估中遗漏的内容及不正确的方法；修改不恰当的护理诊断，补充护理措施。

【思考题】

1. 简述化脓性脑膜炎的护理措施。
2. 简述化脓性脑膜炎的治疗要点。

图书在版编目(CIP)数据

儿科护理学/周乐山,朱念琼主编.－长沙：
湖南科学技术出版社，2016.3
教育部职业教育与成人教育司推荐教材.高等职业教育护理专业
教学用书
ISBN 978-7-5357-7222-0
Ⅰ.①儿… Ⅱ.①周… ②朱… Ⅲ.①儿科学－护理学－高等
职业教育－教材 Ⅳ.①R473.72
中国版本图书馆 CIP 数据核字(2012)第 103325 号

教育部职业教育与成人教育司推荐教材
高等职业教育护理专业教学用书

儿科护理学

主　　编:周乐山　朱念琼
主　　审:易著文　洪戴玲
责任编辑:黄一九
出版发行:湖南科学技术出版社
社　　址:长沙市湘雅路 276 号
　　　　　http://www.hnstp.com
邮购联系:本社直销科 0731－84375808
印　　刷:长沙超峰印刷有限公司
　　　　　(印装质量问题请直接与本厂联系)
厂　　址:长沙市金州新区泉洲北路 100 号
邮　　编:410600
出版日期:2016 年 5 月第 1 版第 1 次
开　　本:787mm×1092mm　1/16
印　　张:17.75
字　　数:441600
书　　号:ISBN 978-7-5357-7222-0
定　　价:46.00 元